Wie ernähre ich mich bei Diabetes?

Was nützt, was nicht –
praktische Hilfen für den Alltag

Immer aktuell

Wir informieren Sie über wichtige Aktualisierungen zu diesem Ratgeber. Wenn sich zum Beispiel die Rechtslage ändert, neue Gesetze oder Verordnungen in Kraft treten, erfahren Sie das unter **www.ratgeber-verbraucherzentrale.de/aktualisierungsservice**

Wie ernähre ich mich bei Diabetes?

Was nützt, was nicht – praktische Hilfen für den Alltag

CLAUDIA KRÜGER

verbraucherzentrale

Inhalt

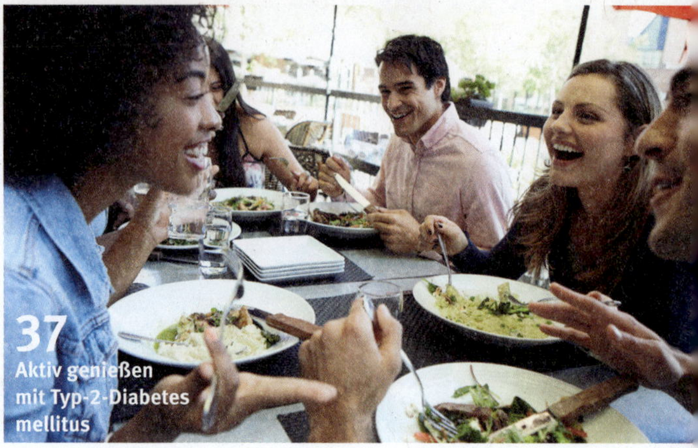
37
Aktiv genießen mit Typ-2-Diabetes mellitus

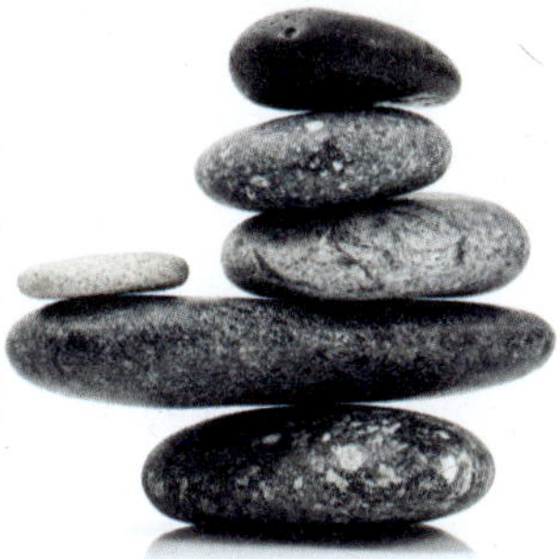

119
Genießen können und achtsam sein

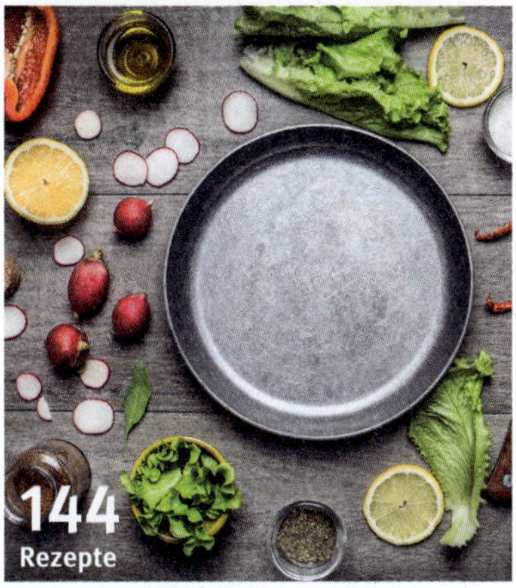

144
Rezepte

129
Schwangerschafts-diabetes

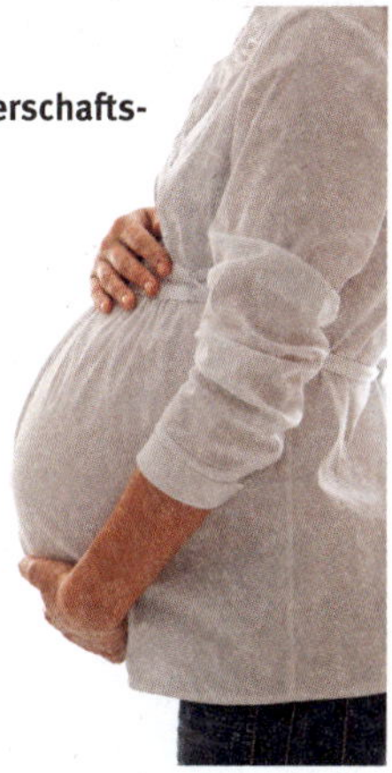

Zu diesem Buch

Diabetes ist eine Erkrankung, die viele Menschen direkt oder indirekt betrifft. Bei etwa acht Millionen Menschen mit Diabetes in Deutschland, Tendenz steigend, ist es sehr wahrscheinlich, dass Familienangehörige, Freundinnen oder Kollegen ebenfalls betroffen sind. 95 Prozent der Menschen mit Diabetes sind an dem Typ-2-Diabetes mellitus erkrankt.

Alle Angehörigen von Gesundheitsfachberufen haben vermutlich immer mit Patienten oder Kundinnen zu tun, die Diabetes haben. Sie werden um Rat gefragt oder kommentieren unaufgefordert das Ess- und Trinkverhalten der Betroffenen.

Als Kind habe ich miterlebt, wie unterschiedlich meine beiden Großmütter mit ihrer Diabeteserkrankung umgegangen sind und wie die Erkrankung ihr Leben verändert hat. Und nun, viele Jahre später, lebe ich in dem Wissen, dass die Veranlagung zu der Erkrankung in meinen Genen liegt. Für mich persönlich spielt daher die Diabetes-Vorbeugung eine große Rolle. Und in meinem Berufsalltag als Diätassistentin und Diabetesberaterin gilt es, mit den Patienten einfache und umsetzbare Lösungen zu finden, um ihr Leben diabetesgerechter zu gestalten, ohne dass es zu großen Einbußen bei der Lebensqualität führt.

In diesem Ratgeber gebe ich die aktuellen Erkenntnisse zur Ernährungstherapie bei Typ-2-Diabetes und auch viele Erfahrungen Betroffener weiter. Die medizinischen Abläufe werden bewusst sehr vereinfacht dargestellt, damit diese für Menschen ohne medizinischen Hintergrund nachvollziehbar sind.

Die Rezepte sind alle bereits mehrfach mit Patienten ausprobiert worden. Nutzen Sie den umfangreichen Rezeptteil, um Ideen zu finden, die Ihre Alltagsküche bereichern.

INFO

Das Lesen des Buches soll keinen Arztbesuch ersetzen, sondern ist als ergänzende Information gedacht. Die Angaben entsprechen den zur Zeit der Drucklegung gültigen Leitlinien und Empfehlungen. Es erhebt keinen Anspruch auf Vollständigkeit.

Die wichtigsten Fragen und Antworten

→ Etwa jeder zehnte Mensch in Deutschland ist an Diabetes erkrankt. Für die Betroffenen, aber auch für die Angehörigen stellen sich viele Fragen. Die Ernährung spielt dabei eine ganz wesentliche Rolle: Kann ich weiter essen, was mir schmeckt? Oder muss ich meine Gewohnheiten ändern? Gibt es besonders geeignete Lebensmittel? Auf welche anderen Lebensbereiche nimmt die Krankheit Einfluss?
Acht wichtige Fragen und Antworten haben wir hier zusammengefasst – jeweils mit Seitenangaben, die zu den ausführlichen Erläuterungen im Buch führen.

Wir hoffen, dass wir Ihnen mit unserem Ratgeber eine gute Hilfestellung zu den vielen Fragen rund um die Ernährung bei Diabetes geben können.

Ist Typ-2-Diabetes wirklich schlimm?

Vermutlich ist jeder, der die Diagnose Typ-2-Diabetes erhält, zunächst einmal geschockt. Auf einmal ist man krank. Und selbstverständlich fragt man sich, was diese Erkrankung für das Leben und die Lebensqualität bedeutet. Ist das wirklich schlimm? An Diabetes zu erkranken ist nicht schön, keiner wünscht sich das. Und doch besteht nach der Diagnosestellung die Chance, für sich selber aktiv zu werden. Wer die Erkrankung ignoriert, wer sein Leben nicht auf die Erkrankung einstellt, der kann von akuten Komplikationen und Folgeerkrankungen betroffen werden. Das ist die schlechte Nachricht. Die gute Nachricht dagegen ist, dass jede Betroffene durch einen aktiven und gesundheitsbewussten Lebensstil gegensteuern kann. Bewegung und Gewichtsabnahme, zuckerarme und kohlenhydratbewusste Ernährung müssen dauerhaft in den Lebensalltag integriert werden. Dann ist Typ-2-Diabetes keine „schlimme" Erkrankung und auch Komplikationen und Folgeerkrankungen sind weniger wahrscheinlich.

→ Seiten 19, 26, 29

Ist Diabetes heilbar?

Diabetes ist eine Erkrankung mit vielen Gesichtern. Und es gibt verschiedene Erkrankungstypen → Seite 14. Es gibt Diabetes-Erkrankungen, die bleiben, und solche, die wieder verschwinden können. Der Typ-2-Diabetes gehört zu den Letzteren. Erst recht, wenn die Diagnose erst vor Kurzem gestellt wurde. Dann stehen die Chancen gut, dass die Erkrankung auch wieder verschwinden kann. Aber nur, wenn man sich entscheidet, bewusst etwas dafür zu tun. Die erste und wichtigste Behandlungsmöglichkeit ist eine Veränderung des Lebensstils. Wenn Sie es schaffen, einige Verhaltensweisen an die neuen Bedingungen anzupassen, kann es sein, dass sich Ihre Blutzuckerwerte wieder normalisieren. Fest steht aber auch dann, dass Sie eine Veranlagung für die Erkrankung Typ-2-Diabetes haben. Und sobald Sie wieder in alte Verhaltensmuster zurückfallen, wenn Sie sich nicht ausreichend viel bewegen, zuckerreich essen und auch (wieder) an Gewicht zunehmen, dann werden sehr wahrscheinlich die Blutzuckerwerte wieder ansteigen. Unter bestimmten Umständen, wie der Ernährungsdoc Dr. Matthias Riedl erklärt, ist Diabetes sogar heilbar.

→ Seite 30

Darf ich noch essen, was schmeckt?

Die wichtigste Antwort zuerst: selbstverständlich! Das ist wichtig, denn leckeres Essen und schöne Mahlzeiten bereichern unser Leben. Aber möglicherweise müssen Sie Ihre bisherige Auswahl an Lebensmitteln ergänzen oder an die Erkrankung anpassen. Dass gesundheitsbewusstes Essen nicht schmeckt oder anders herum, dass nur ungesundes Essen wirklich lecker ist, stimmt nicht. Ob ein Essen schmeckt oder nicht, das ist eine Frage der Zutaten, der Gewürze, der Rezepte und vielleicht auch der persönlichen Einstellung. Kaufen Sie frische Lebensmittel und versuchen Sie den hohen Wert frisch gekochter Mahlzeiten zu sehen. Die Zeit, die Sie mit dem Zubereiten einer Mahlzeit verbringen, ist zudem eine sinnvoll genutzte Zeit. Und wenn Ihnen Ideen fehlen, wie Sie Ihren persönlichen Speiseplan bereichern können, dann probieren Sie unsere Rezepte aus. Dabei werden Sie feststellen, dass gesundheitsbewusstes Essen wirklich lecker und vielfältig ist.

→ Seite 37, 65, 144

Muss mein Chef über meine Erkrankung Bescheid wissen?

Muss ich die Chefin oder die Arbeitskollegen über meinen Typ-2-Diabetes informieren? Hier gibt es keine eindeutige Antwort. Ob Sie mit Ihrem Chef über Ihre Erkrankung sprechen müssen, hängt von vielen Faktoren ab:
Wird der Typ-2-Diabetes allein mit einer Lebensstilveränderung behandelt oder benötigen Sie Medikamente? Haben Sie einen Arbeitsplatz, bei dem die Leistungseinschränkungen bei akuten Unterzuckerungen als besonders gefährlich gelten? Können Sie die erforderlichen Arztbesuche außerhalb der Arbeitszeiten erledigen? Wie ist das Arbeitsklima? Sind Blutzuckermessungen am Arbeitsplatz erforderlich oder müssen Essenspausen eingeplant werden? Fragen wie diese müssen Sie sich stellen und dann eine individuelle Lösung finden. Oft ist es sinnvoll, Vorgesetzte oder auch (einzelne) Arbeitskolleginnen über die Erkrankung zu informieren.

→ Seite 95

Kann ich noch verreisen?

Alle die gerne verreisen, können sich auch weiterhin auf aktive und/oder erholsame Urlaube freuen. Urlaub im In- und Ausland, Dienstreisen oder Tagesausflüge – alles ist auch nach der Diagnosestellung möglich. Für die meisten Betroffenen ist die Lebensstiländerung die beste Therapie. Gesundheitsbewusste Ernährung und Bewegung sind auch auf Reisen möglich und die guten Vorsätze sollten nicht komplett über Bord geworfen werden, nur weil man gerade dem Alltag entflieht. Sind Medikamente und auch Blutzuckermessungen oder auch Insulininjektionen erforderlich, muss die Packliste um die notwendigen Diabetesmaterialien erweitert werden. Je nach Reiseziel ist es sinnvoll, auch ein paar kohlenhydrathaltige Lebensmittel (wie Traubenzucker, Müsliriegel, Zwieback oder Kekse) mitzunehmen, falls es bei der Versorgung vor Ort Schwierigkeiten gibt.

→ Seite 98

Womit süße ich Speisen und Getränke?

Grundsätzlich gibt es viele Süßmacher, die zum Kochen und Backen verwendet werden können. Alle, die Kohlenhydrate wie Zucker, Honig, Glukose-Fruktose-Sirup und viele andere enthalten, können nur sparsam und in kleiner Menge eingesetzt werden. Bei vielen Kuchen- und Plätzchenrezepten sollten Sie dazu die angegebene Zuckermenge reduzieren. Sind süße Getränke gewünscht, bleibt als Alternative zum Zucker nur die Verwendung von Süßstoffen. Auch die Süßstoffe sollten sparsam eingesetzt werden. Selbst wenn sie nicht den Blutzuckerspiegel erhöhen, gehören sie dennoch in die Gruppe der Zusatzstoffe. Deshalb sollten auch süßstoffhaltige Getränke/Limonaden nicht alltäglich ausgewählt werden.

→ Seite 58

Ich esse vegetarisch, ist das weiterhin möglich?

Auch mit Typ-2-Diabetes ist es möglich, komplett auf Fleisch und Fisch zu verzichten. Allerdings müssen Sie dann auch Ihre übrige Lebensmittelauswahl gesundheitsbewusst gestalten, damit es nicht zu Mangelerscheinungen kommt. Mit Typ-2-Diabetes muss man selbstverständlich die in den Lebensmitteln enthaltenen Kohlenhydrate berücksichtigen. Das bedeutet, dass die Mengen für Getreideflocken, Brot, oder auch Reis, Nudeln und Obst ebenso angepasst werden müssen wie bei Personen, die nicht vegetarisch leben. Bei Fleischersatzprodukten hilft ein Blick auf das Etikett – auch hier können sich Kohlenhydrate in größeren Mengen verstecken, die eventuell berücksichtigt werden müssen. Somit können Sie auch mit der Erkrankung bedenkenlos Ihren Speiseplan vegetarisch gestalten.

→ Seite 75

Wird mein Kind auch Diabetes bekommen?

Es ist bekannt, dass der Typ-2-Diabetes vererbt wird. Und auch, dass die Kinder von Frauen mit Schwangerschaftsdiabetes ein höheres Risiko haben, übergewichtig zu werden und an Diabetes zu erkranken. Man erbt aber nicht nur die Veranlagung zu der Erkrankung, sondern lernt im Elternhaus auch, wie sich das Leben gestalten lässt. Vermitteln Sie Kindern und Jugendlichen einen aktiven und gesundheitsbewussten Lebensstil, ist das die beste Methode, um der Erkrankung vorzubeugen. Wichtig ist zudem bei (erwachsenen) Kindern ein regelmäßiger Gesundheitscheck, bei dem die Blutzuckerwerte kontrolliert werden. Eine unerkannte Diabeteserkrankung schädigt den Körper, ohne dass es bemerkt wird. Und eine aktive Anpassung des Lebensstils an die Erkrankung kann nur erfolgen, wenn Sie von der Erkrankung wissen. Ob Ihr Kind erkrankt oder nicht, können Sie demnach durch das eigene Handeln beeinflussen.

→ Seite 22

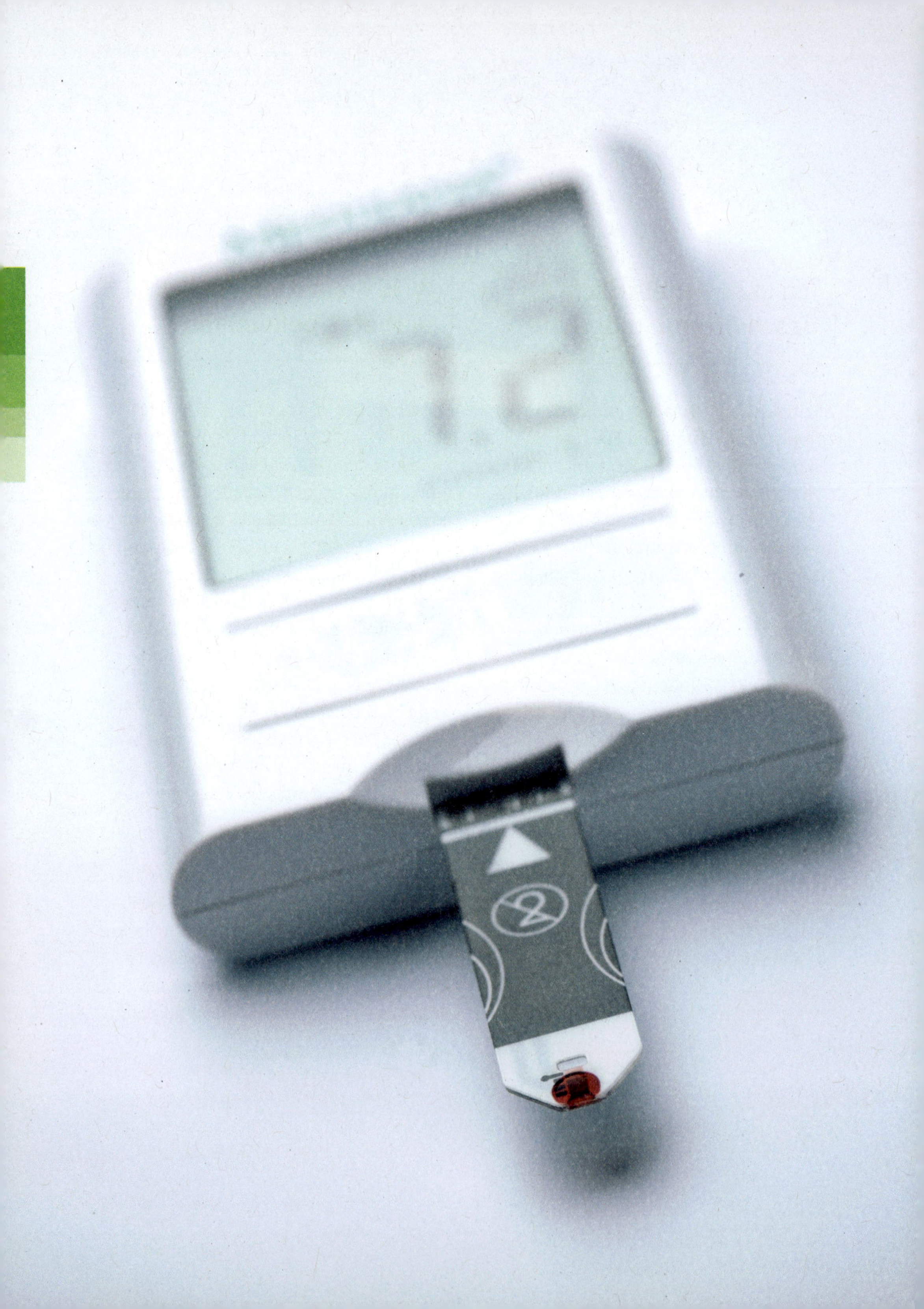

Diabetes mellitus – eine Krankheit mit vielen Gesichtern

Diabetes mellitus ist eigentlich ein Oberbegriff. Dieser Name fasst viele unterschiedliche Erkrankungen zusammen. Alle haben sie ein Krankheitsbild gemeinsam: Der Kohlenhydratstoffwechsel bei der betroffenen Person ist gestört.

Etwa jeder zehnte Mensch in Deutschland ist von dieser Erkrankung betroffen: Die meisten, das sind etwa acht Prozent der Bevölkerung, sind wegen ihrem Typ-2-Diabetes mellitus in Behandlung. Früher wurde dieser Diabetes-Typ als eine „Alterserkrankung" angesehen. Doch davon lässt sich heute nicht mehr sprechen, denn immer mehr Menschen erkranken immer jünger an der Typ-2-Diabetes mellitus. Damit sind viele Betroffene im erwerbstätigen Alter.

Umso wichtiger ist es, einerseits für Sie in Ihrem persönlichen Leben und andererseits auch im Hinblick auf die Volkswirtschaft, die Akut- wie Spätfolgen des Diabetes möglichst aktiv zu verringern oder zu vermeiden, um trotz der Erkrankung ein angenehmes, erfülltes Leben mit möglichst wenigen Einschränkungen, also ohne Teilhabestörungen, führen zu können.

Zu hohe Blutzuckerwerte sind das Hauptsymptom des Diabetes. Wenn Sie gesund sind, dann wird in Ihrer Bauchspeicheldrüse genug Insulin produziert, um den Zucker, der mit dem Blut transportiert wird, auch in Ihre Körperzellen einzuschleusen. Hierdurch bekommen die Zellen ihre Energie, die sie zum Funktionieren benötigen. Dabei ist Ihr körpereigenes System so ausgetüftelt, dass die Blutzuckerwerte stabil in einem engen Rahmen liegen.

Wenn Sie am Diabetes erkranken, geht die Stabilität der Blutzuckerwerte verloren. Schon vor der Diagnosestellung, also unbemerkt, verschlechtert sich zudem bei dem Typ-2-Diabetes mellitus die Insulinwirkung an Ihren Körperzellen, die infolgedessen nicht mehr genug Zucker aufnehmen. Dies nennt man Insulinresistenz. Die Bauchspeicheldrüse reagiert, indem sie immer mehr Insulin produziert, um diese Verschlechterung auszugleichen. Dies wird **Hyperinsulinismus** genannt. Die insulinproduzierenden Zellen arbeiten nun dauerhaft an der Be- und Überlastungsgrenze – und machen dabei langsam und stetig schlapp. Immer weniger Insulin wird überhaupt vom Körper bereitgestellt, und es wird immer schlechter verarbeitet.

In Ihrem Körper herrscht nun ein Insulinmangelzustand, da im Lauf der Zeit immer weniger Insulin produziert wird. Während die Blutzuckerwerte immer mehr ansteigen, macht sich die Erkrankung langsam durch Symptome wie Antriebsarmut, Durst, häufige Toilettengänge und oft auch durch Gewichtsabnahmen bemerkbar.

Erhöhte Blutzuckerwerte können langfristig die Blutgefäße, Nerven und zahlreiche Organe (Niere, Leber) schädigen. Oft bestehen bereits zum Zeitpunkt der Diagnose bei Typ-2-Diabetes schon erste Schäden, wie zum Beispiel eine nicht alkoholische Fettleber (NAFLD).

Typ-2-Diabetes mellitus ist eine chronische Erkrankung. Ihre beste Chance, den Verlauf der Erkrankung positiv zu beeinflussen, ist ein gesundheitsfördernder Lebensstil, den Sie neu für sich einüben, sowie, wie in vielen Fällen notwendig, eine Gewichtsreduktion. Wie dies gelingt, erläutert dieser Ratgeber.

Die verschiedenen Diabetestypen, und wie sie entstehen

Die verschiedenen Erkrankungstypen des Diabetes haben auch unterschiedliche Ursachen. Sie lassen sich in vier Hauptgruppen unterteilen:

Typ-1-Diabetes mellitus

Der Typ-1-Diabetes mellitus ist eine Autoimmunerkrankung, bei der eine Zerstörung der insulinproduzierenden Zellen in der Bauchspeicheldrüse (die sogenannten Betazellen) zum völligen Erliegen der Insulinproduktion führt. Das Insulin muss mehrmals täglich von außen zugeführt werden. Hierfür benutzt man einen Insulinpen oder eine Insulinpumpe. Die Erkrankung tritt häufig im Kindes- oder Jugendalter auf, kann aber auch bei Erwachsenen erstmalig festgestellt werden.

Typ-2-Diabetes mellitus

Der Typ-2-Diabetes ist eine chronisch fortschreitende Erkrankung, die sich langsam in das Leben schleicht und meistens Menschen im mittleren bis höheren Lebensalter betrifft.

Die Funktion der insulinproduzierenden Zellen ist ebenso gestört wie die Insulinwirkung an den Zellen. Dadurch verschlechtert sich die Aufnahme des Blutzuckers in die Körperzellen. Ursache ist hier meist ein zu hohes Gewicht und Bewegungsarmut bei einer entsprechenden familiären Veranlagung. Häufig sind die erhöhten Blutzuckerwerte verknüpft mit dem **„Metabolischen Syndrom"**. Das Metabolische Syndrom umfasst neben der Insulinresistenz (siehe Kasten), Hyperinsulinämie und/oder einer gestörten

HINTERGRUND

Insulinresistenz
... ist ein vermindertes Ansprechen der Zellen auf Insulin. Das bedeutet, dass die Bauchspeicheldrüse zwar Insulin produziert, dieses aber nicht mehr so gut wirkt. Dadurch bleibt der Zucker im Blut und steht den Körperzellen nicht als Energielieferant zur Verfügung.

Hyperinsulinämie
... ist eine Überproduktion des Körpers an Insulin. Infolge hoher Blutzuckerwerte versucht die Bauchspeicheldrüse immer mehr Insulin aufzubauen, damit die Blutzuckerwerte wieder auf ein normales Niveau sinken. Da das Insulin aber kaum blutzuckersenkend wirkt, kommt es trotzdem nicht zu einer Normalisierung der Werte. Bei einer länger andauernden Überlastung der insulinproduzierenden Zellen verlieren diese irgendwann ihre Funktionsfähigkeit und können kein Insulin mehr aufbauen.

Gestörte Glukosetoleranz
... ist eine Störung der Regulation der Blutzuckerwerte. Ein gesunder Körper hält die Blutzuckerwerte in einem engen Wertebereich, egal ob gegessen wird oder nicht. So regeln verschiedene Hormone die Verteilung der Glukose in unserem Körper. Bei einer gestörten Glukosetoleranz kann dieser gleichmäßige Verlauf nicht mehr eingehalten werden. Die Schwankungsbreite der Blutzuckerwerte nimmt immer mehr zu: Es kann zu hohen wie auch zu niedrigen Blutzuckerwerten kommen (Über- und Unterzuckerung).

Kardiovaskuläres Risiko
... ist die Gefährdung für Herz-Kreislauf-Erkrankungen. Hierzu gehören zum Beispiel ein hoher Blutdruck, hohe Blutfettwerte und eben auch hohe Blutzuckerwerte. Liegen die Werte dauerhaft über dem Normalbereich, dann steigt die Gefahr, einen Schlaganfall oder einen Herzinfarkt zu erleiden.

Glukosetoleranz noch folgende Hauptmerkmale:

- bauchbetontes Übergewicht mit einem Taillenumfang von mehr als 94 cm bei Männern und von mehr als 80 cm bei Frauen
- Fettstoffwechselstörungen
- Bluthochdruck.

Der Typ-2-Diabetes ist mit einer erhöhten Gefährdung durch kardiovaskuläre Erkrankungen verbunden. So ist die frühzeitige Behandlung der Fettstoffwechselstörung und der Hypertonie bei gleichzeitigem Diabetes zwingend notwendig.

Andere Diabetestypen mit bekannten Ursachen, Typ-3-Diabetes mellitus

Wenn andere Erkrankungen der Bauchspeicheldrüse, genetische Defekte oder auch Medikamente dazu führen, dass die Insulinproduktion oder die Insulinabgabe der insulinproduzierenden Zellen in der Bauchspeicheldrüse gestört ist, dann spricht man von Typ-3-Diabetes.

Schwangerschaftsdiabetes, auch Typ-4-Diabetes mellitus

Der Schwangerschaftsdiabetes ist eine Glukosetoleranzstörung, die erstmals in der Schwangerschaft diagnostiziert wird. Sein Erscheinungsbild entspricht am ehesten dem Typ-2-Diabetes mellitus, wobei die Behandlung und die Behandlungsziele andere sind. Betroffene Frauen entwickeln nach der Schwangerschaft bei einem Lebensstil, der von Übergewicht, Bewegungsarmut und einem hohen Zuckerkonsum gekennzeichnet ist, sehr wahrscheinlich einen Typ-2-Diabetes → Seite 129.

Wie wird Typ-2-Diabetes mellitus diagnostiziert?

Es gibt verschiedene Methoden, um eine Diabeteserkrankung festzustellen. Die Diagnose Diabetes mellitus erhalten Sie, wenn

- Ihr Nüchtern-Blutzuckerwert nach mindestens acht Stunden Essenskarenz bei 126 mg/dl (über 7 mmol/l) oder höher liegt
- Ihr HbA1c- Wert, der Langzeit-Blutzuckerwert, bei 6,5 Prozent oder höher gemessen wird
- beim „oralen Glukose-Toleranztest" zwei Stunden nach dem Trinken der Zuckerlösung Ihr Blutzuckerspiegel einen Wert von mehr als 200 mg/dl (über 11,1 mmol/l) zeigt
- Ihr Gelegenheits-Blutzuckerwert, also der zufällig gemessene Blutzuckerwert, bei 200 oder höher liegt.

Als Risikopersonen für Typ-2-Diabetes mellitus gelten diejenigen Menschen, bei denen die Werte über dem Normalniveau liegen, die aber noch nicht den Kriterien für einen Typ-2-Diabetes mellitus entsprechen. Sie sollten schon direkt zu Beginn der Auffälligkeiten auf den gesundheitlichen Vorteil von Lebensstilveränderungen mit mehr Bewegung, gesünderer Ernährung und gegebenenfalls auch einer Gewichtsreduktion hingewiesen werden. Damit lässt sich die Wahrscheinlichkeit, dass die Erkrankung Typ-2-Diabetes mellitus auftritt, vermindern und der Erkrankungszeitpunkt nach hinten schieben.

Behandlungsziele bei Typ-2-Diabetes mellitus

Hohe Blutzuckerwerte führen durch Antriebsarmut, großes Durstgefühl, vielen Toilettengängen, auch in der Nacht, zu einer Verschlechterung der Lebensqualität. Wer in der Nacht schlecht schläft, ist am Tag müde, unkonzentriert und weniger leistungsfähig. Die Symptome der hohen Blutzuckerwerte können bei einer guten Blutzuckereinstellung verschwinden.

Durch die Behandlung des Diabetes soll Ihre persönliche Lebensfreude wiederhergestellt werden, Ihre Lebenserwartung erhalten bleiben und die Gefährdung durch Folgekomplikationen möglichst eingeschränkt werden.

Durch die Wissensvermittlung in der Beratung und in Schulungen sollen Sie Sicherheit im Leben mit der Erkrankung bekommen und über die Vorteile und Möglichkeiten der Behandlung informiert sein.

Die Belastungen durch die Erkrankung sollen möglichst gering gehalten werden. Der Aufwand für das Management der Erkrankung erhöht sich massiv bei einer Verschlechterung des Krankheitsbildes und bestehenden Folgeerkrankungen. Das übergeordnete Ziel ist es, präventiv aktiv zu werden, um eine Verschlechterung und eventuelle Folgekomplikationen möglichst zu verhindern.

Dabei muss man wissen, dass auch der Typ-2-Diabetes zum insulinpflichtigen Diabetes mellitus werden kann, wenn die Eigenproduktion des Insulins immer mehr versiegt. Und insulinpflichtiger Diabetes ist eine Erkrankung, die ein hohes Maß an Eigenleistungen erfordert: Mehrmals täglich müssen Blutzuckerwerte bestimmt und Insulingaben daraufhin angepasst werden. Die Kohlenhydrate jeder einzelnen Mahlzeit müssen durch Insulingaben abgedeckt werden. Die Dosierung des Insulins muss dazu immer an Ihre Alltagsbedingungen angepasst werden. So müssen die Insulinmengen bei geplanter Bewegung, bei vorliegenden Infekten und auch beim Genuss von alkoholischen Getränken immer nachgehalten und auf die jeweilige Aktivität eingestellt werden.

Gesundheitsparameter im Vergleich

KÖRPERWERTE	OHNE DIABETES	MIT TYP-2-DIABETES
Blutzucker, nüchtern	70–110 mg/dl 3,9–6,1 mmol/l	100–125 mg/dl 5,6–6,9 mmol/l
Blutzucker nach dem Essen (2 Stunden nach Beginn der Mahlzeit)	unter 140 mg/dl unter 7,8 mmol/l	140–199 mg/dl 7,8–11 mmol/l
HbA1c	unter 5,7 %	6,5–7,5 % In höherem Lebensalter auch über 8, sofern Symptome höherer Werte nicht störend wirken.
Körpergewicht wünschenswerte Gewichtsabnahme	BMI 18,5–24,5	häufig über 25 mehr als 5 % des Körpergewichts bei BMI 27–35 oder mehr als 10 % des Körpergewichts bei BMI über 35
Bauchumfang	unter 94 cm bei Männern unter 80 cm bei Frauen	Verringerung des Bauchumfangs durch Gewichtsabnahme und Bewegung
Blutdruck	unter 130/unter 85 mm Hg	unter 140/80 mm Hg
Gesamtcholesterin	unter 200 mg/dl	unter 200 mg/dl
LDL	unter 160 mg/dl	unter 100 mg/dl bei KHK
HDL	mehr als 40 mg/dl	mehr als 40 mg/dl bei Männern und mehr als › 50 mg/dl bei Frauen
Triglyceride	unter 150 mg/dl	unter 150 mg/dl
Harnzucker	0	0

Quelle: Nationale VersorgungsLeitlinie, Therapie des Typ-2-Diabetes.
Zuletzt geändert: November 2014

Der einfachste Weg, die Erkrankung Typ-2-Diabetes mellitus zu behandeln, ist eine Änderung des Lebensstils. Diese sollte geprägt sein von einer gesundheitsbewussten Ernährung, einer den Möglichkeiten angepassten Bewegungssteigerung und letztendlich mit einer langfristigen und dauerhaften Gewichtsreduktion.

Menschen mit Typ-2-Diabetes müssen sich auf individuelle und erreichbare Behandlungsziele einstellen. Sie sollten sowohl Veränderungen im Lebensstil betreffen als auch die messbaren Werte wie Blutzuckerwerte, Körpergewicht, Blutdruck und Blutfettwerte. Diese Ziele können je nach Erkrankungsalter, familiärer Situation, Gesamtgesundheit, Lebensbedingungen, Bildungsgrad und Arbeitsfeld variieren.

Eine individuelle Ernährungstherapie kann helfen, die Behandlungsziele zu erreichen und aufrechtzuerhalten. Ihre Blutzuckerwerte sollen in dem vereinbarten Zielkorridor landen, das Körpergewicht soll stabil bleiben oder auf das notwendige Maß reduziert werden. Ein gesundes Ess- und Trinkverhalten, gepaart mit der eventuell notwendigen Gewichtsreduktion, verzögert dann die Entstehung chronischer Folgeerkrankungen.

Grundsätzlich werden die wünschenswerten Blut- und Körperwerte vom behandelnden Arzt möglichst gemeinsam mit Ihnen als betroffener Person besprochen und festgelegt. In Abhängigkeit von Ihrer Lebenssituation, von Ihren persönlichen Möglichkeiten einerseits und von Ihrem Alter und Gesundheitszustand andererseits, können die Zielwerte von der Norm abweichen. Daher gelten die Angaben in der Tabelle → Seite 18 zu den Körperwerten als Orientierungshilfe.

Wie sieht eine erfolgreiche Diabetesbehandlung aus?

Eine erfolgreiche Diabetesbehandlung soll erreichen, dass Ihre Lebensfreude wieder zurückkehrt und Ihre Lebenserwartung sich verbessert. Auch der Gesundheitszustand soll sich verbessern, Sie sollen wieder fit und agil werden oder wenigstens den derzeitigen Status erhalten. Hierzu sind „stabile" Blutzuckerwerte erforderlich. Zu hohe und zu niedrige Blutzuckerwerte sollten möglichst vermieden werden, da diese die Lebensqualität kurz- und langfristig beeinträchtigen und sich nachteilig auf Ihre Gesundheit auswirken.

Die Diabetesbehandlung erfolgt nach einem Stufenschema. Je nach Schweregrad der Erkrankung baut sich die Behandlung nach und nach, also Stufe für Stufe, auf. In allen Behandlungsstufen bleibt es bei der Empfehlung, einen gesunden Lebensstil zu pflegen.

INFO

Das optimale Behandlungsteam besteht aus:

- Ernährungsmedizinerin/Diabetologe oder der Hausärztin
- dem Diätassistenten oder der Ökotrophologin → Seite 91
- dem Diabetesberater oder der Diabetesassistentin und
- einem Sporttherapeuten.

Möglicherweise ist auch noch die Beteiligung einer Psychotherapeutin erforderlich, die hilft, das Leben mit der chronischen Erkrankung zu erleichtern.

Stufe 1

Nach der Diagnosestellung müssen sich alle Betroffenen über die Erkrankung informieren. Schulung und Aufklärung sind wichtig, um die Erkrankung selber managen zu können.

Der erste Behandlungsschritt bei Typ-2-Diabetes mellitus besteht darin, sich selber zu motivieren, einen gesunden Lebensstil zu pflegen. Hierzu ist eine konsequente Ernährungsumstellung notwendig: Es geht um eine leckere, ausgewogene und zuckerarme Ernährungsweise mit regelmäßigen Mahlzeiten. Auch die regelmäßige Bewegung im Alltag gehört dazu, und wenn das gesundheitlich möglich ist, auch Sport sowie bei Übergewicht eine Gewichtsabnahme. Sinnvoll ist auch die Raucherentwöhnung. Jeder Betroffene, der den Sinn einer Motivation zum gesundheitsbewussten Leben einsieht, wird von den Veränderungen profitieren. Dies gelingt nur, wenn das Leben mit Diabetes nicht von Verboten, Ängsten und Regeln diktiert wird.

Stufe 2

Erst wenn nach drei- bis sechsmonatiger Umsetzung des gesunden Lebensstils keine Verbesserung der Blutzuckerlangzeitwerte (HbA1c) erfolgt, beginnt eine medikamentöse Behandlung. Diese startet meistens mit einer Tablette, die helfen soll, den Blutzuckerspiegel zu regulieren. Im Verlauf wird von der behandelnden Ärztin geprüft, ob sich der Langzeitwert normalisiert hat.

Gesundheitsförderliche Ernährung, regelmäßige Bewegung und die möglicherweise erforderliche Gewichtsabnahme gehören weiterhin zur Behandlung.

Stufe 3

Wenn ein blutzuckersenkendes Medikament allein keinen Erfolg (mehr) bringt, dann werden verschiedene Medikamente miteinander kombiniert, um die wünschenswerte Verbesserung der Blutzuckerwerte zu erreichen. Möglicherweise kommt es hier auch schon zur Verordnung eines Insulins, um die Bauchspeicheldrüse gezielt zu entlasten.

Auch hier bleiben die gesundheitsförderliche Ernährung, regelmäßige Bewegung und gegebenenfalls eine Gewichtsabnahme im Behandlungsplan.

Stufe 4

Lässt sich die Blutzuckereinstellung auch mit dem Behandlungsschema der dritten Stufe nicht im wünschenswerten Bereich halten, dann wird eine intensivierte Behandlung mit Insulin eingeleitet, bei der verschiedene Insuline miteinander kombiniert werden. Auch in dieser Behandlungsstufe wird die Gesundheit durch einen gesundheitsfördernden Lebensstil unterstützt. Medikamente allein verbessern nicht die Blutzucker- und die übrigen Gesundheitswerte, deshalb ist auch bei der Behandlung mit Insulin ein gesundheitsfördernder Lebensstil notwendig.

Bei regelmäßigen Kontrollen durch das Behandlungsteam wird immer wieder der Verlauf der Blutzuckerwerte und auch der Verlauf der anderen Gesundheitswerte wie Körpergewicht, Bauchumfang, Blutdruck und Blutfettwerte kontrolliert.

> **! WICHTIG**
>
> **Sie können Ihre Erkrankung Typ-2-Diabetes mellitus meistens zu Beginn mit einer Veränderung der Ess- und Lebensgewohnheiten behandeln. Genügt die Veränderung des Lebensstils nicht mehr, um die Blutzuckerwerte im Normalbereich zu halten, werden Ihnen in der Regel zunächst Tabletten (die sogenannten „oralen Antidiabetika") verordnet, um die Werte zu drosseln. Genügen diese auch nicht mehr, um „normale" Blutzuckerwerte zu erreichen, wird mit der Behandlung mit Insulin begonnen. Eine Behandlung ist umso erfolgreicher, je besser die betroffene Person informiert und geschult wurde.**

Was hat mein Lebensstil mit Typ-2-Diabetes mellitus zu tun?

Grundsätzlich spielt Ihr Lebensstil eine zentrale Rolle bei der Entstehung eines Typ-2-Diabetes und den Verlauf der Erkrankung. Die Umsetzung eines gesundheitsförderlichen Lebensstils gilt als die „Basisbehandlung" des Typ-2-Diabetes mellitus.

Zu einem gesunden Lebensstil gehören:

- → eine gesundheitsförderliche Ernährung
- → Normalgewicht/Gewichtsreduktion bei Übergewicht
- → Bewegung
- → Stressbewältigung
- → genügend Schlaf
- → nicht rauchen.

Wir haben uns durch unsere Lebensgeschichte und unsere Lebensumstände einen bestimmten Lebensstil zugelegt. Die Art und Weise, wie und was wir essen, unsere Bewegungsmuster oder unser Fernsehkonsum – alles davon unterliegt unserer persönlichen Gewohnheit. Wir sind geprägt von unserer Erziehung, unserem Umfeld, unserem Beruf und unseren Meinungen und Einstellungen.

Doch was, wenn wir unsere Gewohnheiten ändern möchten?

Wir müssen zunächst herausfinden, welche Verhaltensweisen ungünstig sind – und warum wir diese in unser Leben aufgenommen haben. Was hat dazu geführt, dass unser Fernsehkonsum gestiegen ist und Bewegung keine Rolle (mehr) spielt? Warum wird nicht mehr am Esstisch zu Abend gegessen, sondern vor dem Computer?

Dann sind neue Ideen notwendig, um die alten Gewohnheiten abzulegen und neue Verhaltensmuster einzuüben. Bis diese dann zur Routine geworden sind, das dauert – bis zu sechs Monate braucht es, bis neue Verhaltensmuster automatisch ablaufen.

Wenn die Diagnose der Erkrankung genutzt wird, um das eigene Leben umzukrempeln und ein gesünderer, aktiver Lebensstil gewählt wird, dann verbessert sich oft die Gesundheit. Mit einer moderaten Gewichtsabnahme normalisieren sich häufig die Blutzuckerwerte, sinkt der Blutdruck, nimmt die Verfettung der Leber ab und die Insulinresistenz verbessert sich. Zudem wird der Entstehung von Folgeerkrankungen durch den Diabetes entgegengewirkt.

Sicher erreicht man eine Verbesserung auch medikamentös, allerdings haben Medikamente auch immer Nebenwirkungen. Die Nebenwirkungen eines aktiven, gesunden Lebensstils sind durchweg positiv: Sie werden ein verbessertes Selbstwertgefühl bekommen und ein aktiveres Leben führen, um nur zwei der vielen positiven Nebenwirkungen zu nennen.

→ FAZIT

Manchmal schenkt uns das Leben einen Joker. Wenn Sie an Typ-2-Diabetes mellitus erkrankt sind, dann nutzen Sie diese Diagnose als Chance und beginnen Sie ein aktives und gesundheitsförderliches Leben. Kann sein, dass der Joker Ihnen hilft, die Krankheit aufzuhalten oder auch wieder verschwinden zu lassen.

Typ-2-Diabetes mellitus bei Kindern und Jugendlichen

Jedes Jahr erkranken rund 200 Kinder und Jugendliche an Typ-2-Diabetes mellitus. Schon lange ist dieser Diabetes-Typ kein „Altersdiabetes" mehr. Bei den Kindern und Jugendlichen spielen neben der Vererbung die

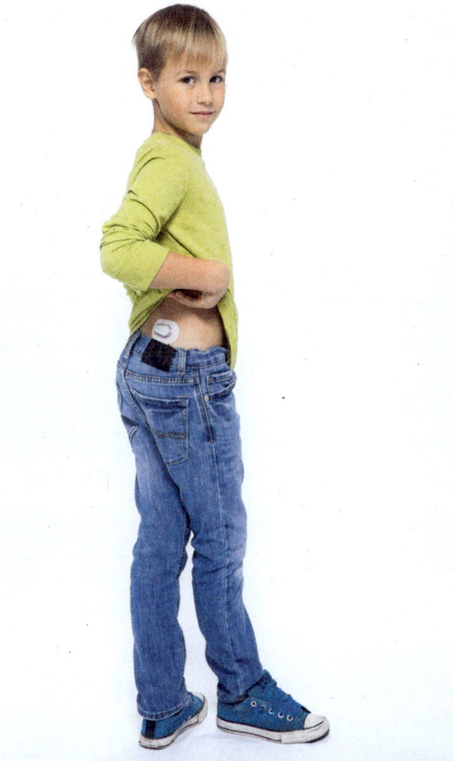

Faktoren Übergewicht, Bewegungsmangel und Fehlernährung eine Rolle. Aber auch Stress und eine hohe seelische Belastung können weitere Risikofaktoren für das Entstehen der Erkrankung sein. Damit sind die Ursachen bei Kindern und Jugendlichen identisch zu denen der Erwachsenen. Die Menge an zuckerhaltigen Lebensmitteln und Getränken, mit denen manche Kinder alltäglich aufwachsen, ist so groß, dass die insulinproduzierenden Zellen der Bauchspeicheldrüse schon nach wenigen Lebensjahren erschöpft sind.

Bestehendes Übergewicht führt auch bei Kindern und Jugendlichen zur **Insulinresistenz** und zum **Hyperinsulinismus:** Das bedeutet, dass das Insulin nicht mehr so gut wirkt. Als Folge steigen die Blutzuckerspiegel an, die Gesundheit ist gefährdet.

Nach der Diagnosestellung greifen bei Kindern und Jugendlichen die gleichen Behandlungsempfehlungen wie bei den Erwachsenen: Ernährungsumstellung und Bewegung. Und selbstverständlich gehören regelmäßige Arztbesuche zur Kontrolle der Werte dazu.

→ FAZIT

Sie können in jedem Lebensalter an Typ-2-Diabetes mellitus erkranken. Dabei spielt Vererbung neben der Lebensweise eine große Rolle. Wenn Ihre Eltern Typ-2-Diabetes haben oder hatten, dann müssen Sie selber, egal wie alt Sie sind, daran denken, dass Ihre Gefahr, an Typ-2-Diabetes mellitus zu erkranken, erhöht ist.
Dies gilt, wenn Sie selber erkrankt sind, auch für Ihre Kinder.

Wie viel Technik braucht die Diabetesbehandlung?

Technologie und Digitalisierung, auch im persönlichen Lebensbereich mit Selbstvermessung und Selbstbeobachtung, ist gerade „in". So nutzen zahlreiche Menschen Fitnesstracker, es gibt „Zahnspangen mit Tragekontrollsensoren" und ein „Echtzeit-Vital-Monitoring", das die Atmung beobachtet. Die sich ständig weiterentwickelnden Technologiesysteme verändern auch den Umgang und das Leben mit einer Erkrankung wie Diabetes mellitus. So gibt es zahlreiche Blutzuckermesssysteme, mit denen auch Außenstehende bei der entsprechenden Freischaltung die Blutzuckerwerte eines einzelnen Diabetikers beobachten können. Es gibt Insulinpumpen und Methoden zur kontinuierlichen Messung der Blutzuckerwerte. Es gibt Waagen zum Messen von Portionsgrößen, die in jede Handtasche passen. Mit Apps lassen sich zahlreiche Körperwerte und Bewegungsaktivitäten aufzeichnen und die Zusammensetzung der Nahrung berechnen.

Grundsätzlich müssen bei einem Einsatz von Technik immer die Vor- und Nachteile gegeneinander abgewogen werden. Nicht immer sind alle möglichen Behandlungsoptionen notwendig und sinnvoll. Eine permanente Beobachtung der Blutzuckerwerte kann dazu führen, dass der Diabetes das gesamte Leben kontrolliert. Die Sorge der Gesundheitsgefährdung durch den Diabetes kann durch den Stress, den man damit hat, größere Probleme erzeugen als die Diabeteserkrankung selber.

Ein nicht-insulinpflichtiger Diabetiker benötigt: Ein **Blutzuckermessgerät** mit einer „Stechhilfe und den dazu gehörigen Teststreifen" zur Blutgewinnung. Hier wird mit einem Blutstropfen der Blutzuckerwert bestimmt und so angezeigt, wie er genau zu dem Moment war. Möglich ist bei manchen Messsystemen die Übertragung und Speicherung der Werte in einer App. Die Häufigkeit der erforderlichen Messungen kann zwischen einmal in der Woche und bis zu vier- oder fünfmal am Tag liegen.

Ein insulinpflichtiger Diabetiker benötigt zusätzlich zum Blutzuckermessgerät:

→ Einen **Insulinpen** zur Versorgung mit Basalinsulin und/oder einen Insulinpen zur Versorgung mit Bolusinsulin. Hiermit injizieren die Betroffenen das Insulin in jeweils individuell festgelegten Mengen unter die Haut. Das Basalinsulin je nach Art ein- bis zweimal am Tag, das Bolus- oder Mahlzeiteninsulin für jede kohlenhydrathaltige Mahlzeit.

→ Zum Pen gehören **Nadeln,** die vor jeder Injektion gewechselt werden müssen, und natürlich auch die **Insulinpatronen.**

Es gibt auch Einmal-Pens, die einfach entsorgt werden können, wenn das Insulin aufgebraucht ist.

Bei Notwendigkeit oder auf Wunsch:

→ Eine **Insulinpumpe,** die mittels einem Katheder kontinuierlich Insulin unter die Haut gibt. Mit der sogenannten Basalrate wird die Dauerversorgung an Insulin gewährleistet, mit dem Bolusinsulin zu den Mahlzeiten werden die Kohlenhydrate der Speisen und Snacks abgedeckt.

→ Ein **System zur kontinuierlichen Messung der Blutzuckerwerte,** das mittels eines Sensors den Glukosegehalt der Gewebeflüssigkeit im Unterhautfettgewebe misst. Dies erfolgt automatisch im Abstand von wenigen Minuten. Über einen „Transmitter“ und eine Bluetoothverbindung wird der Wert an ein Empfängergerät oder ein Handy übermittelt. Neben dem Wert wird eine Aussage zu der vermutlichen Entwicklung des Werts in den nächsten 30 Minuten gemacht, also eine Fall- oder Anstiegsprognose gegeben. Zusätzlich können diese Systeme bei niedrigen oder hohen Werten Alarm geben und darauf aufmerksam machen, dass Handlungen erforderlich sind.

→ Beim **Flash-Glukose-Monitoring** müssen Sie das Lesegerät zum Scannen des aktuellen Werts über den Sensor halten.

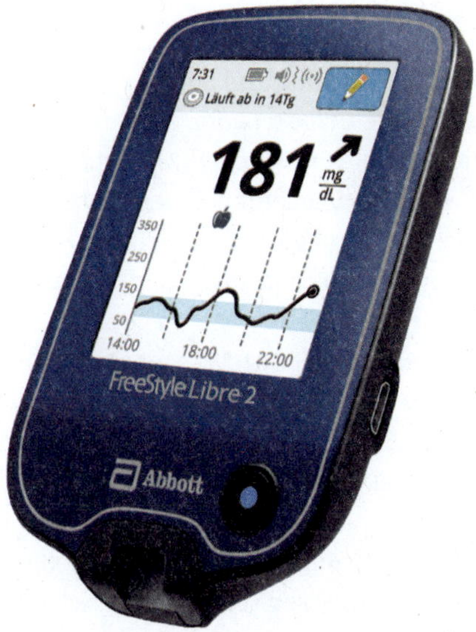

Diese Systeme (CGM und FGM) zeichnen auch auf, wie lange die Blutzuckerwerte im Zielkorridor lagen. Diesen Zeitraum nennt man „time-in-range“. Möglicherweise wird „time-in-range“ zukünftig anstelle des momentan gültigen HbA1c-Wertes genutzt, um den Erfolg einer Diabetestherapie zu beurteilen.

Apps

In den App-Stores findet man zahlreiche Diabetes-, Ernährungs- und Fitness-Apps, die bei der Auswahl und der Auswertung der Blutzuckerwerte und auch der Lebensmittel helfen können. Manche sind kostenlos, andere geben einen Teil der Inhalte nur gegen kostenpflichtige Anmeldung frei.

Apps zur Kontrolle und Speicherung der gemessenen Blutzuckerwerte zeigen statistisch gut aufbereitet, in welchen Tagesphasen oder an welchen Wochentagen das Diabetesmanagement verbessert werden kann.

Unter den Ernährungs-Apps gibt es solche, die lediglich den Energiegehalt berechnen oder andere, mittels derer man eine genaue Aufschlüsselung der Inhaltsstoffe bekommt.

Teilweise müssen die Lebensmittel händisch eingetragen werden, teilweise scannt man den Barcode auf Verpackungen oder fotografiert das Essen selber.

Auch Menschen, die auf bestimmte Lebensmittel verzichten möchten oder müssen, finden Unterstützung. So gibt es Apps, die Menschen mit Lebensmittelunverträglichkeiten (wie Gluten- oder Laktoseunverträglichkeit) bei der Wahl der Lebensmittel unterstützen. Oder andere, die anzeigen, ob bestimmte Produkte tatsächlich vegetarisch sind.

Grundsätzlich können Apps helfen, das Leben in unterschiedlichen Bereichen besser zu steuern. Davon profitiert aber nur, wer diese Art der Kontrolle nicht als Stress empfindet.

→ FAZIT

Ihr Handy kann Ihnen helfen, eine bessere Übersicht über Ihre gemessenen Blutzuckerwerte zu erhalten, da die Werte meist bildlich aufgearbeitet werden. Gerade wenn Sie Auto fahren, kann das Handy bei der Speicherung der Blutzuckerwerte helfen. Aber nutzen Sie nur die technischen Hilfsmittel, die Sie wirklich benötigen und lassen Sie sich durch die vielen Möglichkeiten nicht zusätzlich stressen.

Folgeerkrankungen, und wie sie vermieden werden können

Neben der Verbesserung des allgemeinen Wohlbefindens ist ein weiteres Ziel der Diabetesbehandlung, Folgeerkrankungen zu vermeiden. Die Folgeerkrankungen treten vermehrt bei einer schlechten Diabeteseinstellung auf. Je länger hohe Blutzuckerwerte unbehandelt bleiben und je größer die Blutzuckerschwankungen sind, desto größer ist das Risiko. Werden Ihr hoher Blutdruck und Ihre hohen Blutfettwerte nicht behandelt und rauchen Sie, steigt das Risiko für die Entwicklung von Folgeerkrankungen noch einmal. Umgekehrt sinkt das Risiko, wenn es Ihnen gelingt, möglichst normale Blutzuckerwerte zu erreichen, der Blutdruck und die Blutfette im Normalbereich liegen und Sie nicht (mehr) rauchen.

Nicht alle Folgeschäden an den Augen, Nieren oder Nerven bilden sich bei einer guten Diabeteseinstellung wieder zurück, aber

HINTERGRUND

Die Folgeerkrankungen können den gesamten Körper betreffen:
Bei der **„Retinopathie“** liegt eine Schädigung am Auge vor. Die feinen Blutgefäße in den Augen können durch schlechte Blutzuckerwerte geschädigt werden. Hierdurch wird unter Umständen die Sehfähigkeit eingeschränkt, im Extremfall kommt es zur Erblindung. Damit bereits erste Veränderungen festgestellt und behandelt werden können, soll bei Menschen mit Diabetes mellitus mindestens einmal im Jahr beim Augenarzt der sogenannte Augenhintergrund kontrolliert werden. Bei Auffälligkeiten können Laserbehandlungen und andere Behandlungsoptionen helfen, die Sehkraft zu erhalten.

Als **„Nephropathie“** bezeichnet man die Schädigung der Nieren. Die Nieren filtern den Harn und sortieren Schadstoffe aus, die dann über den Harn ausgeschieden werden. Auch eine Nierenschädigung wird anfangs nur durch Kontrolluntersuchungen bemerkt. Möglich sind hierfür eine Blutuntersuchung (Bestimmung des Kreatininwerts) und eine Kontrolle des Urins (Bestimmung der Albuminausscheidung). Mindestens einmal jährlich sollten die beiden Werte bestimmt werden. Behandelt man die Schädigung der Niere frühzeitig, kann das Fortschreiten der Erkrankung gestoppt werden. Schreitet die Erkrankung unbehandelt immer weiter fort, kann am Ende nur noch die Nierenersatztherapie (Dialyse) helfen.

Unter **„Neuropathie“** versteht man die Schädigung der Nerven. Besonders oft sind die Nerven der Beine betroffen und verursachen ein Taubheitsgefühl, Kribbeln oder Brennen an den Füßen, das besonders häufig nachts auftritt und den Schlaf stört. Durch die Nervenschädigung spürt man Schmerzen an den Füßen nicht mehr, damit bemerkt man auch Verletzungen wie Druckstellen und Blasen an den Füßen nicht. Unbehandelt können diese aber zu immer größeren Verletzungen werden, die langwierig behandelt werden müssen. Bei regelmäßigen Fußuntersuchungen wird zum Beispiel mit einer Stimmgabel die Empfindlichkeit der Nerven kontrolliert.

Durchblutungsstörungen, also Verengungen der Blutgefäße, können verschiedene Organe betreffen:
Am Herzen kann die Durchblutungsstörung die Leistungsfähigkeit des Organs vermindern und im Extremfall sogar einen

→

Herzinfarkt auslösen. Hier spricht man von einer koronaren Herzkrankheit (KHK). Mit dem EKG (Elektrokardiogramm) wird mindestens einmal jährlich die Herzfunktion kontrolliert.
Sind die Blutgefäße am Gehirn betroffen, kann es zum Schlaganfall oder auch zu Einblutungen in das Gehirn kommen. Auch hier gibt es Untersuchungsmethoden, mit denen nach Schädigungen gesucht wird.
Werden die Unterschenkel und Füße nicht ausreichend mit Blut versorgt, spricht man von der „arteriellen Verschlusskrankheit" (AVK). Schmerzen beim Gehen, die schon nach kurzen Gehstrecken auftreten, können darauf hinweisen. Durch das Tasten der Fußpulse wird die Durchblutung der Füße regelmäßig getestet.
Als Folge von Durchblutungs- und Nervenfunktionsstörungen können auch Sexualstörungen auftreten. Bei Männern können Erektionsstörungen, die sogenannte „erektile Dysfunktion", auftreten. Viele Männer sind in ihrem Sexualleben durch eine mangelnde oder fehlende Versteifung des Glieds beeinträchtigt. Bei Frauen kommt es zur mangelnden Bildung von Scheidensekret, was ebenfalls zu einer Einschränkung ihres Sexuallebens führt. Für die Behandlung der Funktionsstörungen beider Geschlechter gibt es medizinische Unterstützung. Scheuen Sie sich nicht, Ihren Arzt darauf anzusprechen!!

zum Glück kann man oft ein Fortschreiten der Folgeerkrankung vermeiden.

Nur durch regelmäßige ärztliche Kontrollen fallen Veränderungen frühzeitig auf und können behandelt und gestoppt werden.

! WICHTIG

Gehen Sie regelmäßig zum Arzt. Nutzen Sie die Angebote für die regelmäßigen Kontrolluntersuchungen, damit Folgeerkrankungen für Sie kein Problem werden!

→ FAZIT

Sie können Ihren Diabetes „heilen" beziehungsweise Ihre Blutzuckerwerte normalisieren, wenn Sie sich aktiv an der Behandlung Ihrer Erkrankung beteiligen. Der Arzt macht Sie nicht gesund. Er kann nur Empfehlungen geben. Ihr Verhalten ändern, die Wahl der Lebensmittel anpassen und regelmäßige Bewegung nutzen, das können nur Sie selber.

Gewicht reduzieren bei Diabetes

Viele Kilos wiegen schwer bei Menschen mit Diabetes. Denn meistens verschlechtert Übergewicht die Insulinwirkung noch durch die sogenannte **Insulinresistenz**. Der Körper produziert zwar Insulin, aber dieses „wirkt" sehr schlecht. Das Insulin kann kaum helfen, den Blutzucker in die Zellen zu transportieren, wo sie eigentlich die benötigte Energie liefern sollen. Der Blutzucker bleibt im Blut, die Werte steigen messbar an: Schließlich wird das Zuviel an Zucker über die Nieren ausgeschieden. In dem Bestreben des Körpers, wieder „normale" Blutzuckerwerte zu erreichen, produziert die Bauchspeicheldrüse immer mehr Insulin und powert sich aus, bis keine Insulinproduktion mehr möglich ist.

Zudem sorgt ein steigendes Körpergewicht dafür, dass grundsätzlich immer mehr Körperzellen mit Insulin versorgt werden müssen. Jede Körperzelle benötigt als Energielieferant den Blutzucker, so wie jedes Auto einen bestimmten Kraftstoff benötigt. Mehr Gewicht bedeutet mehr Zellen und einen höheren Insulinverbrauch, so wie ein Lkw auch mehr Benzin benötigt als ein Pkw. Wenn die insulinproduzierenden Zellen aber bereits am Limit arbeiten, ist keine erhöhte Insulinproduktion mehr möglich und die Blutzuckerwerte steigen mit dem Gewicht an.

Eine Gewichtsabnahme verbessert daher auf verschiedenen Wegen die Blutzuckerwerte, dadurch können Medikamente reduziert und Folgeerkrankungen vermieden werden.

Das Körpergewicht sollte bei Menschen mit Typ-2-Diabetes mellitus im Normalbereich liegen, das entspricht einem Body-Mass-Index im Normbereich (19–25,0 kg/m²). Statistisch betrachtet sind in Deutschland mittlerweile mehr Menschen übergewichtig als normalgewichtig. Das gilt auch für die Menschen mit Typ-2-Diabetes. An erster Stelle Ihrer Ernährungstherapie steht in diesem Fall das Vermeiden weiterer Gewichtszunahmen und möglichst eine Reduktion des Körpergewichts um 5 bis 10 Prozent, bezogen auf das Ausgangsgewicht.

Abnehmen ist schwer. Diäten helfen nicht dabei, sie sorgen langfristig eher für eine Gewichtszunahme. Kein Wunder, denn eine Diät ist auf einen begrenzten Zeitraum angelegt. Jede Vier-Wochen-Diät verändert das Ernährungsverhalten lediglich für vier Wochen. Wenn danach wieder so gegessen (und getrunken) wird wie zuvor, muss es wieder zu einer Gewichtszunahme kommen. Was vor der Diät falsch war, ist auch nach der Diät nicht richtig.

Es kann nur eine langfristig angelegte Ernährungsanpassung helfen. Dabei müssen Sie dauerhaft Kalorien einsparen und, wenn möglich, durch Bewegung vermehrt Energie verbrauchen.

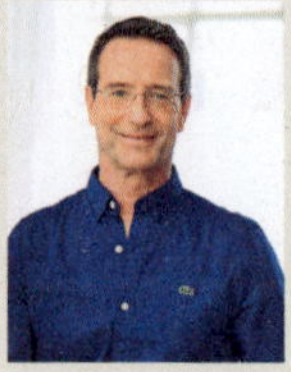

„Es wird immer klarer, dass eine Lebensstilveränderung den Typ-2-Diabetes mellitus therapieren oder gar heilen kann."

Der aus den Medien bekannte „Ernährungsdoc" **DR. MATTHIAS RIEDL** hat uns die Frage beantwortet, ob und wie ein Typ-2-Diabetes tatsächlich heilbar ist:

Was kann Ernährung bewirken?

„Wichtigste Krankheitsursache in Deutschland ist falsches Verhalten. Dabei spielt die Ernährung die entscheidende Rolle. Was mit richtiger Ernährung bewirkt werden kann, sollte die Pilotsendung der NDR-Ernährungsdocs 2015 erstmalig einem breiteren Publikum zeigen. Die hohen Einschaltquoten führten zur Etablierung eines festen Formats in immer mehr öffentlich-rechtlichen Sendeanstalten.

Nicht erst seit Beginn der NDR-Sendung ‚Die Ernährungsdocs' vor vier Jahren kommen Diabetiker aus ganz Deutschland in das medicum Hamburg, wo die Patienten umfassend betreut werden – eben auch ernährungsmedizinisch. Diese Patienten haben den Weg nach Hamburg gesucht, weil sie vom örtlichen Diabetologen zu wenig Unterstützung in der Heilungsbehandlung erhalten. Teils wird es ihnen sogar ausgeredet. Die überaus glücklichen Patienten verlieren entweder den Diabetes oder den Grund für die Insulintherapie, wie zum Beispiel ein Diabetiker, seit Jahren übergewichtig und insulinbehandelt. Nach einer Formuladiät und Umstellung der Ernährung reichte Metformin fortan zur Behandlung seines Diabetes aus. Für ihn sei besonders wichtig gewesen, erklärte er den Zuschauern, dass Hoffnung bestand, an der Situation etwas zu ändern. Der Begriff Heilung macht den Diabetikern offenbar Mut, die notwendigen Änderungen durchzuhalten", so erklärte uns Dr. Riedl. „Es wird immer klarer, dass eine Lebensstilveränderung den Typ-2-Diabetes mellitus therapieren oder gar heilen kann. Doch die Diabetologen in Deutschland tun sich schwer, das zu akzeptieren.

Roy Taylors Ernährungsstudie

‚Das ist die Diät, die Typ-2-Diabetes heilt'– so titelte im Mai 2016 die Zeitung *Die Welt*. Der Artikel stützte sich auf Studien von Roy Taylor von der Universität Newcastle. Er veröffentlichte 2013 in der Fachzeitschrift *Diabetes Care* eine Studie mit radikalem Vorgehen: Acht Wochen erhielten seine an Typ-2-Diabetes erkrankten Probanden eine 800-Kilokalorien-Ernährung mittels einer Flüssignahrung. In dieser Zeit sanken die Blutzuckerwerte in nicht diabetische Bereiche und die typische Pankreasverfettung normalisierte sich vollständig.

Taylor ließ sich bei der Konzeption seiner Studie von den Erfolgen der Übergewichtsoperationen inspirieren, bei denen ein Großteil des Magens und des Darms entfernt wird. Bis zu 60 Prozent der so operierten Patienten verlieren nach dieser radikalen Magen-Darm-Operation ihren Diabetes – mitunter für viele Jahre, während die Pfunde bei den schwerst übergewichtigen Menschen purzeln – bis zu 60 Kilogramm im ersten Jahr.
Also imitierte er die geringe Kalorien- und Nahrungszufuhr nach dieser radikalen Operation. Bei allen seiner elf Probanden verschwand der Diabetes innerhalb von zwei Monaten. Sieben von ihnen hatten auch drei Monate später noch normale Blutzuckerwerte. In weiteren Studien konnte er feststellen, dass jene Diabetiker mit weniger als vier Jahren Krankheitsdauer eine Heilungsrate von fast 90 Prozent erreichten. Das radikale Vorgehen erzielte bei Diabetikern mit einer Diabetesdauer von über 20 Jahren immerhin noch eine Heilungsrate von 50 Prozent. Damit sind die Ergebnisse dieser Ernährungsstudie denen nach einer radikalen Magenverkleinerung vergleichbar.

Das Ergebnis verblüfft all jene Diabetologen nicht, die mit Formuladiäten, also medizinischen Eiweißkonzentraten, oder einfach nur einer Haferkur die Insulinresistenz in ihre Schranken weisen. Beim Beginn einer Formuladiät muss die Insulindosis halbiert werden, wenn nicht gar über den Verlauf der Ernährungstherapie das Insulin komplett unnötig wird. Auch eine Haferkur kann den Insulinbedarf um 10 bis 50 Prozent reduzieren, selbst wenn sie nur für ein Wochenende eingesetzt wurde.

Die Gewichtsreduktion ist der Schlüssel
Taylors DiRECT-Studie brachte 2016 neuen, frischen Wind in die Diskussion: Bei intensivem Abnehmprogramm – auch unter Zuhilfenahme einer Formulatherapie – konnten Heilungsraten abhängig vom erreichten Gewichtsverlust von bis zu 86 Prozent erreicht werden! Bei sieben Kilogramm Gewichtsverlust waren es allerdings nur sieben Prozent. Das sind die Bereiche, die Patienten mit professioneller Ernährungstherapie erreichen können.

Deutschland – Insulinland?

Dieses Wissen findet in Deutschland noch zu wenig Anwendung. Nach einer Studie der Universität Leipzig fühlen sich 70 Prozent der Ärzte bei der Behandlung von Adipositas überfordert und klagen über zu wenig Wissen. Gleichzeitig ist Deutschland ein Insulinland. Im Vergleich zum Nachbarn Österreich ist der Insulinverbrauch pro Kopf doppelt so hoch. In Deutschland setzen diese neuen Erkenntnisse nur wenige Zentren um. Das hat fatale Folgen: Eine Insulintherapie führt zur weiteren Gewichtszunahme. Die wiederum verlangt dann nach noch mehr Insulin. Eine tödliche Spirale entsteht. Ab 70 Einheiten Insulin steigt das Infarktrisiko. Welche Auswirkungen das haben kann, konnten die Fernsehzuschauer 2017 an Außenminister Sigmar Gabriel beobachten. Seine exzessive Gewichtssteigerung durch hohe Insulindosen konnte dann nur noch mit einer radikalen Magen-Darm-Operation gestoppt werden.

Dieses neue Vorgehen in der Diabetestherapie, auf Insulin so weit wie möglich zu verzichten und erstmal alle Möglichkeiten für eine „Diabetesheilung" zu nutzen, bekommt von ganz anderer Seite Unterstützung. Nach der Erneuerung der Leitlinien der Deutschen Adipositasgesellschaft, der ärztlichen Organisation, die sich die Behandlung von Übergewicht auf die Fahnen geschrieben hat, ist der Einsatz einer Formuladiät hoffähig geworden – allerdings nur unter ärztlicher Kontrolle und bei einer Optimierung der Ernährungsgewohnheiten. Letztlich entspricht dies auch dem Vorgehen von Roy Taylor – allerdings ergänzt durch eine langfristige Ernährungsumstellung.

Schlechte Aussichten für die Diabetesbehandlung?

In der deutschen Diabetestherapie spielt die Gewichtsoptimierung derzeit noch keine Rolle. Auf dem Diabeteskongress der Deutschen Diabetesgesellschaft wird das Thema in diesem Jahr erstmal kontrovers diskutiert werden. Schlechte Aussichten also für die Diabetesheilung? Eine Änderung ist so schnell nicht zu erwarten. Während ein Diabetologe für den erhöhten Betreuungsaufwand einer Diabetestherapie mehr Geld erhält, gibt es nahezu nichts für den genauso hohen Aufwand bei einer Heilungsbehandlung.

Auch die notwendige Ernährungsanalyse und Therapie muss ein Diabetiker heute noch weitestgehend selbst bezahlen. Eine eventuelle Formuladiät wird von den Krankenkassen nicht übernommen – geschweige denn die in den Leitlinien verlangte ärztliche Betreuung dafür. Immerhin ist die ebenfalls sinnvolle, vermehrte Bewegung nahezu zum Nulltarif zu bekommen. Schließlich erleben die Heilungsversuche des Diabetes derzeit einen enormen therapeutischen Rückenwind: In den letzten Jahren wurden Diabetesmedikamente zugelassen, die, anders als das Insulin, das eine Gewichtszunahme von bis zu drei Kilo oder mehr pro Jahr bewirkt, sogar helfen, Gewicht zu verlieren, und das bis zu sieben Kilo im Jahr. Das Inkretinmimetikum Liraglutid zum Beispiel wurde jüngst sogar zur Behandlung von Übergewicht zugelassen. Es kann helfen, pro Jahr fast acht Kilo Gewicht zu verlieren.

Was sollen wir essen?

Welche Ernährungsgewohnheiten in den meisten Fällen zu ändern sind, zeigt der Blick auf die bundesdeutschen Verzehrgewohnheiten. Es fehlt an Gemüse auf den Tellern, und sowohl bei Männern als auch bei Frauen wird zugunsten einer Kohlenhydratdominanz von Backwaren, Nudeln und Co. zu wenig Eiweiß oder viel zu viel Eiweiß gegessen. Zu viel Eiweiß, besonders als Fleisch, fördert Diabetes, zu wenig gibt Raum für die Kohlenhydrate. Dabei ist es offensichtlich, dass bei der Kohlenhydratstoffwechselstörung Diabetes gerade viele Kohlenhydrate Gift für das System sind. Es kommt also darauf an, die Sattmacher Gemüse und Eiweiße richtig zu dosieren. Dabei bietet das Eiweiß gleich mehrere Vorteile: Es sättigt sehr stark, führt zu einer geringeren Auslenkung des Blutzuckers und spart damit das dickmachende Insulin. Gleichzeitig wird der Durst gesteigert, was zusätzlich sättigt.

Auch wenn die Ernährungsempfehlungen logisch und einfach erscheinen, ist das Change Management gerade beim Essen ganz ohne professionelle Hilfe nicht immer einfach. Lieb gewonnene Gewohnheiten und Vorlieben für bestimmte Speisen sollten im Coachingprozess optimiert werden. Prinzipiell sollten nur die Bereiche durch Nahrungsalternativen verändert werden, die den größten Effekt versprechen. Das muss gemeinsam ausgehandelt werden. Idealerweise entsteht ein „Ernährungs-Maßanzug“ im Gegensatz zur Zwangsjacke der bisher üblichen Diäten. Das medicum Hamburg hat dazu das „20:80-Prinzip“ entwickelt: Nach einer Ernährungsanalyse nach konkreten Checklisten werden höchstens 20 Prozent der Gewohnheiten optimiert und 80 Prozent belassen.

Bis das Therapieziel Remission oder der Heilungsversuch des Diabetes in Deutschland zur Standardoption wird, bedarf es noch eines mehrfachen Umdenkens in allen Bereichen des Gesundheitswesens: Der Politik, die gesetzliche Grundlagen dafür schaffen, der Kassen, die diesen Heilungsversuch finanzieren müssen, der Ärzte, die ihren Patienten diese Option anbieten und der Patienten, die diesen Weg auch gehen wollen.

Bis es soweit ist, sollten Diabetiker ihre Therapie kritisch hinterfragen und sich gegebenenfalls eine Zweitmeinung von einer qualifizierten Ernährungsberatung oder einem Ernährungsmediziner einholen.“

INFO

Berechnung und Bewertung des persönlichen Body-Mass-Index

Den Body-Mass-Index (BMI) benutzt man, um das Körpergewicht im Verhältnis zur Größe zu beurteilen.
Dazu teilen Sie Ihr Körpergewicht (in Kilogramm) durch Ihre Größe (in Metern) zum Quadrat:

$$\frac{\text{Körpergewicht in kg}}{(\text{Größe in Metern})^2} = \text{BMI}$$

Beispiel:
Körpergewicht: 70 kg
Größe: 1,70 m
70 ÷ (1,7 x 1,7) = 24,22

Beträgt Ihr Körpergewicht 70 kg und sind Sie 1,70 m groß, erhalten Sie einen BMI-Wert von 24,22 und liegen damit im Bereich des Normalgewichts.

Beurteilungsskala

BMI	
unter 18, 5	Untergewicht
19–24,9	Normalgewicht
25–29,9	Übergewicht
30–34,9	Adipositas Grad 1
35–39,9	Adipositas Grad 2
größer 39,9	Adipositas Grad 3

Beurteilungsskala mit Altersangaben
Im Laufe des Lebens führt ein moderater Gewichtsanstieg nicht zu einer Verschlechterung der Gesundheit. Mit 70 muss man nicht das Gleiche wiegen wie mit 20. Dies wird in der folgenden Beurteilung des BMI-Werts berücksichtigt.

Alter	**Normalgewicht BMI**
19–24 Jahre	19–24
25–34 Jahre	20–25
35–44 Jahre	im Bereich von 21–26
45–54 Jahre	im Bereich von 22–27
55–64 Jahre	im Bereich von 23–28
über 64 Jahre	im Bereich von 24–29

Helfen können ein sparsamer Umgang mit fettreichen Lebensmitteln und/oder eine Reduzierung der kohlenhydrathaltigen Lebensmittel und mehrmals wöchentlich Bewegungseinheiten sowie ein bewegter Alltag. Nach einer erfolgreichen Gewichtsreduktion gilt es, Ihr neues niedriges Gewicht zu stabilisieren. Das bedeutet, dass Sie die Anpassungen im Lebensstil, die Sie während der Gewichtsreduktion umgesetzt haben, wie zum Beispiel die Anpassungen bei der Mahlzeitenanzahl oder die Auswahl und Menge

INFO

Tipps zur Gewichtsabnahme

Sie werden Gewicht verlieren, wenn Sie
- regelmäßige Mahlzeiten einplanen und gegebenenfalls schon am Abend vorher vorbereiten
- genug trinken – 1,5 Liter zucker- und alkoholfreie Getränke
- weniger einkaufen und etwas weniger als üblich kochen (Reste verführen nur)
- bei Lust auf Süßes – nur kleine Mengen kaufen und keine Vorräte zu Hause haben
- mehr Gemüse als Obst einplanen (siehe dazu die Checkliste → Seite 51)
- Fett zur Zubereitung sparsam dosieren
- fettreiche Lebensmittel nur selten oder in kleiner Mengen genießen
- sich im Alltag mehr bewegen.

Grundsätzlich werden große Gewichtsabnahmen in kurzer Zeit meistens schnell wieder zugenommen. Wer sinnvoll und nachhaltig Gewicht verlieren möchte, sollte dies lieber langsam, aber sicher tun. Ideal ist eine Gewichtsabnahme von ein bis zwei Kilogramm im Monat. Schon eine Gewichtsabnahme von fünf Prozent des Ausgangsgewichts (das sind bei 100 Kilogramm Körpergewicht fünf Kilogramm oder bei 80 Kilogramm Körpergewicht vier Kilogramm weniger) ist eine Wohltat für die Gesundheit. Andauernde Diäten mit rapiden Ab- und Zunahmen sind dagegen Stress für den Körper.

Mehr Tipps und Rezepte zum Abnehmen finden Sie in „Gewicht im Griff"
→ **ratgeber-verbraucherzentrale.de**

der Lebensmittel sowie mehr Bewegung, auch danach beibehalten müssen. Dies ist für die meisten Betroffenen der mühevollste Teil. Oft schleichen sich alte Ernährungsgewohnheiten wieder ein oder schwierige Lebensphasen sorgen dafür, dass Sie in die alten Muster zurückfallen und das Gewicht wieder steigt.

→ FAZIT

Wenn Sie Ihr Körpergewicht reduzieren müssen, nutzen Sie dies als Chance, aktiv an Ihrer Gesundheit zu arbeiten. Passen Sie die Lebensmittelmengen an, reduzieren Sie die Kohlenhydrat- und Zuckermenge, planen Sie die eiweißhaltigen Lebensmittel bewusst mit ein, nutzen Sie vorwiegend gesunde Fette und bewegen Sie sich regelmäßig.

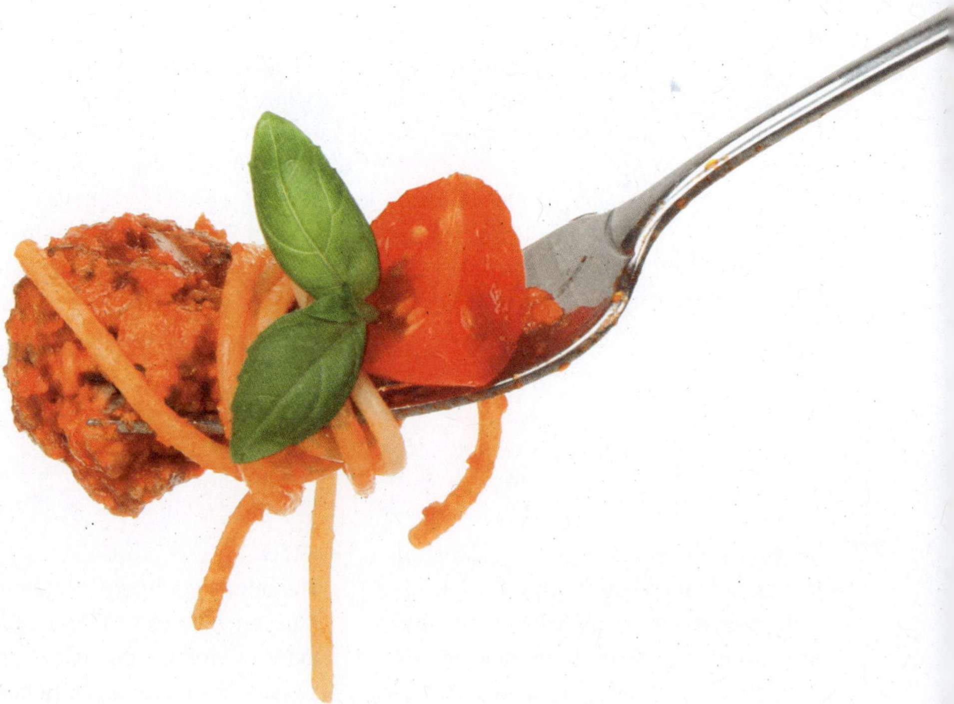

Aktiv genießen mit Typ-2-Diabetes mellitus

In den vergangenen 20 Jahren wurde der Ernährung bei Diabetes die Bedeutung mehr und mehr abgesprochen. Vielmehr galt der Slogan: Mit Diabetes kann man alles essen. Doch heute weiß man: Allein mit Medikamenten lässt sich der Diabetes nicht behandeln. Im folgenden Kapitel erfahren Sie, warum das Essen und das Trinken so wichtig sind.

Vor 30 Jahren war die Ernährungstherapie bei Diabetes zentral, nur sah sie komplett anders aus als heute. Es gab strikte Zeitvorgaben für die einzelnen Mahlzeiten, exakt abgewogene Lebensmittel, kleine Kohlenhydratmengen, ein absolutes Verbot für Zucker und zuckerhaltige Lebensmittel. Die Berechnung der Broteinheiten für alle Patienten war sehr aufwendig. Insgesamt waren dies sehr rigide Vorschriften und die Umsetzung einer Diabetes-Diät erforderte ein hohes Maß an Disziplin und Zeit. Dann kam eine Zeit, in der die Art und Weise der Ernährung bei Diabetes keine große Rolle mehr spielte.
Heute haben wir einen riesigen Wissenszuwachs, mehr und bessere Medikamente, eine umfassende Betreuung und bessere Kontrollmöglichkeiten. Und die Ernährung ist zum zentral wichtigen Baustein in einer erfolgreichen Diabetesbehandlung geworden.

Warum Essen und Trinken so wichtig sind

Heutzutage wird eine Diabetesbehandlung nicht mehr von einer Diät begleitet. Es geht vielmehr um eine Umstellung hin zu einer gesundheitsförderlichen Ernährung und Lebensweise. Sie hat folgende Ziele:

- → das Erreichen oder Erhalten einer guten Lebensqualität
- → das Voranschreiten der Erkrankung möglichst aufzuhalten

- → die mit dem behandelnden Team festgelegten Blutzuckerzielwerte zu erreichen
- → Gewichtszunahmen zu verhindern und gegebenenfalls eine Gewichtsreduktion zu erreichen
- → Vorbeugung von Folgeerkrankungen

Doch was ist eine „gesunde Ernährung"? Welche Vorgaben sind die richtigen?

Es gilt immer noch der Irrglaube: Was schmeckt, kann nicht gesund sein. Und es gibt viele „Abers", warum gesund essen nicht geht – allen voran das Argument, dass zu viel Zeit aufgewendet werden muss, um ein gesundes Essen zuzubereiten. Oder dass die Kosten zu hoch sind. Doch ist das wirklich so? Sind nicht bei vielen Menschen vielmehr die Kenntnisse und Fähigkeiten verloren gegangen, die sie zum Kochen brauchen? Fertig-Lebensmittel gaukeln durch ihre Verpackung gerne eine gesunde, schnelle Küche vor. Süßigkeiten und Snacks sollen für Entspannung sorgen. Der Einkauf von fertig zubereitetem Essen in Imbissstuben und Restaurants, beim Bäcker oder Metzger ist weitverbreitet. Hier wird der Aspekt „Schnelligkeit" oder auch „Bequemlichkeit" wichtiger als der Aspekt der gesunden Mahlzeit genommen.

Richtig ist zunächst einmal, dass die Ernährungsempfehlungen zur Gestaltung der Mahlzeiten zu Ihnen und Ihren Möglichkeiten passen müssen. Kein Individuum kann dauerhaft in eine Ernährungsform gepresst werden, die ihr oder ihm nicht gefällt, denn das wird auf lange Sicht nicht durchzuhalten sein.

Für eine langfristige Akzeptanz und Umsetzung der Ernährungsempfehlung in den Lebensalltag muss ein Ernährungsstil gewählt werden, der zu Ihrem Alltag passt.

! WICHTIG

In dem Wort **verändern** steckt das Wörtchen **ändern:** Wer nicht gewillt ist, einzelne Verhaltensweisen zu verändern, der kann auch nicht erwarten, dass sich der Gesundheitszustand ändert.

In der Schulung und Beratung muss das Behandlungsteam berücksichtigen, dass sich die Bedürfnisse, die Wünsche und Vorlieben eines Menschen nicht verändern, nur weil es nun die Diagnose „Typ-2-Diabetes mellitus" gibt. Wer Diabetes hat, bleibt ein Mensch mit Bedürfnissen und Wünschen, aber auch Abneigungen gegen Speisen und Lebensmittel.

Wer vor der Diagnosestellung gern Schokolade gegessen hat, dem wird sie auch nach der Diagnosestellung schmecken. Wer vor der Erkrankung Stress, Frust oder Traurigkeit mit dem Verzehr von Lebensmitteln kompensiert hat, muss erst einmal neue Verhaltensmuster kennenlernen. Ein erhobener Zeigefinger und Aussagen wie:

„Wie können Sie nur ..." oder „Sie wissen doch, dass Sie das nicht dürfen!" helfen da wenig.

Vielmehr müssen Sie in der Beratung und Schulung mit dem Beratungsteam gemeinsam erarbeiten, wie viel Ihrer Lieblingslebensmittel wann am günstigsten in den neuen Essensplan eingebaut werden können.

Für die meisten Menschen sind „Essen und Trinken" eng mit Lebensfreude und Lebensqualität verknüpft. Wenn im Urlaub das Essen nicht schmeckt, war der Urlaub nichts und es wird von vielen Urlaubern ein Teil des Reisepreises zurückgefordert.

Und für zu Hause gilt das auch: Wenn das Essen nicht (mehr) schmeckt, wenn Lieblingsspeisen ersatzlos vom Speiseplan gestrichen werden sollen, dann ist das mit einem Verlust an Lebensfreude verknüpft. Das nimmt niemand gerne hin. Diäten machen das Essen zum Feind, Verbote und Vorschriften dominieren die Wahl der Lebensmittel. Damit bleiben die Bedürfnisse nach Genuss und Wohlbefinden auf der Strecke. Und damit werden die gut gemeinten Empfehlungen nicht umgesetzt.

Da Diabetes eine chronische Erkrankung ist, muss eine geeignete Dauerernährung gefunden werden und keine zeitlich befristete Diät. Es gilt also, eine Ernährungsform zu finden, die Ihren Bedürfnissen entspricht und die zur Verbesserung Ihrer Gesundheit beiträgt. Ob ein Lebensmittel gesund oder ungesund ist, ist ohnehin immer eine Frage der Häufigkeit oder der Menge.

BEISPIEL

Eine Patientin, 76 Jahre alt, Neudiagnose Typ-2-Diabetes mellitus, hat vor der Ernährungsschulung Angst gehabt, dass sie keine Praline mehr essen darf. Zucker ist absolut verboten, so hat sie es früher bei ihrer Mutter erlebt.
Dennoch hat sie mit leuchtenden Augen folgende Geschichte erzählt:
Jeden Mittag nach dem Essen wählt sie zwei Pralinen aus ihrem Vorrat aus. Diese Pralinen kommen auf ein kleines, besonderes Tellerchen neben die Fernsehzeitung. Den ganzen Nachmittag schaut sie immer mal wieder auf das Tellerchen mit den Pralinen und freut sich schon auf den Abend, denn während sie die Nachrichten des Tages schaut, genießt sie die Nascherei.
Nun hatte sie Angst, dass ihr dieser Pralinengenuss in der Ernährungsberatung verboten wird. Aber selbstverständlich habe ich die Patientin darin bestärkt, genauso weiterzumachen. →

Denn:
Die Auswahl der Pralinen, die Vorfreude auf den Genuss, das Ritual drum herum, all das erhöht die Lebensfreude und die Lebensqualität der älteren Dame.
Die Blutzuckerwerte und andere Gesundheitsparameter verschlechtern sich nicht durch zwei kleine Pralinen. Der bewusste Genuss verhindert Heißhungerattacken auf Süßigkeiten. Die Wertschätzung für die beiden Pralinen ist hoch. Erst bei alltäglich größeren Mengen Süßigkeiten verschlechtert sich die Bilanz und muss besprochen werden.

Menschen mit Typ-2-Diabetes soll die Ernährungstherapie helfen, die Behandlungsziele bei den Blutzuckerwerten, den Blutfettwerten und des Blutdrucks zu erreichen. Allgemein gilt eine ausgewogene Ernährung als Grundlage der Ernährungstherapie.

→ FAZIT

Definieren Sie für sich das Essen und die Mahlzeiten als „gute Mahlzeiten", die sich positiv auf Ihre Gesundheit auswirken. Essen, das Sie immer schwerer werden lässt, das zu hohen Blutzuckerwerten führt und Ihre Lebensqualität verschlechtert, kann kein „gutes" Essen für Sie sein.

Essen und Trinken – auf den Inhalt kommt es an

Damit unser Körper gut funktioniert, ist er darauf angewiesen, dass er mit den Inhaltsstoffen versorgt wird, die er zum Leben benötigt.

Ebenso wie ein Auto einen bestimmten und hochwertigen Kraftstoff tanken muss. Unser „Motor" benötigt Kohlenhydrate, Fett und Eiweiß, dazu noch Ballaststoffe und einen Mix aus den verschiedenen Vitaminen und Mineralstoffen.

Kohlenhydrate

Kohlenhydrate sind in Form von Stärke in Getreide, Kartoffeln, Reis oder Nudeln enthalten. Auch der Zucker aus Obst oder Milch und Milchprodukten, der Zucker an sich und die Ballaststoffe gehören in die Gruppe der Kohlenhydrate.

Die Kohlenhydrate (mit Ausnahme der Ballaststoffe → Seite 42) im Essen erhöhen die Blutzuckerwerte. Das geht nicht anders, und das ist auch gut so. Denn die gegessenen Kohlenhydrate werden in kleine Bausteine aufgespalten und gelangen dann durch die Darmwand in unser Blut. Über die Blutbahn werden sie in die Leber transportiert und verteilen sich mit dem Blut vom Kopf bis zu den kleinen Zehen genau dorthin, wo sie gerade benötigt werden.

Die Zuckerarten und ihr natürliches Vorkommen

ZUCKERARTEN UND BEISPIELE	NATÜRLICHES VORKOMMEN(1) UND DARAUS GEWONNENE LEBENSMITTEL(2)
MONOSACCHARIDE = EINFACHZUCKER	
Glukose (Traubenzucker, Dextrose)	Obst: Fruchtsaft, Trockenobst
Galaktose (Schleimzucker)	In Verbindung mit anderen Zuckermolekülen als Bestandteil von Laktose (Milchzucker), vor allem in Milch und Milchprodukten: Galaktose-Pulver
Fruktose (Fruchtzucker)	Obst, besonders reichlich zum Beispiel in Äpfeln und Weintrauben: Fruchtsaft, Trockenobst
Xylose (Holzzucker)	In Baumrinde und anderen verholzten Pflanzenstrukturen: Xylose-Pulver
DISACCHARIDE = ZWEIFACHZUCKER	
Saccharose = Glukose + Fruktose (Zucker)	Zuckerrübe: Kristallzucker (Haushaltszucker), Puderzucker, Kandiszucker Zuckerrohr: (Roh-)Rohrzucker
Laktose = Glukose + Galaktose (Milchzucker)	Kuhmilch: Milchprodukte
Maltose = Glukose + Glukose (Malzzucker)	In keimendem Getreide, bei der Bierreifung
Trehalose = Glukose + Glukose	In Pflanzen und Pilzen
Isomaltulose = Glukose + Fruktose	In geringen Mengen in Honig und Zuckerrohr
OLIGOSACCHARIDE = MEHRFACHZUCKER	
Raffinose = Saccharose (Glukose + Fruktose) + Galaktose	Hülsenfrüchte
Stachyose = Saccharose (Glukose + Fruktose) + Galaktose	Sojabohnen
POLYSACCHARIDE = VIELFACHZUCKER	
Amylopektin + Amylose = Stärke (vor allem aus Glukose aufgebaut)	Getreide, Kartoffeln, Mais: Mehl, Grieß, Stärke
Cellulose: aus Glukose aufgebaut	Hauptbestandteil der Zellwände der Pflanze, für Menschen unverdaulich: Obst und Gemüse
Dextrine	Aus Weizen-, Kartoffel- oder Maisstärke durch trockene Erhitzung gewonnen, also kein natürlich vorkommendes Produkt
Ballaststoffe, z. B. Inulin, Oligofruktose (beide sind vor allem aus Fruktose aufgebaut)	Topinambur, Artischocken, Schwarzwurzeln

(1) Die Pflanzen wurden dem Kohlenhydrat zugeordnet, das ihren Hauptbestandteil ausmacht.
(2) Lebensmittel ohne industriell zugesetzte Zutaten.

Quelle: Achtung, Zucker! Düsseldorf 2016

HINTERGRUND

Die Sonderrolle der Ballaststoffe

Die Ballaststoffe, die zur Gruppe der Kohlenhydrate gehören, nehmen eine Sonderrolle ein. Anders als der Zucker und die Stärke erhöhen sie nicht den Blutzuckerspiegel. Im Gegenteil: Ballaststoffe sorgen dafür, dass die im Essen enthaltenen „Zuckerbausteine" deutlich langsamer in ihre kleinen Bausteine zerlegt werden. Sie verlangsamen damit die Aufnahme der Zuckerbausteine in das Blut.
Zusätzlich bewirken Ballaststoffe eine rechtzeitige Sättigung, die auch deutlich länger anhält. Sie helfen beim Abnehmen oder bei der Gewichtsstabilisierung, denn wer länger satt ist, isst auch weniger zwischendurch. Wie sich anrechenbare Kohlenhydrateinheiten (KE) errechnen → Seite 147.

Wenn zwei Stunden nach Beginn der Mahlzeit der Blutzucker noch über 140 mg/dl (über 7,8 mmol/l) liegt, sollte bei weiteren Mahlzeiten die Kohlenhydratmenge reduziert oder die Auswahl der Kohlenhydrate verändert werden. Um den Anstieg der Blutzuckerwerte nach dem Essen zu bestimmen, sind gelegentliche Blutzuckerkontrollen vor und nach einzelnen Mahlzeiten sinnvoll.

Zu wenige Kohlenhydrate können bei Menschen mit Diabetes zu Unterzuckerungen führen, gerade wenn die Medikamente nicht an die Kohlenhydratmenge angepasst werden. Zu viele Kohlenhydrate führen zu hohen Blutzuckerwerten, die es ebenfalls zu vermeiden gilt.

Idealerweise sind die Kohlenhydrate relativ regelmäßig über den Tag zu verteilen. Abhängig von der Größe der vorherigen Mahlzeit, der Bewegungs- oder Denkleistung in der Zwischenzeit, sollte nach einer Esspause von drei Stunden (plus/minus einer Stunde) wieder für neuen Kohlenhydrat- und Energienachschub gesorgt werden.

Die Verweildauer der Speisen im Magen steigt durch die Anwesenheit von Ballaststoffen, Fett und Eiweiß. So ist der Blutzuckeranstieg nach einem Vollkornbrot geringer als nach Weißbrot. Obst allein lässt die Blutzuckerwerte schneller ansteigen als die gleiche Menge Obst, die mit Quark zu einer Quarkspeise verarbeitet wurde. Auch die Sahne auf dem Obstkuchen verzögert den Anstieg. So ist der Blutzuckeranstieg bei Kuchen, der wenig Fett und viel Zucker enthält, wie zum Beispiel ein Biskuitboden, der mit Obst belegt ist, oder auch ein „Amerikaner" mit Zuckerguss, deutlich höher und schneller als bei fettreichen Torten wie Käsesahnetorte oder Schwarzwälder Kirschtorte. Natürlich soll dies kein Plädoyer für Sahnekuchen sein – zu fettreiches Essen erhöht das Gewicht und auch die Gefährdung durch erhöhte Blutfettwerte. Wichtiger ist es, dass man sich bei besonderen Anlässen das Stück Kuchen aussucht, dass man am liebsten essen möchte und dieses auch mit Freude isst.

Auch durch den Joker Bewegung lässt sich ein übermäßiger Anstieg der Blutzuckerwerte gerade nach zuckerhaltigen Speisen vermeiden.

In einer gesundheitsförderlichen Ernährung bei Typ-2-Diabetes mellitus sollten die kohlenhydrathaltigen Lebensmittel relativ gleichmäßig auf drei bis fünf Mahlzeiten verteilt werden. In der Praxis hat sich gezeigt, dass die in der Tabelle → Seite 44 genannten Lebensmittelmengen für die kohlenhydrathaltigen Lebensmittel bei vielen Betroffenen geholfen haben, stabile Blutzuckerwerte zu erreichen. Selbstverständlich müssen diese Lebensmittel noch mit anderen kombiniert werden, damit ein abwechslungsreicher Speiseplan entsteht: Siehe dazu die Checklisten zur Lebensmittelauswahl → Seiten 51, 54.

Fett

Da Fett der Nährstoff ist, der am meisten Energie liefert, spielt die Fettmenge, die im Essen und in den Lebensmitteln steckt, beim Abnehmen und dem Halten des Körpergewichts eine große Rolle.

Neben der Menge ist für die Gesundheit auch die Fettqualität bedeutsam. Die Fettqualität wird nach der Verteilung der enthaltenen Fettsäuren beurteilt, es gibt gesättigte und ungesättigte Fettsäuren.

Der Fettstoffwechsel wird durch die ungesättigten Fettsäuren positiv beeinflusst. Ein hoher Anteil an Omega-3-Fettsäuren wird ausdrücklich empfohlen.

Bei tierischen Lebensmitteln ist konsequent auf versteckte Fette zu achten und, wenn nötig, zu reduzieren. So sind viele

INFO

1 Gramm Fett = 9,3 Kilokalorien

1 Esslöffel Öl für den Salat = 10 Gramm Fett = 93 Kilokalorien allein für das Öl

20 Gramm Butter auf das Frühstücksbrot = 16 Gramm Fett = 149 Kalorien allein für die Butter

20 Gramm Butter für das Frühstück plus 20 Gramm Butter für das Abendbrot = 32 Gramm Fett, fast 300 Kilokalorien und damit 17 Prozent des Tagesenergiebedarfs.

Der durchschnittliche Tagesenergiebedarf eines erwachsenen älteren Menschen (> 65 Jahre) beträgt laut der Deutschen Gesellschaft für Ernährung (DGE) 1800 Kilokalorien.

Mengenempfehlungen für kohlenhydrathaltige Lebensmittel

FÜR EHER ÜBERGEWICHTIGE DIABETIKER/TAG	FÜR NORMAL-GEWICHTIGE DIABETIKER/TAG	PRO MAHLZEIT BEI DER BEHANDLUNG MIT OAD(1) ODER BOT(2)	HINWEISE ZUR AUSWAHL DER LEBENSMITTEL
2–4 Scheiben Brot (100 – maximal 150 g)	4–6 Scheiben Brot (200 – maximal 250 g)	maximal 75 g	Mindestens zur Hälfte „grobes" Vollkornbrot wählen, besonders wichtig zum Abendessen
120–180 g Kartoffeln	180–240 g Kartoffeln	maximal Tagesmenge	Bei der Zubereitung fettarme Varianten vorziehen, also Salz- oder Pellkartoffeln anstelle von Pommes oder Kartoffelsalat mit Mayonnaise
30–45 g Reis oder Nudeln (Trockengewicht)	50–60 g	maximal Tagesmenge	Auch bei der Wahl von Vollkornnudeln verändert sich die Mengenempfehlung nicht.
200–250 g Obst	200–250 g Obst	100–150 g	Es sind keine Obstsorten mehr „verboten". Das Obst nicht abends/spätabends essen, damit es durch den enthaltenen Zucker nicht am Abend zu hohen Blutzuckerwerten kommt.
250 g Milch, Joghurt, Dickmilch oder Ähnliches	250 g Milch, Joghurt, Dickmilch oder Ähnliches.	Wenn es gezuckerte „Desserts" sind, maximal 150 g zu einer Mahlzeit	Abends oder spätabends nur in Kombination mit Stärke/Getreideflocken, um „langsame Kohlenhydrate" zu ergänzen.
maximal 30 g Zucker (das entspricht etwa 20 g Konfitüre plus ein gezuckertes Dessert oder eine kleine Süßigkeit)	maximal 50 g Zucker (das entspricht etwa 20 g Konfitüre plus ein gezuckertes Dessert und eine kleine Süßigkeit)	Nicht als isolierte Zucker in Getränken, nur wenn im Verbund mit anderen Nährstoffen	Nicht abends auswählen, wegen des schnellen und hohen Blutzuckeranstiegs.

(1) OAD steht für die Behandlung mit den sogenannten „oralen Antidiabetika", also den Tabletten zur Blutzuckersenkung

(2) BOT steht für die „basal unterstützte orale Behandlung", bei der ein Langzeitinsulin die Basisversorgung mit Insulin verbessern soll. Zusätzlich werden meistens noch Tabletten zur Blutzuckersenkung verordnet.

Zucker- und Kohlenhydratgehalt ausgewählter Lebensmittel

LEBENSMITTEL	KOHLENHYDRAT-GEHALT (G)	DAVON ZUCKER (G)	ENERGIEGEHALT (KCAL)
Haushaltszucker, 100 g	100	100	410
Zucker, 1 Esslöffel, 10 g	10	10	41
Zucker, 1 Teelöffel, 5 g	5	5	21
Weingummi, 100 g	75–80	75–80	300–330
Weingummi, 20 g	15–16	15–16	60–66
Lakritz, 100 g	65–80	44–60	380
Lakritz, 20 g	17	11	70
Schokolade, 100 g	50–60	50–60	500–600
Schokolade, 25 g	12–15	12–15	120–150
Konfitüre, 25 g	14	14	60
Honig, 20 g	16	16	60
Nuss-Nougat-Creme, 20 g	12	12	105
Naturjoghurt, 150 g	7	7	75–100
Fruchtjoghurt, 150 g	20–25	20–25	125–160
Ketchup, 20 g	5	5	22
Limonade, 200 ml	20	20	80
Eistee, 200 ml	10–15	10–15	40–60
Apfelsaft, 200 ml	20–22	20–22	80–90
Apfel, 150 g	22	20	90
Bananen, 150 g	30	26	135
Birnen, 125 g	15	13	65
Erdbeeren, 125 g	7	7	40

→

→ **Zucker und Kohlenhydratgehalt ausgewählter Lebensmittel (Fortsetzung)**

LEBENSMITTEL	KOHLENHYDRAT-GEHALT (G)	DAVON ZUCKER (G)	ENERGIEGEHALT (KCAL)
Pfirsiche, 125 g	7	7	50
Wassermelone, 150 g	12	12	60
Weizenbrötchen, 45 g	25	1	130
Roggenbrötchen, 65 g	33	3	175
Vollkornbrot, 45 g	17	1	90
Haferflocken, 10 g	6	unter 1	35
Kartoffeln, 200 g, roh	31	1	150
Reis, 100 g, roh	23	unter 1	150
Nudeln ohne Ei, 50 g, roh	35	unter 1	175
Vollkornnudeln, 50 g, roh	30	unter 1	170

Quelle: Kalorien mundgerecht, 16. Auflage 2019

Käse- und Aufschnittsorten und auch Sahne sehr fettreich. Zur Verringerung des Fettgehalts sollten hier fettärmere Alternativen gewählt oder die Mengen reduziert werden. Sahne gehört möglicherweise auf den Geburtstagskuchen, aber nicht in die Alltagsküche. Butter ist das natürliche Streichfett für das Butterbrot, sollte aber nur „dünn" auf das Brot gestrichen werden. Bevorzugen Sie pflanzliche Fette und Öle als Streich- und Kochfett.

Nehmen Sie zum Kochen und zur Zubereitung von Speisen kleine Mengen Öl. Rapsöl wird an erster Stelle empfohlen, aber auch andere Pflanzenöle wie Walnussöl, Sojaöl oder Olivenöl können gern Verwendung finden. Margarine mit dem Hinweis auf viele ungesättigte Fettsäuren kann ebenfalls eingesetzt werden.

Lebensmittel, die sogenannte gehärtete Fette enthalten, haben eine negative Wirkung auf unsere Gesundheit und sollten möglichst gemieden werden. Sind gehärtete Fette in einem Lebensmittel enthalten, muss dies auf der Zutatenliste deklariert sein. Wählen Sie bei regelmäßigem Verzehr von Margarine eine Sorte ohne den Zusatz von gehärteten Fetten.

Der Eiweißgehalt von Lebensmitteln

LEBENSMITTEL	EIWEISSGEHALT (G)
Fleisch, 125 g	21–28
Wurst, 30 g	3–5
Fisch, 150 g	22–30
Milch, 200 ml	7
Joghurt, 150 g	5–6
Quark, 100 g	12
Weichkäse, 30 g	3–5
Hartkäse, 30 g	7–9
1 Ei, 60 g	7
Roggenmischbrot, 45 g	3
Haferflocken, 10 g	1
Nudeln ohne Ei, 50 g	6
Reis, roh, 30 g	3
weiße Bohnen, roh, 100 g	21
Linsen, getrocknet, 60 g	14
Kartoffeln, 200 g	4
Gemüse, 200 g	2–8
Obst, 125 g	1
Haselnuss, 15 g	2
Walnuss, 20 g	3
Leinsamen, 20 g	4

Quelle: Kalorien mundgerecht, 16. Auflage 2019

Eiweiß

Eiweiße (Proteine) sind ein wichtiger Baustein der gesunden Ernährung. Der Bedarf wird von der Deutschen Gesellschaft für Ernährung (DGE) mit 0,8 Gramm Eiweiß pro Kilogramm Körpergewicht (ausgehend vom Normalgewicht) umschrieben. Reduziert man die Menge der Kohlenhydrate zugunsten der Eiweißmenge, liegt die Empfehlung bei 1,2 Gramm Eiweiß pro Kilogramm Körpergewicht. Damit benötigen die meisten Menschen am Tag etwa 60 bis 70 Gramm Eiweiß, bei der Low-Carb-Ernährung dementsprechend etwa 80 bis 100 Gramm, die auf mehrere Mahlzeiten verteilt werden sollten.

→ FAZIT

Wenn Sie für sich selber einen gesundheitsbewussten Essensplan aufstellen, können Sie auch damit aktiv etwas für Ihre Gesundheit tun! Mit leckerem Essen sprechen Sie Ihre Sinne an und können (wieder) genießen. Und zudem können Sie mit einer bewussten und gesundheitsfördernden Auswahl der Lebensmittel Ihrem Körper genau die Nährstoffe liefern, die er zum Funktionieren benötigt. Dadurch steigern sich Ihr Wohlbefinden und Ihre Gesundheit.

Alkohol und Diabetes

Eine gelegentliche Alkoholaufnahme (bis 10 Gramm pro Tag für Frauen, 20 Gramm pro Tag für Männer) ist unproblematisch, sofern nicht andere Erkrankungen, Medikamente oder eine Schwangerschaft dagegen sprechen.

Grundsätzlich haben alkoholische Getränke eine blutzuckersenkende Wirkung. Die in manchen Getränken (Bier, Wein und auch viele Cocktails) enthaltenen Kohlenhydrate sorgen jedoch für einen Blutzuckeranstieg. Je nach Art und Menge der alkoholischen Getränke können niedrige oder hohe Blutzuckerwerte die Folge sein.

Es ist in jedem Fall sinnvoll, vor dem Verzehr von alkoholischen Getränken kohlenhydrathaltige Lebensmittel zu essen.

Wer übergewichtig ist, hat oft auch einen hohen Blutdruck und/oder hohe Triglyzeridwerte (Triglyzeride sind eine besondere Art der Blutfette), daher sorgen alkoholische Getränke in allen Fällen für eine Verschlechterung der Werte. Ein regelmäßiger Verzehr von alkoholischen Getränken kann das Gewicht und den Blutdruck erhöhen, und auch die Triglyzeridwerte steigen durch alkoholische Getränke.

10 Gramm reiner Alkohol findet sich in ...

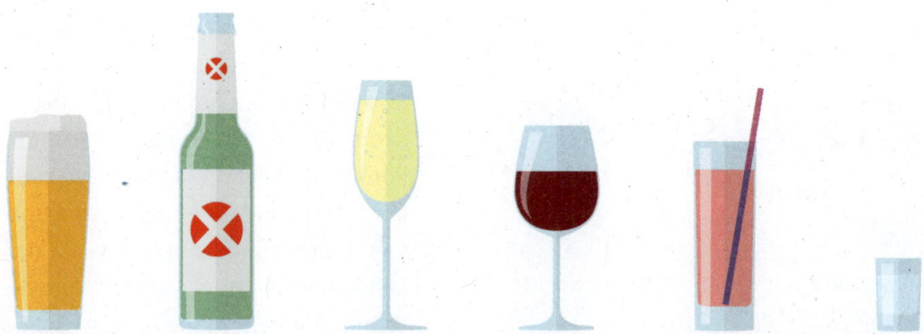

Bier	Bier-Mix*	Glas Sekt	Glas Wein	Longdrink	Shot Wodka
0,25 l	0,33 l	0,1 l	0,1 l	0,2 l	4 cl
5 Vol.-%	2,4–5 Vol.-%	11 Vol.-%	11 Vol.-%	4 cl Wodka (38 Vol.-%)	38 Vol.-%

* Bei Biermixgetränken ist der Alkoholgehalt nicht immer gleich. Einige Sorten haben 2,4 Vol.-% Alkohol, während andere zum Teil doppelt so viel Alkohol enthalten. Unser Tipp: Immer auf das Etikett schauen und im Zweifel Nachrechnen.

Quelle: BZgA, www.kenn-dein-limit.info

→ FAZIT

Ob Sie Alkohol trinken oder nicht, entscheiden Sie selbst, gegebenenfalls auch in Absprache mit Ihrem Arzt. Wenn Sie alkoholische Getränke auswählen: Genießen Sie diese zu besonderen Gelegenheiten und in einer moderaten Menge. Regelmäßig und in zu großer Menge getrunken, schaden alkoholische Getränke eindeutig der Gesundheit.

Insulinpflichtige Diabetiker müssen die blutzuckersenkende Wirkung in der Insulindosierung berücksichtigen und die in alkoholischen Getränken enthaltenen Kohlenhydrate nicht oder nur zum Teil mit Insulin abdecken.

Gesund genießen leicht gemacht

Wir alle, egal ob mit oder ohne Diabetes, brauchen eine Ernährung, mit der wir die notwendigen Inhaltsstoffe bekommen, die unser Körper zum Leben braucht. Da es nicht „das eine" Lebensmittel gibt, das alle die Nährstoffe in der jeweils richtigen Menge enthält, können wir unsere Speisen und Getränke aus einem Mix aus Lebensmitteln auswählen.

Mit einigen wenigen Anpassungen lassen sich die Lebensmittel so kombinieren,

HINTERGRUND

Superfood

In allen Medien – von der Fernsehzeitung bis zum Internet – wird man immer wieder aufgefordert, die Gesundheit durch „Superfoods" zu unterstützen. Wir sollen Chiasamen ins Müsli streuen, Gojibeeren naschen oder Moringa unter unsere Speisen mischen.
Als „Superfood" werden Nahrungsmittel bezeichnet, die von einem oder mehreren Nährstoff(en) eine außergewöhnlich große Menge liefern und die Gesundheit und das Wohlbefinden fördern.
Derartige Superfoods ersetzen keinesfalls eine gesundheitsfördernde Ernährung. Unsere vertrauten Lebensmittel wie Haferflocken, Kohlgemüse, Zwiebeln, Heidelbeeren oder unsere heimischen Küchenkräuter sind für unsere Ernährung Superfood genug.
Wir brauchen keine exotischen Lebensmittel, die durch die langen Transportwege auch ökologisch als bedenklich angesehen werden können.
Wichtiger als die Auswahl einzelner besonderer Nahrungsergänzungsmittel ist der Einkauf wenig verarbeiteter Lebensmittel, das frische Zubereiten und Kochen der Speisen sowie das Genießen der einzelnen Mahlzeiten.

dass eine familientaugliche und gesundheitsfördernde Ernährung dabei herauskommt.

- → Meiden und reduzieren Sie Zucker, wo immer es geht. Das betrifft Lebensmittel und Getränke, die größere Mengen Haushaltszucker, Fruchtzucker und auch Zuckeralkohole (zum Beispiel Sorbit, Xylit) enthalten.
- → Essen Sie mehrmals täglich reichlich Gemüse, begrenzte Mengen Vollkornprodukte, und auch ein- bis zweimal täglich frisches Obst. So wird Ihr Speiseplan reich an Vitaminen, Mineralstoffen und Ballaststoffen.
- → Essen Sie weniger fettreiche tierische Lebensmittel, also fettreiche Fleischsorten, Wurstwaren, Käse, aber auch Sahne und Butter. Reduzieren Sie die Menge und die Häufigkeit und finden Sie Alternativen. Viele Varianten für fettarme Gerichte finden Sie in unserem Rezeptteil.
- → Kochen Sie möglichst oft selber und verzichten Sie auf Fertigprodukte und „Fast Food“, wo immer es geht. Dabei hilft eine gute Vorratshaltung.
- → Bevorzugen Sie bei der Zubereitung von Speisen Rapsöl (oder andere Pflanzenöle) und ergänzen Sie Nüsse und Samen in Salaten, auf Suppen, im Müsli oder als Snack.
- → Essen Sie zweimal in der Woche Fisch, verarbeitet in der warmen Mahlzeit oder auch zu Brotmahlzeiten.
- → Alkoholische Getränke sind keine Alltagsgetränke. Genießen Sie diese nur zu besonderen Gelegenheiten in kleiner Menge.

Ein gesunder Esstag

Ein gesunder Esstag ist ein Tag, an dem Sie mit genügend Mahlzeiten die Lebensmittel zu sich nehmen, die Ihr Körper benötigt, um den Bedarf an Eiweiß, Fett, Kohlenhydraten, Vitaminen und Mineralstoffen zu decken und die Kalorienzufuhr nicht den Bedarf übersteigt. Damit das gelingen kann, werden verschiedene Lebensmittel miteinander kombiniert und möglichst frisch zubereitet.

→ FAZIT

Wenn Sie sich bei der Auswahl Ihrer Lebensmittel genauer beobachten, bemerken Sie sicher, was sie alles gut machen und wo Sie Ihre Auswahl noch anpassen können. Wer einen Überblick hat, kann aktiv reagieren und etwas verändern. Aber seien Sie nicht zu streng mit sich: Niemand isst an allen Tagen von allen Lebensmitteln exakt die richtigen Mengen. Die Angaben dienen lediglich der Orientierung.

CHECKLISTE

Lebensmittelauswahl

für übergewichtige Typ-2-Diabetiker oder Menschen mit einem niedrigen Energieverbrauch

Täglich Getreide, Getreideprodukte (Brot, Müsli, Kuchen, Kekse)

- ☐ täglich 100 bis maximal 150 Gramm Brot/Brötchen (Austausch von je 50 Gramm Brot durch 20 Gramm Getreideflocken möglich), verteilt auf mindestens zwei Mahlzeiten, Vollkornbrot mit grober Struktur vorziehen
- ☐ Reis und Nudeln, eine Portion von 30 bis maximal 45 Gramm (Trockengewicht), gerne „al dente", also „bissfest" gekocht
- ☐ Müslivarianten oder „Cerealien" nur mit einem geringer Zuckerzusatz (maximal 20 Gramm Zucker in 100 Gramm Müslimischung)
- ☐ selten und/oder in kleinen Mengen Kuchen oder Kekse, das heißt ein Stück Kuchen oder zwei bis drei Kekse

Täglich Gemüse (alle Gemüsesorten, Hülsenfrüchte, Kartoffeln, Nüsse)

Gemüsemenge unbegrenzt, aber mindestens circa 400 bis 500 Gramm am Tag plus 120 bis maximal 180 Gramm Kartoffeln (im Wechsel mit Reis, Nudeln oder anderen Getreidebeilagen, siehe oben)

- ☐ Hülsenfrüchte sind eine gute Quelle für Ballaststoffe und Eiweiß und sollten mehrmals in der Woche auf dem Speiseplan stehen. 40 bis 50 Gramm getrocknete Hülsenfrüchte oder 80 bis 150 Gramm Hülsenfrüchte aus der Dose (Gewicht variiert nach Sorte) entsprechen einer Portion.
- ☐ Kaufen Sie frisch ein und bereiten Sie gegebenenfalls schon abends für den nächsten Tag vor.
- ☐ Erhöhen Sie den Gemüseanteil bei Fleischgerichten.
- ☐ Genießen Sie täglich kleine Mengen Nüsse (20 bis maximal 30 Gramm).

Täglich Obst (alle Obstsorten möglich)

- ☐ täglich 200 bis 250 Gramm, verteilt auf zwei Portionen
- ☐ nicht nach dem Abendessen, lieber im Lauf des Tages genießen → Seite 85

Täglich Milch und Milchprodukte (Milch, Joghurt, Quark, Käse)

- ☐ täglich 300 Gramm (250 Gramm Quark, Joghurt, Milch oder Dickmilch etc. und 50 Gramm Käse)
- ☐ zuckerhaltige „Desserts", maximal 150 g/Portion
- ☐ Fettgehalt beachten, fettarme Produkte mit 1,5 oder maximal 3,5 Prozent Fett

auswählen (keine Produkte mit unter 0,1 Prozent Fett, da hierbei die Aufnahme der fettlöslichen Vitamine nicht gewährleistet ist)

- ☐ Milchprodukte (wie Joghurt) als Spätmahlzeit, gerne kombiniert mit Getreideflocken, da die darin enthaltenen Ballaststoffe und die Stärke für einen gleichmäßigeren und langsameren Blutzuckeranstieg sorgen, als dies allein durch den enthaltenen Milchzucker möglich wäre

Täglich Fette und Öle

- ☐ maximal 15 bis 20 Gramm Butter am Tag (Butter kann durch Pflanzenöl ersetzt werden.)
- ☐ zwei bis drei Teelöffel Rapsöl oder andere Pflanzenöle zum Kochen verwenden
- ☐ Pflanzenmargarine ohne gehärtete Fette bevorzugen

Wöchentlich Fleisch, Fisch und Eier (wenn gewünscht)

- ☐ maximal 300 bis 600 Gramm Fleisch (alle Sorten) und Aufschnitt (eher fettarm) in der Woche
- ☐ Fisch, zweimal in der Woche 150 bis 200 Gramm, möglichst Seefisch
- ☐ pro Woche nicht mehr als zwei bis drei Eier

Zuckerhaltige Lebensmittel, wenn gewünscht

- ☐ Süßigkeiten besser als „Nachtisch" essen, dann steigen die Blutzuckerwerte nicht so stark an
- ☐ (Frucht-)Joghurt und Pudding mit wenig Zuckerzusatz selber zubereiten und portioniert aufbewahren. Ansonsten beim Einkauf Produkte mit einem möglichst geringen Zuckeranteil wählen oder Fruchtjoghurt mit Naturjoghurt mischen.
- ☐ auf „versteckte Zucker" achten
- ☐ Täglich sollten maximal 30 Gramm Zucker oder 40 Gramm Honig in den Speisen enthalten sein.
- ☐ Süßstoff möglichst sparsam verwenden

Täglich Getränke

- ☐ täglich mindestens 1,2 bis 1,5 Liter trinken
- ☐ kein Zucker in Getränken (also keine gezuckerte Limonade oder Ähnliches und kein Zucker oder Honig in Tee und Kaffee)
- ☐ Bohnenkaffee mit Koffein und schwarzer Tee täglich jeweils maximal zwei bis drei Tassen
- ☐ nicht mehr als ein Glas Milch/Buttermilch (siehe Menge an Milch/Milchprodukten) oder Ähnliches trinken
- ☐ maximal ein Glas Saft (200 Milliliter) am Tag
- ☐ süßstoffhaltige Limonaden nur selten
- ☐ selten kleine Mengen alkoholhaltiger Getränke

Lebensmittelabstreichliste (Kopiervorlage)

für Übergewichtige mit Typ-2-Diabetes mellitus oder bei eher niedrigem Energieverbrauch

Um Ihnen einen Überblick zu verschaffen, wie ausgewogen Ihre Ernährung heute schon ist, haben wir Ihnen eine Abstreichliste erstellt, die Sie als Kopiervorlage nutzen können. Wenn Sie die Lebensmittel, die Sie an einem Tag essen, auf der Lebensmittelabstreichliste abhaken, sehen Sie auf einen Blick, was Ihnen zu einem gesunden Esstag noch fehlt.

Je ein Glas Wasser oder Kaffee und Tee ungezuckert → mindestens 6 am Tag	Tasse/ Glas	Tasse/ Glas	Tasse/ Glas	Tasse/ Glas	Tasse/ Glas	Tasse/ Glas
Brot, je Scheibe (50 g) oder Müsli (20 g) → maximal 3 Portionen am Tag	Portion	Portion	Portion			
Kartoffeln, 120–180 g oder 30–45 g Reis/Nudeln → 1 Portion am Tag	Portion					
Gemüse/Rohkost je eine „Handvoll" → mindestens 4 Portionen am Tag	Portion	Portion	Portion	Portion		
Obst, jeweils 100–150 g → 2 Portionen am Tag	Portion	Portion				
Milch oder Joghurt, 1,5 % Fett, je 100–150 g → 2 Portionen am Tag	Portion	Portion				
Fleisch oder Fisch → maximal 1 Portion am Tag	Portion					
Brotbelag → maximal 3 Portionen am Tag	Portion	Portion	Portion			
Öl zur Zubereitung je Teelöffel → maximal 3 Portionen am Tag	Portion	Portion	Portion			
Butter je Teelöffel → maximal 3 Portionen am Tag	Portion	Portion	Portion			
Zuckerhaltige Lebensmittel wie Konfitüre, Fruchtjoghurt oder Gebäck → maximal 3 kleine Portionen am Tag	Portion	Portion	Portion			
Hülsenfrüchte → 1 Portion am Tag	Portion					
Nüsse, 20–30 g → 1 Portion am Tag	Portion					
Sonstiges						

Quelle: © Claudia Krüger

CHECKLISTE

Lebensmittelauswahl

für normalgewichtige, aktive Typ-2-Diabetiker

Täglich Getreide, Getreideprodukte (Brot, Müsli, Kuchen, Kekse)

- ☐ täglich 200 bis maximal 250 Gramm Brot (Austausch von je 50 Gramm Brot durch 20 Gramm Getreideflocken möglich), verteilt auf zwei bis drei Mahlzeiten, Vollkornbrot mit grober Struktur vorziehen
- ☐ Reis und Nudeln, eine Portion von 50 bis maximal 60 Gramm (Trockengewicht), gerne „al dente" gekocht
- ☐ Müslivarianten oder „Cerealien" nur mit einem geringer Zuckerzusatz (maximal 20 Gramm Zucker in 100 Gramm Müslimischung)
- ☐ selten, in kleinen Mengen Kuchen (ein Stück) oder zwei bis drei Kekse

Täglich Gemüse (alle Gemüsesorten, Hülsenfrüchte, Kartoffeln, Nüsse)

- ☐ Gemüsemenge unbegrenzt, aber mindestens circa 400 bis 500 Gramm am Tag plus 180 bis 240 Gramm Kartoffeln
- ☐ Hülsenfrüchte sind eine gute Quelle für Ballaststoffe und Eiweiß und sollten mehrmals in der Woche auf dem Speiseplan stehen. 50 bis 60 Gramm getrocknete Hülsenfrüchte oder 100 bis 200 Gramm Hülsenfrüchte aus der Dose (Gewicht variiert nach Sorte) entsprechen einer Portion.
- ☐ Kaufen Sie frisch ein und bereiten Sie gegebenenfalls schon abends für den nächsten Tag vor.
- ☐ Erhöhen Sie den Gemüseanteil bei Fleischgerichten.
- ☐ Genießen Sie täglich kleine Mengen Nüsse (30 bis maximal 35 Gramm).

Täglich Obst (alle Obstsorten möglich)

- ☐ täglich 200 bis circa 250 Gramm, verteilt auf zwei Portionen
- ☐ nicht nach dem Abendessen, lieber im Laufe des Tages genießen → Seite 85

Täglich Milch und Milchprodukte (Milch, Joghurt, Quark, Käse)

- ☐ täglich 300 Gramm (250 Gramm Quark, Joghurt, Milch oder Dickmilch etc. und 50 Gramm Käse)
- ☐ zuckerhaltige „Desserts" maximal 150 Gramm pro Portion
- ☐ Fettgehalt beachten, fettarme Produkte mit 1,5 oder 3,5 Prozent Fett auswählen (keine Produkte mit unter 0,1 Prozent Fett) → Seite 52

- ☐ Milchprodukte (wie Joghurt) als Spätmahlzeit, gerne kombiniert mit Getreideflocken

Täglich Fette und Öle

- ☐ maximal 20 bis 25 Gramm Butter am Tag
- ☐ drei bis vier Teelöffel Rapsöl oder andere Pflanzenöle zum Kochen verwenden
- ☐ Pflanzenmargarine ohne gehärtete Fette bevorzugen

Wöchentlich Fleisch, Fisch und Eier (wenn gewünscht)

- ☐ Maximal 300 bis 600 Gramm Fleisch (alle Sorten) und Aufschnitt in der Woche
- ☐ Fisch zweimal in der Woche 150 bis 200 Gramm, möglichst Seefische
- ☐ je Woche nicht mehr als zwei bis drei Eier, in Speisen verarbeitete Eier eingeschlossen

Zuckerhaltige Lebensmittel, wenn gewünscht

- ☐ Süßigkeiten besser als „Nachtisch“ essen, dann steigen die Blutzuckerwerte nicht so stark an
- ☐ (Frucht-)Joghurt und Pudding mit wenig Zuckerzusatz selber zubereiten und portioniert aufbewahren. Ansonsten beim Einkauf Produkte mit einem möglichst geringen Zuckeranteil wählen oder Fruchtjoghurt mit Naturjoghurt mischen.
- ☐ auf „versteckte Zucker“ achten
- ☐ Täglich sollten maximal 50 Gramm Zucker oder 60 Gramm Honig in den Speisen enthalten sein.
- ☐ Süßstoff möglichst sparsam verwenden

Täglich Getränke

- ☐ täglich mindestens 1,2 bis 1,5 Liter trinken
- ☐ kein Zucker in Getränken (also keine gezuckerten Limonade oder Ähnliches und kein Zucker oder Honig in Tee und Kaffee)
- ☐ Bohnenkaffee mit Koffein und schwarzer Tee täglich jeweils maximal zwei bis drei Tassen
- ☐ nicht mehr als ein Glas Milch/Buttermilch (siehe Menge an Milch/Milchprodukten) oder Ähnliches trinken
- ☐ maximal ein Glas Saft (200 Milliliter) am Tag
- ☐ süßstoffhaltige Limonaden nur selten
- ☐ selten kleine Mengen alkoholhaltiger Getränke

Lebensmittelabstreichliste (Kopiervorlage)

für normalgewichtige, aktive und/oder jüngere Typ-2 Diabetiker

Wenn Sie die Lebensmittel, die Sie an einem Tag essen, auf der Lebensmittelabstreichliste durchstreichen, sehen Sie auf einen Blick, was Ihnen für einen gesunden Esstag noch fehlt.

Je ein Glas Wasser oder Kaffee und Tee ungezuckert → mindestens 6 am Tag	Tasse/ Glas	Tasse/ Glas	Tasse/ Glas	Tasse/ Glas	Tasse/ Glas	Tasse/ Glas
Brot, je Scheibe (50 g) oder Müsli (20 g) → maximal 5 Portionen am Tag	Portion	Portion	Portion	Portion	Portion	
Kartoffeln, circa 4 Stück oder 45–60 g Reis/Nudeln → 1 Portion am Tag	Portion					
Gemüse/Rohkost je eine „Handvoll“ → mindestens 4 Portionen am Tag	Portion	Portion	Portion	Portion		
Obst, jeweils 100–150 g → 2 Portionen am Tag	Portion	Portion				
Milch oder Joghurt, 1,5 % Fett, je 100–150 g → 2 Portionen am Tag	Portion	Portion				
Fleisch oder Fisch → maximal 1 Portion am Tag	Portion					
Brotbelag → maximal 5 Portionen am Tag	Portion	Portion	Portion	Portion	Portion	
Öl zur Zubereitung je Teelöffel → maximal 4 Portionen am Tag	Portion	Portion	Portion	Portion		
Butter je Teelöffel → maximal 4 Portionen am Tag	Portion	Portion	Portion	Portion		
Zuckerhaltige Lebensmittel wie Konfitüre, Fruchtjoghurt oder Gebäck → maximal 3 kleine Portionen am Tag	Portion	Portion	Portion			
Hülsenfrüchte → 1 Portion am Tag	Portion					
Nüsse, 30–35 g → 1 Portion am Tag	Portion					
Sonstiges						

Quelle: © Claudia Krüger

Mahlzeitenanzahl

Ich habe hundert Menschen mit Diabetes und Übergewicht nach ihrer Mahlzeitenanzahl gefragt.

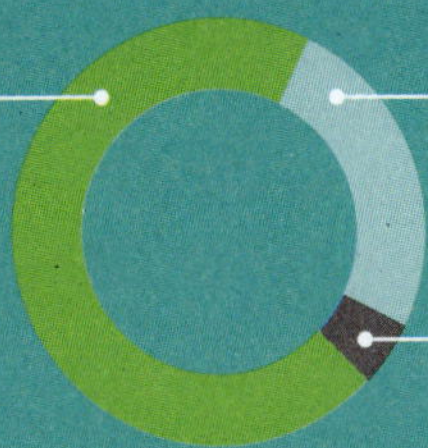

70 % essen nur zwei regelmäßige Mahlzeiten am Tag (meistens vormittags und abends)

25 % essen drei bis vier Mahlzeiten am Tag

5 % essen eine Mahlzeit am Tag

Zum Tagesablauf

Früher haben regelmäßige Mahlzeiten den (Arbeits-)Tag gegliedert und die Tagesstruktur vorgegeben. Regelmäßige Mahlzeiten sind heute keine Selbstverständlichkeit mehr, wirkliche Pausen am Arbeitsplatz nur noch selten möglich.

Mit nur zwei Mahlzeiten am Tag kann der Bedarf unseres Körpers an Nährstoffen nicht gedeckt werden. „Nicht essen" stresst unseren Körper ebenso wie zu reichhaltiges Essen und sorgt für mangelnde Leistungsfähigkeit. Unbewusstes Essen oder Naschen zwischendurch und auch Heißhungerattacken fördern zudem Gewichtszunahmen und Übergewicht.

Je nach Tagesgestaltung und Arbeitsplatz sind zwei bis drei Haupt- und ein bis zwei kleine Zwischenmahlzeiten erforderlich, um eine gleichmäßige Nährstoffversorgung des Körpers zu gewährleisten. Damit verringern sich dann auch die Blutzuckerschwankungen, sofern die einzelnen Mahlzeiten nicht zu große Mengen an Kohlenhydraten enthalten.

Die letzte Hauptmahlzeit sollte drei Stunden vor dem Schlafengehen erfolgen, damit die Hauptarbeit bei der Verdauung der Lebensmittel bereits abgeschlossen ist. Es ist ein Mythos, dass man nach 18 Uhr nichts mehr essen darf. Die Frage ist eher, wann man in den Tag startet und wann man schlafen geht.

Das Frühstück bildet die Grundlage des Tages. Mit dem Frühstück werden die Speicher wieder aufgefüllt, die unser Körper in der Nacht geleert hat. Wer nichts essen „kann", sollte zumindest eine kleine Mahlzeit aus Milch/Kakao, Joghurt oder Obst genießen.

Danach gilt es, je nach Portionsgröße und auch abhängig vom Energieverbrauch, alle drei bis vier Stunden eine Mahlzeit einzuplanen. Hierbei zählt ein Stück Obst ebenso als Mahlzeit wie eine Brotmahlzeit oder die „warme Mahlzeit" des Tages. Ob die warme Mahlzeit am Mittag oder Abend gegessen wird, ist eine Frage der Möglichkeiten. Sofern gesund gekocht wird, bestimmt die Tageszeit der warmen Mahlzeit nicht die Gewichtsveränderung. Außerdem müssen sich die Mahlzeiten in den Tagesablauf integrieren lassen. Empfehlungen, die nicht umsetzbar sind, helfen eben nicht! Überlegen Sie daher gut, welche Lebensmittel und Speisen wann für Sie passen. Und auch die Art der Vorbereitung. Ob zum Beispiel ein Apfel im Ganzen oder in Spalten mit zur Arbeit genommen wird, entscheidet oft, ob er überhaupt gegessen werden kann.

→ **FAZIT**

Wenn Sie regelmäßige Mahlzeiten mit begrenzter Kohlenhydratmenge und mit einem Eiweißlieferanten einplanen, sorgen Sie für gleichmäßigere Blutzuckerwerte und verhindern Essattacken, die zu hohen Blutzuckerwerten und zu Übergewicht führen.

Alles, was Speisen und Getränke süßt

Es spricht nichts gegen einen sparsamen Verbrauch von Haushaltszucker, Honig oder alternativen Süßmachern. Allerdings sind die tolerierbaren Mengen von 30 bis 50 Gramm Zucker am Tag auch schnell erreicht.

INFO

5 Gramm Zucker = 21 Kalorien

15 Gramm Honig auf das Frühstücksbrot = 15 Gramm Zucker

150 Gramm Fruchtjoghurt als Zwischenmahlzeit = 18 bis 28 Gramm Zucker

Zwei Kekse zum Kaffee = 4 bis 6 Gramm Zucker

Da Zucker in Getränken schnell zu ansteigenden und hohen Blutzuckerwerten führt, empfehlen wir zuckerfreie Getränke. Ausnahmen bilden lediglich die Fruchtsäfte oder Limonaden, die nach Unterzuckerungen quasi als Medikament eingesetzt werden. Zur Zubereitung von Speisen wie Kuchen und Keksen können Sie sparsam Haushaltszucker, Honig oder andere Süßmacher verwenden.

Wer süße Getränke mag, sollte auf Süßstoff zurückgreifen oder süßstoffhaltige Limonade auswählen.

Zuckerreiche Lebensmittel und Alternativen in der Ernährung für Menschen mit Diabetes

LEBENSMITTEL	ZUCKER (IN GRAMM)
200 ml Fruchtsaft	20
Fruchtschorle mit maximal 1/4 Saft	5
Kalter Früchtetee, mit Sprudel aufgegossen	zuckerfrei
40 g Schokomüsli	10
20 g Schokomüsli mit 20 g Haferflocken	5
150 g Fruchtjoghurt	20–25
150 g Naturjoghurt mit 1 TL Honig	11
150 g Naturjoghurt mit 50 g Beerenmischung	9
200 g Fertig-Milchreis	20
200 g Milchreis mit Honig, frisch gekocht	6
150 g Schokopudding (Fertigprodukt)	30
150 g Schokopudding, frisch gekocht	10–15
100 g Früchtequark aus dem Supermarkt	13
Vanillequark mit Erdbeeren, Rezept → Seite 215	6

HINTERGRUND

Zucker hat viele Namen

Die verschiedensten Zuckerarten werden bei der Herstellung von Lebensmitteln verwendet. Allein die Zutatenliste klärt über die enthaltenen Zuckerarten auf. Die angegebenen Inhaltsstoffe sind nach der enthaltenen Menge sortiert. Das, was als Erstes in der Zutatenliste steht, ist in der größten Menge enthalten.

Bezeichnungen für Zucker:
Dextrin, Dextrose, Fruktose, Fruchtzucker, Fruktosesirup, Gerstenmalz/Gerstenmalzextrakt, Glukose, Glukose-Fruktose-Sirup, Glukosesirup, Isoglukose, Karamellsirup, Laktose, Maltodextrin, Maltose, Malzextrakt, Milchzucker, Raffinose, Rübenzucker, Saccharose, Stärkesirup, Süßmolkenpulver, Traubenzucker, Weizendextrin

→ **FAZIT**

Der Zuckergehalt all dieser Süßmacher ist hoch. Selbst natürliche Süßmacher sorgen für einen raschen Anstieg der Blutzuckerwerte und sind kalorienreich. Verwenden Sie diese nur sparsam zum Kochen und Backen.

Natürliche Süßmacher und ihr Zuckergehalt

NATÜRLICHE SÜSSE	GEWONNEN AUS	ZUCKERGEHALT (G) IN 100 G	ENERGIEGEHALT (KCAL) IN 100 G
Agavendicksaft	Blüten der mexikanischen Agave	75	315
Ahornsirup	Saft des nordamerikanischen Zuckerahorns	65	275
Apfel- und Birnendicksaft	Äpfel und Birnen	80	375
Getrocknete Aprikosen	Aprikosen	44	240
Getrocknete Pflaumen	Pflaumen	40	220
Honig	Bienennektar	75	305
Kokosblütenzucker	Blüte der Kokospalme	92	378
Reissirup	gemahlener Reis	78	320
Rohrohrzucker, Vollrohrzucker	Zuckerrohr	100	400
Rosinen	Weintrauben	68	304
Vollrübenzucker	Zuckerrüben	100	400
Rübensirup	Zuckerrüben	80	324

Quelle: Kalorien mundgerecht, 16. Auflage 2019

Süßstoffe und Zuckeraustauschstoffe

In die Gruppe der Süßstoffe gehören Zuckerersatzstoffe mit einer hohen Süßkraft. Im Moment sind in der Europäischen Union elf Süßstoffe zugelassen. Alle haben gemeinsam, dass sie keine oder nur wenige Kalorien enthalten und damit keinen Blutzuckeranstieg bewirken.

Süßstoffe sind für die Zubereitung von Speisen, Kuchen und Gebäcken in der diabetesgerechten Ernährung nicht erforderlich. Sinnvoll sind Süßstoffe lediglich, um Getränke kalorienfrei zu süßen.

Die Süßkraft der Zuckeraustauschstoffe (Zuckeralkohole) ist geringer als die der Süßstoffe. Sie sind nicht kalorienfrei, sondern nur kalorienärmer als Zucker. Sie können wie Haushaltszucker verarbeitet werden. Ist die

verzehrte Menge zu groß, kann es zu Beschwerden wie Blähungen und Durchfall kommen. Auch Zuckeralkohole sorgen nicht für einen Blutzuckeranstieg. Ebenso wie die Süßstoffe verursachen sie keine Karies.
Für eine gesunde und diabetesgerechte Ernährung genügt es, den Haushaltszucker oder andere natürliche Süßmacher sparsam zu verwenden.

Wer auf Süßstoffe und Zuckeraustauschstoffe verzichten möchte, sollte sich das Zutatenverzeichnis der Lebensmittel ansehen, sie müssen als „Süßungsmittel" angegeben werden, siehe Kasten.

INFO

Die in der EU zugelassenen Süßstoffe sind:
Acelsufam-K (E 950), Advantam (E 969), Aspartam (E 951), Acesulfam-Aspartam-Salz (E 951), Cyclamat (E 952), Neohesperidin DC (E 959), Neotam (E 961), Saccharin (E 954), Steviolglycoside „Stevia" (E 960), Sucralose (E 955), Thaumatin (E 957)

Die in der EU zugelassenen Zuckeraustauschstoffe sind:
Sorbit (E 420), Mannit (E 421), Isomalt (E 953), Maltit (E 965), Lactit (E 966), Xylit (E967), Erythrit (E 968), Polyglycitolsirup (E 964)

HINTERGRUND

In Deutschland gilt die Lebensmittelinformationsverordnung. Deshalb werden für die Deklaration von Zutaten auf Lebensmittelverpackungen Süßstoffe und Zuckeraustauschstoffe unter dem Begriff „Süßungsmittel" zusammengefasst. Es gelten spezielle Kennzeichnungsvorschriften: Lebensmittel, die Süßungsmittel enthalten, müssen den Hinweis **„mit Süßungsmittel(n)"** tragen. Sind in dem Lebensmittel sowohl Zucker als auch Süßungsmittel enthalten, muss auf dem Etikett stehen: „mit Zucker(n) und Süßungsmittel(n)".
Zusätzlich muss die Zutatenliste die Substanz oder die E-Nummer nennen, also beispielsweise „Süßungsmittel Aspartam" oder E 951.
Bei den Zuckeraustauschstoffen muss der Warnhinweis „Kann bei übermäßigem Verzehr abführend wirken" ergänzt sein, wenn ihr Anteil über 10 Prozent am Gesamtprodukt beträgt.
Eine besondere Kennzeichnung ist auch für Aspartam und Aspartam-Acesulfam-Salz verpflichtend. Bei Gebrauch muss der Hersteller darauf hinweisen, dass das Lebensmittel eine Phenylalaninquelle enthält. Dieser Hinweis ist für Menschen mit der seltenen Stoffwechselkrankheit Phenylketonurie wichtig.

Wie ermittele ich den Kohlenhydratgehalt von Lebensmitteln?

Damit Ihre Blutzuckerwerte nach den Mahlzeiten nicht zu stark ansteigen, ist es wichtig, dass der Kohlenhydratgehalt von einzelnen Mahlzeiten nicht zu groß ist. Die Bauchspeicheldrüse produziert bei den meisten Menschen mit Typ-2-Diabetes mellitus noch Insulin, aber nur in einer begrenzten Menge. Daher muss der Kohlenhydratgehalt der einzelnen Mahlzeiten so gewählt werden, dass er zur körpereigenen Insulinproduktion passt. Zur Kontrolle kann man (immer mal wieder) zwei Stunden nach Beginn der Mahlzeiten die Blutzuckerwerte bestimmen:

Liegt der Blutzuckerwert unter 140 mg/dl (unter 7,8 mmol/l) hat die Kohlenhydratmenge und auch die Auswahl der kohlenhydrathaltigen Lebensmittel zur Insulinproduktion gepasst. (Natürlich nur, wenn der Blutzuckerwert auch vor der Mahlzeit zwischen 100 und 140 mg/dl oder zwischen 5,6 und 7,8 mmol/l lag.)

Ergibt die Blutzuckerselbstkontrolle einen Blutzuckerwert von mehr als 160 mg/dl (über 8,9 mmol/l) war die Menge der enthaltenen Kohlenhydrate zu groß oder die Auswahl der Lebensmittel nicht günstig. Möglicherweise steckte in der Mahlzeit zu viel Zucker oder Obst? Vielleicht war die Menge an Nudeln, Reis oder Kartoffeln zu groß? Es war Brot aus Auszugsmehlen und nicht aus Vollkornmehl? Bei manchen Betroffenen führen auch weizenhaltige Lebensmittel zu einem unerklärlich hohen Blutzuckeranstieg. Wenn eine Ursache gefunden wird, kann dem durch die Veränderung der Rezepte, der Menge oder der Lebensmittelauswahl entgegengewirkt werden. Beispielsweise weniger Zucker im Kuchen, Tomatenreis (siehe Rezept „Roter Reis“ → Seite 188) anstelle von Reis, Vollkornbrot anstelle von Weißbrot zur nächsten Mahlzeit werden dann die Blutzuckerwerte positiv beeinflussen.

Noch wichtiger ist das Bestimmen der Kohlenhydratmenge für Diabetiker, die Insulin zu den Mahlzeiten injizieren, da die Menge des Insulins zur Menge der Kohlenhydrate passen muss.

Es ist sinnvoll, dass Menschen mit Diabetes einen Überblick darüber haben, welche Lebensmittel Kohlenhydrate enthalten und wie viele davon in der Portion stecken, die sie gerade essen möchten.

In der Checkliste zur gesunden Ernährung stehen Gramm-Mengen für Brot, Nudeln oder Obst. Wenn Sie die Lebensmittelmenge auswiegen und die Mengenangaben berücksichtigen, müsste dies zu Ihren Bedürfnissen passen.

Zur Erinnerung

Hauptmahlzeiten sollten etwa 20 bis 40 Gramm Kohlenhydrate und Zwischenmahlzeiten etwa 10 bis 15 Gramm Kohlenhydrate enthalten.

Häufig wird die Empfehlung ausgesprochen, den Kohlenhydratgehalt von Lebensmitteln und Gerichten zu schätzen, während vor 25 bis 30 Jahren das exakte Wiegen aller Lebensmittel empfohlen wurde. Grobe Schätzungen reichen aber leider häufig nicht aus, um den Blutzuckerspiegel gut einzustellen. Der Kohlenhydratgehalt wird oft über- oder unterschätzt, je nachdem, um welche Lebensmittel es geht. Mit dem Ergebnis, dass die Blutzuckerwerte zu stark schwanken.

Wirklich schätzen kann nur, wer Erfahrungen durch das Wiegen von Lebensmitteln gewonnen hat. Das bedeutet nicht, dass alle Speisen den Umweg über die Waage nehmen müssen. Aber das Gewicht einzelner Lebensmittel zu Beginn der Ernährungstherapie zu erleben und später immer mal wieder nachzuwiegen, um Sicherheit im Schätzen der Lebensmittel zu erlangen, kann helfen, die Blutzuckerwerte im Tages- und Nachtverlauf zu verbessern.

Denn: Wie soll man zum Beispiel das Gewicht eines Apfels schätzen, wenn man so gar keine Idee davon hat, wie schwer er ist? Um das Gewicht von Äpfeln und anderen Lebensmitteln schätzen zu können, ist es sinnvoll, als Grundlage einige Äpfel gewogen zu haben. Gleiches gilt auch für Kartoffeln oder Nudeln.

Ein Brötchen entspricht heutzutage nicht mehr einem anderen – es kann 50 oder 80 Gramm schwer sein – was sich natürlich in unterschiedlichen Blutzuckerwerten zeigt. Gerade Vollkornbrötchen wiegen oft mehr, auch wenn sie augenscheinlich „klein" sind. Nudeln nehmen beim Kochen unterschiedlich viel Wasser auf. Sinnvoll ist es, einmal die ungekochten Nudeln abzuwiegen und nach dem Kochen zu kontrollieren, wie viel schwerer sie geworden sind. Ansonsten wird man in der Schätzung der Kohlenhydratmenge kaum richtig liegen.

→ FAZIT

Wenn Sie die Kohlenhydrate in der richtigen Menge einplanen, verbessern sich bei Ihnen sehr wahrscheinlich schon die Blutzuckerwerte. Benutzen Sie immer mal wieder eine Küchenwaage, um die Mengen zu bestimmen. Schätzen kann nur, wer zuvor gewogen hat.

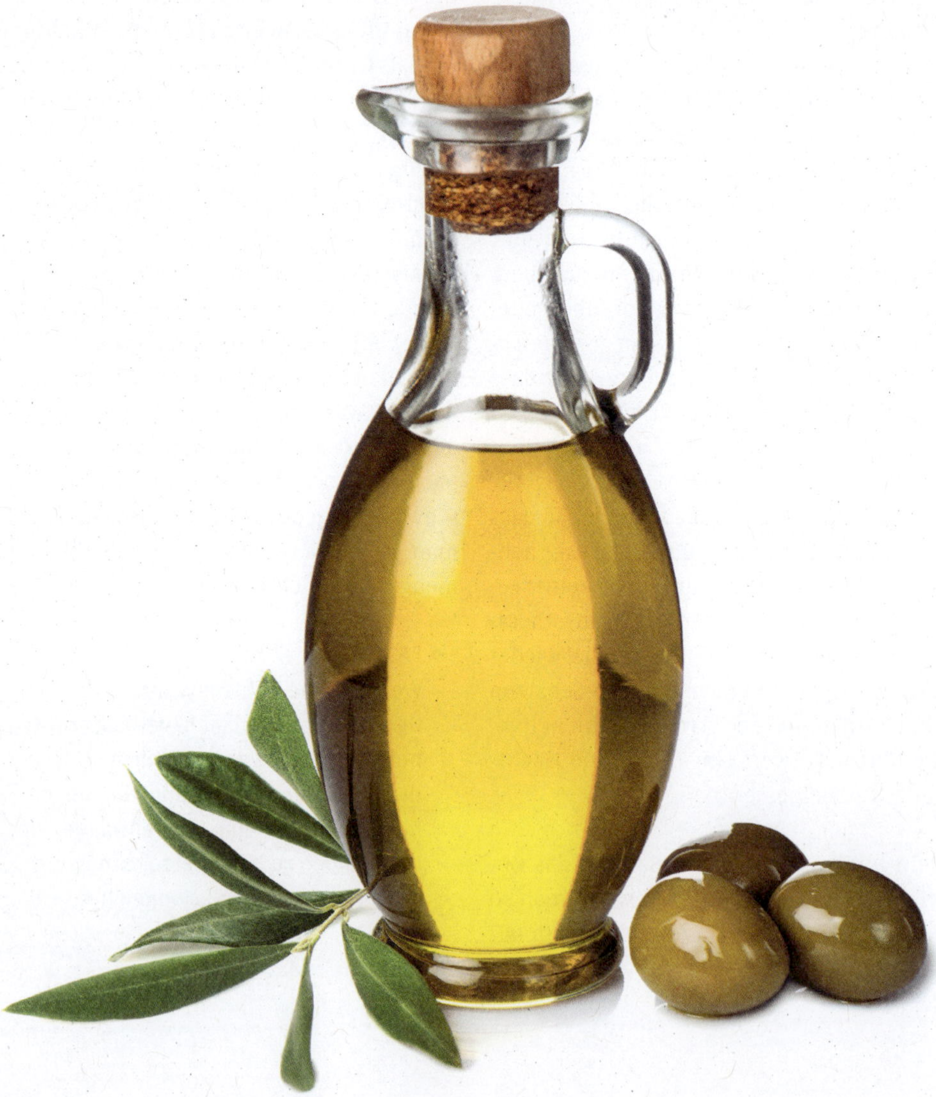

Welche Ernährungsweise passt zu mir?

Noch vor 100 Jahren konnte nur gegessen werden, was überhaupt an Nahrungsmitteln aufzutreiben war. Heute gibt es Lebensmittel im Überfluss, und damit ist es uns möglich geworden, uns ganz bewusst für bestimmte Ernährungsrichtungen zu entscheiden. Warum wir essen, und was wir essen, ist von vielen Faktoren abhängig: von unserer Erziehung, den Lebensbedingungen, dem Wissen oder auch dem sozialen Umfeld.

Bestimmte Ernährungsrichtungen sind „in" und werden in den Medien oft erwähnt. Mit der Ernährung bei Diabetes werden häufig die Low-Carb-Ernährung und auch die mediterrane Ernährungsweise verknüpft. Und vegetarisch zu essen oder zumindest fleischarm ist im Moment sehr angesagt. Wichtig ist, dass die von Ihnen gewählte Ernährungsform den Anforderungen an eine gesundheitsbewusste und auch diabetesgerechte Ernährung entspricht.

Auch die Vollwerternährung lässt sich mit diesen Ernährungskonzepten leicht verbinden!

Low-Carb-Ernährung

Sucht man im Internet den Begriff „Low Carb", bekommt man unglaublich viele Antworten. „Low Carb" steht für wenige Kohlenhydrate im Essen. Schon seit Jahrzehnten wird „Low Carb" als eine mögliche Ernährungsform zur Gewichtsabnahme von Nikolai Worm, siehe dazu auch sein Statement → Seite 70, und anderen beschrieben. Mittlerweile wird diese Ernährungsform auch zur Behandlung des Diabetes empfohlen, zumindest, wenn man die Empfehlungen der American Diabetes Association (ADA) und auch der European Association for the study of Diabetes (EASD) berücksichtigt. In aktuellen europäischen wie amerikanischen Studien zeigt eine mediterrane Ernährung → Seite 72 mit einem reduzierten Kohlenhydratgehalt die besten Ergebnisse bei der Verbesserung der Blutzuckerwerte und zur Gewichtsreduktion.

Allerdings hilft eine kohlenhydratangepasste Ernährungsweise nur, wenn diese dauerhaft gelebt wird. Kohlenhydratangepasst heißt nicht, dass möglichst alle Kohlenhydrate gestrichen werden sollen.

Man unterscheidet zwischen:

→ **very Low Carb:** weniger als 10 Prozent der Energieaufnahme in Form von Kohlenhydraten (bei 1500 Kilokalorien täglich unter 37 Gramm Kohlenhydrate)

→ **Low Carb:** 10 bis 26 Prozent der Energieaufnahme in Form von Kohlenhydraten (bei 1500 Kilokalorien täglich zwischen 37 bis 95 Gramm Kohlenhydrate)

→ **moderat Low Carb:** 26 bis 45 Prozent der Energieaufnahme in Form von Kohlenhydraten (bei 1500 Kilokalorien täglich zwischen 95 bis 160 Gramm Kohlenhydrate)

Bei einer Reduktion der Kohlenhydrate (gerade auch der Zuckermengen) zeigen sich oft verbesserte Blutzuckerverläufe, denn wenn die Kohlenhydratmenge im Essen sinkt, muss die Bauchspeicheldrüse weniger Insulin produzieren.

Kohlenhydratangepasstes Essen bedeutet mehr als allein den Verzicht auf Brot und Nudeln zum Abendessen. Grundsätzlich muss auch bei einem Einsparen von Kohlenhydraten eine gesunde Zufuhr der übrigen Nährstoffe gewährleistet sein. Zum kohlenhydratarmen Essen gehört es, die stärkehaltigen Lebensmittel wie Brot, Kartoffeln und Nudeln zu reduzieren (und nicht zwingend komplett zu streichen). Streichen kann man aber getrost die gezuckerten Getränke. Süßigkeiten und sehr zuckerhaltige Lebensmittel sollten in Menge und Häufigkeit angepasst werden, siehe dazu auch die Tabelle „Zucker- und Kohlenhydratgehalt ausgewählter Lebensmittel" → Seite 45.

Wer dies dauerhaft umsetzen will, muss es der neuen Ernährungsform ermöglichen, es sich in dem eigenen Leben „gemütlich" zu machen. Eine zwanghafte Umstellung funktioniert langfristig betrachtet nicht. Und alles, was nicht von Dauer ist, bringt auch keinen dauerhaften Erfolg.

Von der Theorie in den Alltag

Damit die Umstellung in die Low-Carb-Ernährung klappt, sollten für einen guten Start in das kohlenhydratarme Essen die Vorratsschränke entsprechend vorbereitet werden. Bewusst müssen vorab die kohlenhydratreichen Lebensmittel und Naschereien abgegeben werden und „neue" geeignete Lebensmittel vorhanden sein.

Auswahl der Lebensmittel in der Low-Carb-Ernährung

LEBENSMITTEL-GRUPPE	GEEIGNET	MÖGLICH (GEGEBENENFALLS IN KLEINER MENGE)	UNGEEIGNET
Getränke	Wasser, Kaffee und Tee (ungezuckert)	mit Süßstoff gesüßte Limonaden	gezuckerte Getränke, Fruchtsäfte, Bier, Wein, Sekt
Getreide	Vollkornbrot, Getreideflocken, Nuss- oder Mandelmehl	Reis, Dinkelbrot, Mais	große Mengen Reis, Reistafeln, Nudeln, Dinkel
Gemüse	alle Sorten	Kartoffeln, Süßkartoffeln, Hülsenfrüchte	Pommes, Kroketten
Obst	alle Sorten	ein bis zwei kleine Portionen	Trockenfrüchte
Milchprodukte	Käse, Quark	Sahne	zuckerhaltige Milchprodukte
Fleisch, Fisch, Ei	moderate Mengen, alle Variationen	Frikadellen ohne Brot/Paniermehl, Aufschnitt	panierte Variationen
Öle	alle Sorten, aber sparsam verwenden		
Nüsse	alle Sorten, aber in kleinen Mengen genießen		
Sonstiges		Balsamicoessig	raffinierter Zucker, Süßigkeiten, Ketchup und andere Soßen und Dressings

Wer bisher reichlich Kartoffeln, Reis oder Nudeln in der warmen Mahlzeit zu sich nahm, muss die Mengen anpassen. Wer nicht hungrig vom Tisch aufstehen möchte, kann nun den Gemüse- oder Salatanteil und auch die Menge der eiweißhaltigen Lebensmittel erhöhen, siehe dazu die Tabelle → Seite 47.

Bei einer kohlenhydratangepassten Ernährung ist die Art und Menge der fettreichen Lebensmittel oder der Fette, die zur Zubereitung benutzt werden, nicht egal. Menschen mit Diabetes benötigen eine gesunde Fettzufuhr, damit die Cholesterinwerte im gesunden Bereich bleiben, denn Folgeerkran-

BEISPIELE

Vorschläge zum Austauschen

Zwei belegte Brote
Alternativ:
Brotmenge reduzieren, dafür kohlenhydratarme Zulagen ergänzen: Tomaten oder „Tomate mit Mozzarella", Paprikastifte, Kräuterquark, Gemüseomelett, geräucherter Lachs oder Forelle

Kartoffelbrei
Alternativ:
Weniger Kartoffeln kochen, dazu Gemüse ergänzen, Sellerie, Kohlrabi oder Blumenkohl eignen sich, und dann Kartoffeln und Gemüse zu einem „Kartoffelbrei" stampfen

Pommes
Alternativ:
Backkartoffeln selbst machen, nicht nur Kartoffeln in Stifte schneiden, sondern auch Gemüse (Möhre, Kohlrabi, Zucchini, Paprika und Champignons)

Zuckerreiches Müsli
Alternativ:
Zuckerarme Varianten, Menge der Getreideflocken reduzieren, dafür gehackte oder gemahlenen Nüsse/Mandeln ergänzen, Beerenobst statt Banane zugeben und Quark mit etwas Milch anstelle von Joghurt

Frikadellen aus Hackfleisch mit aufgeweichten Brötchen oder Paniermehl
Alternativ:
Fein geriebenes Gemüse unter das Hackfleisch kneten (Möhre oder Zucchini)

Große/Übliche Mengen Kartoffeln, Reis oder Nudeln
Alternativ:
Weniger Beilagen, dafür mehr Gemüse in dem Fleisch- oder Fischgericht oder einen Salat ergänzen, Nudeln mit Gemüsestreifen (zum Beispiel Zucchini oder Auberginen) mischen, Reis als Tomaten-/Paprikareis zubereiten oder die letzten 5 Minuten geraspelten Blumenkohl mitkochen.

Kuchen
Alternativ:
Den Zuckeranteil reduzieren, anstelle von Weizen-Auszugsmehl lieber Dinkelmehl verwenden, Quark unter den Teig geben. Einen Teil des Mehles (15–20 Prozent) durch Kokos- oder Mandelmehl ersetzen. Verzehrmenge reduzieren: Stücke oder Portionen einfrieren. Waffelteig in Portionen für eine, zwei oder drei Waffeln einfrieren

Snacks zwischendurch
Alternativ:
Anstelle zuckerreicher Kekse oder Müsliriegel aus dem Supermarkt:
zuckerarme Haferflockenkekse auf Vorrat backen, Rezept → Seite 228
Parmesanchips oder Zucchinichips, Rezepte → Seite 230 anstelle von Kartoffelchips
Gemüsesticks und Nüsse anstelle von Obst und Süßigkeiten

kungen sollen möglichst vermieden werden → Seiten 26, 43. Da auch gesunde Fette und Öle durch ihren hohen Energiegehalt zur Gewichtszunahme führen können, sollte die Menge an Koch- und Streichfetten bewusst gewählt werden. Fettreiche Lebensmittel wie Käse und Sahne bei der Zubereitung der Mahlzeiten können nur sparsam und/oder selten zur Zubereitung der Speisen eingesetzt werden.

Um die Low-Carb-Ernährung im Alltag umzusetzen, kann man sich Hilfe holen. Diätassistenten und andere Ernährungsfachkräfte können dabei helfen, das eigene Essverhalten zu beobachten und gemeinsam die Essgewohnheiten herauszufiltern, bei denen eine Anpassung des Essverhaltens sinnvoll ist.

Es gibt zahlreiche Kochbücher, man findet Rezepte im Internet und auch Apps, die bei der Umstellung helfen und sogar Rezeptvorschläge geben. Möglicherweise findet man mit medialer Unterstützung besser in den neuen Essalltag.

Eine Umsetzung ist aber auch möglich, wenn man die bisherige Lebensmittelwahl auf kohlenhydratreiche Lebensmittel überprüft und dann für sich selber die Veränderungen plant, siehe dazu die Beispiele → Seite 68.

Low Carb unterwegs

Um die Low-Carb-Ernährung unterwegs diabetesgerecht umzusetzen, können Sie selbstverständlich vorausplanen und die Verpflegung mitnehmen. Einige unserer Rezepte sind zum Mitnehmen geeignet und entsprechend gekennzeichnet. Auch im Supermarkt, in der Imbissstube oder im Restaurant finden sich Alternativen zu den üblichen zucker- und kohlenhydratreichen Lebensmitteln.

Im Supermarkt

- → Gemüse (Möhren und Cocktailtomaten) zum Sofortverzehr
- → Nüsse/Nussmischungen
- → Salatmischungen mit/oder ohne Geflügelstreifen/Thunfisch oder Ei
- → Eiweißriegel
- → Joghurt und andere Milchprodukte
- → Kräuterquark
- → Käsewürfel
- → Antipasti
- → fertig gebratene Hähnchenschnitzel, Braten oder Leberkäse
- → Bratenaufschnitt
- → geräucherten Fisch

In der Imbissstube

- → Gyrosfleisch mit Zaziki und Salat
- → Bratwurst mit Senf und Salat
- → Chicken Wings, Hühnerbein mit Salat
- → ungezuckerte Getränke

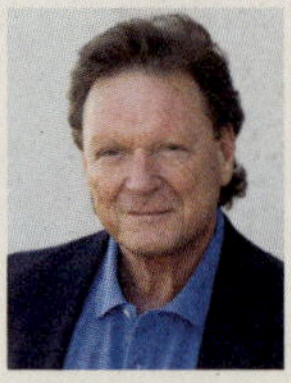

„Low-Carb-Diäten sind den herkömmlich geschulten, fettreduzierten, kohlenhydratbetonten Diäten in Bezug auf die Blutzuckerkontrolle überlegen."

NICOLAI WORM ist Diplom-Ökotrophologe und Ernährungswissenschaftler. Seit 2003 propagiert er die Logi-Methode als Ernährungsempfehlung.

Zur Geschichte der Diabetesdiäten

In der neuzeitlichen Diabetes-Diätetik muss man die Vor- von der Nach-Insulin-Ära unterscheiden. Im Jahr 1921 gelangen *Frederic Grant Banting*, *Charles Best* und *James Bertram Collip* an der Universität Toronto die Gewinnung eines Insulinpräparats und dessen therapeutischer Einsatz im Experiment. Am 11. Januar 1922 wurde Insulin erstmals zur Behandlung eines Diabetikers eingesetzt.

Diese entscheidende Wende bot die Möglichkeit, die Diabetesdiät zu liberalisieren und eine Kost zu empfehlen, die sich im Anteil von Kohlenhydraten, Fett und Protein der Normalkost annäherte. Vorher waren streng kohlenhydratreduzierte Diäten die Basis jeder Diabetestherapie.

Mit immer effektiver wirkenden blutzuckersenkenden Medikamenten wurde dieser Trend weiter gestärkt, sodass es in Ernährungslehre und Patientenschulungen nun hieß, Diabetiker sollten sogar den Großteil der täglichen Kalorien als Kohlenhydrate konsumieren! Diese kohlenhydratbetonte Diät erforderte umgekehrt einen hohen Einsatz von Medikamenten, was sicherlich im Interesse der Pharmaindustrie lag, es förderte aber auch das Fortschreiten der Erkrankung (Beta-Zell-Versagen).

Die Low-Carb-Diät

Anfang des 21. Jahrhunderts ergaben aussagefähige, randomisiert-kontrollierte Interventionsstudien mit kohlenhydratreduzierten Diäten (Low Carb) an Diabetikern, dass Low-Carb-Diäten den herkömmlich geschulten, fettreduzierten, kohlenhydratbetonten Diäten in Bezug auf die Blutzuckerkontrolle überlegen sind. Ihr Vorteil: Sie senken den Nüchtern- wie auch den postprandialen Blutzucker effektiver, und das sogar bei gleichzeitiger Reduktion der Medikation. Die modernen mediterran ausgerichteten Low-Carb-Diäten wirken auch günstig auf Blutfette und Blutdruck, Entzündung- und Thromboseneigung. Unerwünschte oder gar risikoreiche Nebenwirkungen sind nicht festgestellt worden. Ende 2018 empfehlen die Amerikanische wie auch die Europäische Diabetes Gesellschaft kohlenhydratreduzierte Diäten als therapeutische Option.* Dabei stellen sie allerdings klar, dass eine moderate Kohlenhydratreduktion (26 bis 45 Prozent der Kalorien) keine signifikanten Effekte auslöst. Effektive Wirkung ist nur bei einem Kohlenhydratanteil von weniger als 26 Prozent der Energie zu erwarten.

* Quellenverweise → Seite 239

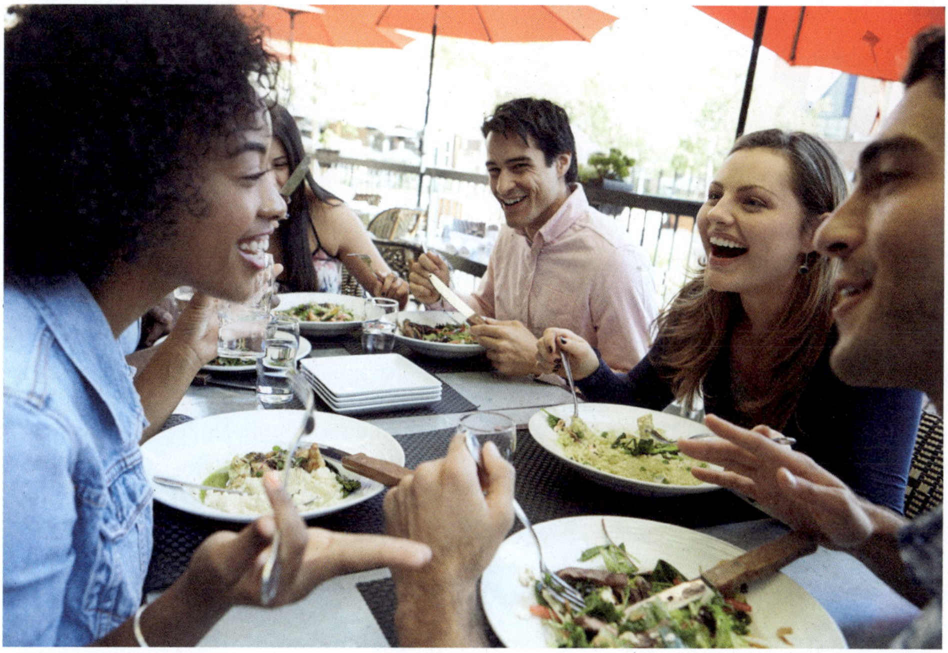

Im Restaurant

Als Vorspeise:

→ Suppen
→ Antipasti (das Brot direkt abbestellen)
→ Zaziki
→ Tapas

Als Hauptgericht:

→ die Menge von Reis, Nudeln, Pommes nur als „halbe Portion" bestellen und dafür einen größeren Salat oder eine größere Gemüseportion aushandeln.
→ Burger ohne Brötchen mit Salat
→ Sushi
→ Hähnchenfleisch oder Fisch/Meeresfrüchte mit Gemüse und/oder Salat
→ Tapas

Anstelle von Dessert:

→ Käseplatte
→ Espresso

Auf der Kirmes/dem Sommerfest

→ gebratene Champignons
→ Steak oder Bratwurst ohne Brot, mit Senf
→ geräucherter Lachs
→ Fisch unpaniert

→ **FAZIT**

Wenn Sie die Menge der Kohlenhydrate in Ihrem Essalltag geschickt anpassen, verbessern sich sehr wahrscheinlich Ihre Blutzuckerwerte und Ihr Körpergewicht reduziert sich. Überprüfen Sie die Wahl Ihrer Lebensmittel und setzen Sie an der einen oder anderen Stelle kohlenhydratarme Alternativen ein.

Mediterrane Ernährung

Mediterrane Ernährung bedeutet, das „Urlaubsgefühl" ein wenig in den Alltag zu übertragen. Bewusst genießen und frisch kochen mit dem Augenmerk auf Gemüse und leckere Fischmahlzeiten, so könnte man die mediterrane Ernährung zusammenfassen. Auch hier gilt, dass die Anpassung der kohlenhydrathaltigen Lebensmittel in Richtung „Low Carb" bei Menschen mit Typ-2-Diabetes mellitus zu einem besseren Ergebnis bei den Blutzuckerwerten führt. Durch die Wahl der „mediterranen" Lebensmittel wird zudem eine positive Wirkungen auf das Herz-Kreislauf-System ausgeübt.

In der Bandbreite und Lebensmittelauswahl unterscheidet sich die mediterrane Ernährung nur punktuell von der gesundheitsfördernden (und Low-Carb-) Ernährung, denn auch die mediterrane Ernährung ist gekennzeichnet durch:

Täglich

- → viel Gemüse, vier bis fünfmal am Tag zu jeder Mahlzeit, gerne auch als Rohkost oder Salat

Täglich, aber in der Menge begrenzt auswählbar

- → Getreideprodukte wie Brot und Nudeln (gerne in der Vollkornvariante und von der Menge her begrenzt, verteilt auf drei kleine Portionen, Nudeln im Austausch zu Reis oder Kartoffeln)
- → Nüsse, ein bis zweimal täglich eine kleine Portion
- → Verwendung von Olivenöl (in moderater Menge 20 bis 30 Gramm am Tag)
- → Obst (ein bis zwei Portionen)
- → Milchprodukte (1,5 oder 3,5 Prozent Fett für Milch und Joghurt), zwei Portionen am Tag
- → Käse, sparsam in der Menge

Wöchentlich

- → Hülsenfrüchte (mindestens zweimal in der Woche)
- → Fisch (mindestens zweimal in der Woche)
- → Geflügel (zweimal in der Woche)
- → Eier (zwei bis drei Stück in der Woche)
- → Kartoffeln (höchstens dreimal in der Woche)

Selten

- Rotes Fleisch (weniger als zweimal in der Woche)
- Wurstwaren (eine Portion in der Woche)
- Süßigkeiten (höchstens zweimal in der Woche)
- Fast Food
- alkoholische Getränke nur in Maßen und nicht regelmäßig genießen (nach Rücksprache mit Ihrer Ärztin)

FAZIT

Fasst man die Veränderungen zusammen, dann sollte es in Ihrer Ernährung neben den bisher genannten Lebensmitteln bewusst viele Gemüsemahlzeiten geben. Zur Zubereitung sollten Sie neben Rapsöl gerne auch Olivenöl verwenden, und Fisch bereichert regelmäßig Ihren Speiseplan.

Vollwerternährung

Die Empfehlungen zur Vollwerternährung lassen sich mit allen anderen Ernährungsformen verknüpfen. Denn für unsere Gesundheit ist es genauso wichtig und sinnvoll, neben den Nährstoffgehalten auch die Herstellung und Verarbeitung der Lebensmittel im Blick zu haben.

Bei der Umsetzung der Vollwerternährung spielt neben der Auswahl der Lebensmittel auch ihre Herkunft und die Anbauweise eine Rolle. Nur, wenn der Anbau der pflanzlichen Lebensmittel und die Zucht der Tiere, die uns Fleisch und Milch liefern, umweltverträglich sind, spielen sie eine umfassende Bedeutung für unser komplexes Gesundheitssystem „Mensch".

Werden für den Anbau von Obst und Gemüse viele chemische Zusätze verwendet, dann wandern diese früher oder später in die Lebensmittel und gelangen damit auch in unseren Körper. Sie verändern somit die Qualität und damit den gesundheitlichen Wert unseres Essens. Auch die Umwelt und Lebensqualität anderer Menschen können davon beeinflusst werden, was bei uns auf den Tisch kommt. Wichtig ist also, dass man, so weit das geht, bei gesund erhaltenden Lebensmitteln auch die „gesunde" Herstellung und Verarbeitung der Lebensmittel fördert und unterstützt.

Wer die Vollwerternährung umsetzt, engt sich nicht selber durch Verbote ein. Vielmehr werden Empfehlungen gegeben, die Sie an Ihre eigenen Vorlieben anpassen können.

Eine vollwertige Ernährungsweise bedeutet, dass

- pflanzliche Lebensmittel bevorzugt werden sollen. Auf dem Teller liegen deshalb mehr Kartoffeln und Gemüse als Fleisch oder Fisch. Vegetarische Gerichte sorgen für einen abwechslungsreichen Speiseplan.

- gering verarbeitete Lebensmittel bevorzugt werden. So sind die Haferflocken im Müsli besser als die stark verarbeiteten (und meist zuckerreichen) Cerealien.
- die warme Mahlzeit, die aus frischen und/oder tiefgefrorenen Zutaten selber gekocht wird, einen höheren gesundheitlichen Wert hat als das Fertiggericht.
- dass reichlich Rohkost und auch Obst in moderater Menge möglichst täglich auf den Speiseplan gehören.
- bereits beim Einkauf Nahrungsmittel mit Zusatzstoffen und verstecktem Zucker in den Regalen bleiben. So kann man zum Beispiel beim Kauf von Joghurt mit Fruchtzubereitungen darauf schauen, dass als Süßmacher Zucker oder Honig eingesetzt werden und kein „Glukose-Fruktose-Sirup" oder Ähnliches zugesetzt ist. Die beste Variante: Naturjoghurt selber mit Früchten und etwas Honig mischen. Tiefgefrorene Gemüse und Fruchtsäfte brauchen keine Anreicherung mit Vitaminen – sie enthalten von Natur aus genügend Vitamine.
- es zum Schutz der Gesundheit und der Umwelt sinnvoll ist, stark verarbeitete Nahrungsmittel zu vermeiden. Dies gelingt am ehesten, wenn man nur einfache Zutaten einkauft und diese selber zubereitet. Also für Kartoffelbrei lieber die frischen Kartoffeln stampfen, als Kartoffelpüreepulver einzusetzen.
- die Erzeugnisse aus regionaler Herkunft und entsprechend der Jahreszeit zu bevorzugen sind. Einen Saisonkalender können Sie sich unter **www.verbraucherzentrale.nrw/saisonkalender** anschauen. Erdbeeren gehören nicht in den Winter. Und Weihnachtsspezialitäten isst man nicht bereits im September, wenn die ersten Spekulatiusverpackungen und die Schokoladennikoläuse in den Supermärkten zum Verkauf angeboten werden, sondern in der Adventszeit.
- auch die Lebensmittelverpackungen unsere Umwelt belasten. Wo immer es geht, sollten unverpackte oder umweltschonend verpackte Lebensmittel bevorzugt werden.
- Verwenden Sie kaltgepresste Speiseöle, bevorzugen Sie dabei Rapsöl. Nutzen Sie zum Bestreichen des Brots Butter oder Pflanzenmargarinen, die nur ungehärtete Fette enthalten. Fett gibt einen guten Geschmack, hält satt und ermöglicht den fettlöslichen Vitaminen die Aufnahme in unseren Körper.

→ FAZIT

Wenn Sie bewusst einkaufen und die Mahlzeiten saisonabhängig planen, können Sie ganz nebenher noch etwas für eine gesunde Umwelt tun.

Vegetarische Ernährung

Aus verschiedensten Gründen entscheiden sich immer mehr Menschen für eine vegetarische Ernährung. Klimaschutz und Welternährung, Tierschutz oder die eigene Gesundheit sind Gründe für den Wechsel in diese Ernährungsform. Eine vegetarische Ernährung kann dazu beitragen, die Gefährdung durch Herz-Kreislauf-Erkrankungen wie Arteriosklerose, hohe Blutfettwerte oder auch hohen Blutdruck zu reduzieren. Davon profitieren auch Menschen mit Diabetes, die ein erhöhtes Risiko für gerade diese Erkrankungen haben.

Wer mag, kann auch einen sanften Einstieg in die vegetarische Ernährung wählen und an einigen Tagen in der Woche auf Fleisch- und Wurstwaren verzichten. Das entspricht auch den Empfehlungen für eine gesunde Vollwerternährung. Die Deutsche Gesellschaft für Ernährung rät, maximal 600 Gramm Fleisch inklusive Wurstwaren in der Woche zu essen.

Vegetarier verzichten auf Fleisch, planen aber in ihren Speiseplan neben Milch- und Milchprodukten auch Eier ein. Manche essen auch Fisch. Veganer sind die, die keinerlei tierische Lebensmittel auswählen und sich allein pflanzlich ernähren.

Fallen Fleisch- und Wurstwaren (und auch Fisch) weg, werden vermehrt Gemüse und besonders Hülsenfrüchte in den Speiseplan integriert. Die Hülsenfrüchte spielen eine entscheidende Rolle, da sie neben den Ballaststoffen auch große Mengen an Eiweiß enthalten. Getreideprodukte werden regelmäßig eingeplant, und auch Obst und Nüsse stehen regelmäßig auf dem Tisch.

Große Mengen an Gemüse und Hülsenfrüchten mit den darin enthaltenen Ballaststoffen verlangsamen den Blutzuckeranstieg nach den Mahlzeiten, sind also positiv zu sehen.

Die zuckerhaltigen pflanzlichen Lebensmittel wie Obst und Obstprodukte und auch die natürlichen Süßmacher wie Honig müssen wie in der gesunden Ernährung bei Diabetes → Seite 38, 40 ff. reduziert werden.

Wenn die im Fisch enthaltenen wichtigen Omega-3-Fettsäuren wegfallen, müssen gezielt Pflanzenöle wie Lein-, Raps oder Walnussöl zur Zubereitung verwendet werden. Auch der Einsatz von Nahrungsergänzungsmitteln mit Mikroalgenölen oder entsprechend angereicherten Lebensmitteln ist sinnvoll. Jodiertes Speisesalz hilft bei der Jodaufnahme, wenn der Fisch nicht mehr auf dem Speiseplan steht.

Werden Fleisch, Wurstwaren und Fisch durch vegetarische Produkte ersetzt, kann es sein, dass sich der Kohlenhydratgehalt der Mahlzeit erhöht. Dies könnte zu einem ungewollten Anstieg der Blutzuckerwerte führen. Die im Supermarkt erhältlichen vegetarischen Fleischersatzprodukte enthalten oft

Geschmacksverstärker oder chemisch hergestellte Aromastoffe. Neben dem Fettgehalt kann auch der Gehalt an versteckten Zuckern höher sein als bei vergleichbaren fleischhaltigen Produkten.

> **! WICHTIG**
>
> Vegetarische Lebensmittel als Fleischersatzprodukte sind nicht automatisch gesund oder gesünder als ihre fleischhaltigen Vorbilder. Es lohnt sich immer, einen Blick auf das Zutatenverzeichnis der verpackten Lebensmittel zu werfen. Besser, man besinnt sich auf das Kochen frischer Gerichte und profitiert von der Vielfalt der pflanzlichen Lebensmittel, die einen sehr bunten und abwechslungsreichen Speiseplan ermöglicht.

→ FAZIT

Welche Ernährungsform für Sie die richtige ist, müssen Sie für sich selber herausfinden.

Das Essen und auch die Mahlzeiten sollen Bausteine für Ihr Leben sein, die Sie zufrieden, wenn nicht gar glücklich machen. Auch bei einer vegetarischen Lebensmittelauswahl sollten Sie die Mengenempfehlungen für die kohlenhydrathaltigen Lebensmittel berücksichtigen.

Lebensmittelunverträglichkeiten und die Wirkung auf den Blutzucker

Manche Diabetiker haben von Beginn an oder auch plötzlich auftretend unerklärlich hohe oder stark schwankende Blutzuckerwerte. Ursache hierfür können Lebensmittelunverträglichkeiten sein.

Wenn Sie bestimmte Lebensmittel nicht vertragen, ist möglicherweise als Folge die Nährstoffaufnahme im Darm gestört. So kann zum Beispiel eine Milchzuckerunverträglichkeit nach dem Verzehr von Joghurt oder Milch zu Durchfällen führen. Hierdurch wird auch die Aufnahme der anderen Nährstoffe aus dem Darm beeinträchtigt. Entzündliche Veränderungen in der Darmwand durch Nahrungsinhaltsstoffe, die zum Beispiel im Getreide stecken können, verändern ebenfalls die Aufnahme der Nährstoffe durch die Darmwand ins Blut. Immer, wenn sich die Nährstoffaufnahme verändert, nimmt das auch Einfluss auf die Aufnahme der Kohlenhydrate ins Blut und beeinflusst so den Blutzuckerspiegel.

Die Diagnose einer Nahrungsmittelunverträglichkeit haben zwei bis fünf Prozent der Bevölkerung, wobei Frauen häufiger betroffen sind als Männer. Dies betrifft Menschen ohne Diabetes ebenso wie die, die an Typ-2-Diabetes mellitus erkrankt sind. Neben den bekannten Fällen wird vermutet, dass noch mehr Menschen eine Unverträglichkeit entwickelt haben, aber ohne Beschwerden leben, da sie die Lebensmittel einfach meiden, die ihnen nicht so gut bekommen. Wer ein Völlegefühl entwickelt, wenn er Milch getrunken hat, lässt in der Folge oft die Milch weg, ohne dass es eine Diagnose für eine Milchzuckerunverträglichkeit gab oder gibt.

Zu den Unverträglichkeitsreaktionen, die auch beim Typ-2-Diabetes mellitus eine bedeutende Rolle spielen, gehören die Laktoseunverträglichkeit und die Unverträglichkeit auf Gluten oder Weizen.

Laktoseunverträglichkeit

Eine Laktoseintoleranz ist eine Milchzuckerunverträglichkeit. Der Bestandteil der Milch, die Laktose (= Milchzucker), löst die Beschwerden aus. Wenn wir Milch trinken oder Joghurt essen, also Lebensmittel, die Milchzucker enthalten, muss der Milchzucker in seine Bausteine Galaktose und Glukose gespalten werden. Erst die beiden einzelnen Baustoffe sind so winzig, dass sie durch die Darmwand ins Blut geschleust werden können. Der Stoff, der den Milchzucker spaltet, ist ein Enzym namens Laktase. Das kommt im Normalfall in der Dünndarmschleimhaut vor. Wenn es fehlt, wird der Milchzucker nicht mehr gespalten und gelangt in den Dickdarm. Der Dickdarm ist mit Bakterien besiedelt, die den Milchzucker als Nahrung nutzen. Dabei entstehen große Mengen an Gasen und organischen Säuren. Diese bewirken ein Einströmen von Wasser in den Darm sowie vermehrte Darmbewegungen.

Daher bemerken die Betroffenen Blähungen, ein Völlegefühl, Bauchschmerzen und Koliken, Durchfall und Übelkeit. Wie stark die Beschwerden sind, ist individuell sehr unterschiedlich. Es hängt davon ab, ob die Laktase komplett fehlt oder noch in reduzierter Menge zur Verfügung steht.

Für Menschen mit Diabetes mellitus bedeuten die Unverträglichkeitsreaktionen Übelkeit und Durchfälle möglicherweise größere Blutzuckerschwankungen. Bei Übelkeit werden Mahlzeiten ausgelassen und die beschleunigte Weiterleitung des Speisebreis im Darm bei Durchfällen stört die Aufnahme der Kohlenhydrate in das Blut. Dadurch kann es auch zu starken Unterzuckerungen kommen. Mehr dazu erfahren Sie im Kapitel „Komplikationen des Diabetes“ → Seite 111.

Die Behandlung ist scheinbar einfach: Wenn kein oder nur wenig Milchzucker im Essen enthalten ist, kommt es auch nicht zu den unangenehmen Folgen. Die Umsetzung in den Lebensalltag ist da schon deutlich schwieriger.

Zum einen muss der Schweregrad der Unverträglichkeit herausgefunden werden, also ganz konkret: Wie viel Laktose kann man zu sich nehmen, ohne dass es zu Beschwerden

Abhängigkeit der Milchzuckerunverträglichkeit vom Schweregrad der Erkrankung

SCHWEREGRAD	VERTRÄGLICHE MENGE (G) AN MILCHZUCKER/TAG
leicht	8 bis 10
mittel	bis 1
schwer	0

kommt? Dies ist bei jedem Betroffenen unterschiedlich und kann sich auch mit der Zeit ändern. Möglicherweise wird überhaupt keine Laktose vertragen (das ist eher selten), häufiger führen erst Laktosemengen über acht bis zehn Gramm in einer Mahlzeit zu Beschwerden.

Zum anderen muss man herausfinden, welche Lebensmittel Laktose enthalten und wie man diese ersetzen kann.

Als medikamentöse Behandlungsform kann das aus Hefepilzen gewonnene Enzym „Laktase" in Form von Kapseln oder Tabletten eingesetzt werden. Vor dem Verzehr von milchzuckerhaltigen Speisen und Getränken eingenommen, sorgt das Präparat dafür, dass der Milchzucker dennoch abgebaut wird und keine Beschwerden verursacht.

Möglich ist auch die Verwendung von laktosefreien Produkten. Hier wird den Milch-

BEISPIEL

Aus dem Alltag

In der Diabetesberatung berichtet ein Patient während der Erfragung des Ernährungsverhaltens, dass er immer so einen Blähbauch hat und oft auch Durchfall. Zudem hat sich sein Langzeitblutzuckerwert verschlechtert. Die Schwankungsbreite der Blutzuckerwerte ist deutlich größer als bei seinem letzten Besuch und liegt zwischen 85 und 360 mg/dl (zwischen 4,6 und 20 mmol/l).
Ich bitte den Patienten, 14 Tage lang aufzuschreiben, nach welchen Speisen und Getränken die Unverträglichkeitsreaktionen auftreten. Dabei ist ihm schon aufgefallen, dass es einen Zusammenhang zwischen Milch- und Puddingverzehr und den Durchfällen gibt. Mit einem diagnostischen Test wird der Befund abgeklärt. Es liegt eine Laktoseunverträglichkeit vor. In einer ausführlichen Ernährungsberatung besprechen wir, welche Lebensmittel Milchzucker enthalten und wie er diese austauschen kann. Die ausführliche Beratung hilft dem Patienten bei der Umsetzung der laktosearmen Ernährung. Dadurch verbessern sich die Beschwerden und seine Blutzuckerwerte stabilisieren sich wieder.

Ungeeignete Lebensmittel

Folgende Lebensmittel enthalten Milch oder Milchzucker in größerer Menge und sind somit nicht beziehungsweise bei leichten Formen der Laktoseintoleranz nur in kleinen Mengen geeignet:

LEBENSMITTELGRUPPE	ENTHALTEN MILCHZUCKER ODER KÖNNEN MILCHZUCKER ENTHALTEN
Milch/Milchprodukte	Milch, Trockenmilch, Pudding, Mixgetränke, Kakao, Süßspeisen, Kaffeeweißer, Kaffeesahne, Sahne, Sauerrahm, Dickmilch, Kefir, Joghurt, Sauermilch, Molke, Quarkspeisen, Hüttenkäse, Schmelzkäse, Käsezubereitungen
Getreideprodukte	gegebenenfalls in Brot- und Kuchenbackmischungen, Milchbrötchen, Waffeln, Kuchen, Kekse, Knäckebrot, Kräcker, Müslimischungen
Fertiggerichte/Fertigteilgerichte	Pizza, Tiefkühlfertiggerichte, Konserven, sämtliche Tiefkühlzubereitungen, Kartoffelzubereitungen, Fertigsoßen
Süßwaren	Eiscreme, Schokolade, Sahne- und Karamellbonbons, süße Riegel, Nougat, Nuss-Nougat-Creme, Pralinen
Fleisch/Wurstwaren/Fisch	Fleisch- und Wurstwaren wie Brühwürstchen und Leberwurst, Wurst- und Fischkonserven, Brotaufstriche (auch vegetarisch)
Instanterzeugnisse	Instantsuppen, Instantsoßen, Dessertpulver, Kartoffelbreipulver, Kartoffelknödelpulver, Bratlingmischungen

produkten selber das Enzym zugesetzt und die Laktose bereits vor dem Verzehr gespalten. Wichtig: laktosefreie Milch oder Joghurtvarianten enthalten wie die laktosehaltigen Produkte Kohlenhydrate und erhöhen den Blutzuckerspiegel!

Sauermilchprodukte wie beispielsweise Joghurt, Dickmilch oder Kefir enthalten relativ große Mengen Milchzucker, werden aber durch die enthaltenen Milchsäurebakterien oft besser vertragen als Trinkmilch.

Auch Käse wird häufig gut vertragen, da der Milchzucker bei der Käseherstellung durch Fermentation weitgehend abgebaut wird. Viele Käsesorten sind von Natur aus laktosefrei.

Beim Einkauf von verpackten Lebensmitteln hilft ein Blick auf die Verpackung, da Laktose in der Zutatenliste stehen muss.

Zusätzlich spielt die Lebensphase eine Rolle. In stressigen Lebensphasen reagiert der Körper bei vielen Betroffenen empfindlicher auf die enthaltene Laktose als in ruhigeren Phasen. So gibt es Menschen, die während der Arbeit keine Milch im Kaffee vertragen, im Urlaub aber einen Becher Kakao trinken können.

Laktose- und milchfreie Lebensmittel sind: Fruchtsäfte, Mineralwasser, Tee, Kaffee, Obst und Gemüse (als Frischware), Nüsse, Hülsenfrüchte, Kartoffeln, Nudeln, Reis, Getreide, Getreideflocken, laktosefreie Milch und Milchprodukte, Fleisch/Fisch, Eier, Honig, Konfitüre, Fruchtgummi ohne Joghurt, Kräuter

Geeignet als Ersatz für Milch und Milchprodukte sind: Mandelmilch, Sojamilch, Sojatrunk, Reismilch, Reisdrink, Sojajoghurt, Sojadessert, Sojacreme, Hafermilch

Laktosefreier Brotbelag: Marmelade, Honig, Zuckerrübensirup, Melasse, Apfelkraut, Birnenkraut, Mandelmus, Pflaumenmus, Apfelmus, Obst (zum Beispiel Bananen), Gemüse (zum Beispiel Paprika, Radieschen, Tomaten), kalter Braten, geräucherter Fisch, Eierspeisen ohne Milchzusatz, laktosefreie Käsesorten

Erlaubte Fette: Laktosefreie Margarine, Butterschmalz, naturreine Pflanzenöle, Butter

Weizen- und Glutenunverträglichkeit

Ebenfalls sehr häufig ist eine Weizen- oder Glutenunverträglichkeit, die nicht so einfach zu diagnostizieren ist.

In der Diabetesberatung fällt bei manchen Beratungsgesprächen auf, dass einzelne Betroffene nach weizen- oder glutenhaltigen Mahlzeiten einen erstaunlich hohen Blutzuckerwert gemessen haben, der nicht durch die Menge der Kohlenhydrate begründbar ist. „... wenn ich normale Brötchen esse (oder Nudeln), dann explodieren meine Blutzuckerwerte", das ist eine typische Aussage für betroffene Menschen. Hier muss dann Ursachenforschung betrieben werden.

→ War die Menge der gegessenen Kohlenhydrate wirklich nicht zu hoch? Gerade bei Nudeln und Brötchen wird der tatsächliche Kohlenhydratgehalt oft unterschätzt.
→ Führt eine deutliche Gewichtsveränderung aus den letzten Wochen zu Veränderungen im Stoffwechsel?
→ Liegt zufälligerweise ein Infekt vor oder hat sich das Bewegungsmuster verändert?
→ Ist es gerade besonders „stressig" oder schläft der Patient schlecht?
→ Oder sind die schwankenden Blutzuckerwerte eine Reaktion auf Weizen oder Gluten?

Eine Unverträglichkeit auf bestimmte Getreideprodukte kommt relativ oft vor. Ursache kann die Erkrankung „Zöliakie", eine Glutenempfindlichkeit oder auch eine Weizenunverträglichkeit sein.

Bei etwa fünf bis zehn Prozent der Bevöl-

BEISPIEL

Aus dem Alltag

Bei der jährlichen Routineuntersuchung fällt auf, dass sich der Langzeitblutzuckerwert der Patientin verschlechtert hat. Um zu prüfen, ob sich das Essverhalten verändert hat und dadurch die Verschlechterung erfolgt ist, haben wir eine ausführliche Ernährungsanamnese durchgeführt. Es stellt sich heraus, dass die Patientin eine gesunde Wahl der Lebensmittel trifft, sich in jeder Mahlzeit aber Getreide befindet:

Tagesplan

Morgens:	Vollkornbrot mit Butter und Honig Vollkornbrot mit Frischkäse und Tomate
Vormittags:	Naturjoghurt mit zwei Esslöffel Müsli
Mittags:	Nudel-Gemüsepfanne
Nachmittags:	Müsliriegel
Abends:	Vollkornbrot mit Käse Vollkornbrot mit Schinken Salat mit Joghurt-Dressing

Eine Weizenallergie wurde vom Allergologen nicht bestätigt. Trotzdem wurde der Patientin geraten, als Versuch für vier Wochen komplett auf Weizen zu verzichten.

Wir haben gemeinsam alternative Lebensmittel gesammelt, damit der Verzicht auf Weizen auch tatsächlich für Sie machbar ist und nicht an Problemen bei der Umsetzbarkeit scheitert.

Mit der Patientin wurde bereits für eine Woche später ein neuer Beratungstermin festgelegt, damit wir die erste Phase der Umsetzung besprechen konnten. Ein weiterer Termin fand dann nach den vier Wochen statt.

Nach zehn Tagen etwa konnte die Patientin bei der Beobachtung der Blutzuckerwerte feststellen, dass die Blutzuckerschwankungen geringer wurden.

Dies hat sich bis zum Ende der Testphase bestätigt. Zudem hat sich die Patientin über eine leichte Gewichtsabnahme von etwa einem Kilo Körpergewicht gefreut. Dies hat sie selber darauf zurückgeführt, dass sie weniger Möglichkeiten hatte, zwischendurch weizenfrei zu snacken.

Die weizenfreie Ernährung hat sie nach der Phase beibehalten, sodass als messbares Ergebnis der Langzeitblutzucker wieder gesunken ist. Zudem hat sie berichtet, dass sie ausgeglichener ist und besser schläft.

HINTERGRUND

Die Gluten- und Weizenunverträglichkeit ist etwas völlig anderes als die Erkrankung Zöliakie

Zöliakie ist eine lebenslange Unverträglichkeit gegenüber dem Klebereiweiß Gluten. Sie führt zu einer Schädigung der Dünndarmschleimhaut. Hierdurch wird die Aufnahme aller Nährstoffe ins Blut massiv gestört.

In Deutschland sind 0,3 Prozent der Bevölkerung von der Erkrankung betroffen, europaweit sind es etwa ein Prozent. Möglicherweise kann man die Zahl von 0,3 Prozent Betroffenen auch auf die Menschen mit Typ-2-Diabetes übertragen.

Die Häufigkeit der Zöliakie liegt bei Menschen mit Typ-1-Diabetes bei fünf bis sieben Prozent.

Wird die Diagnose Typ-1-Diabetes gestellt, sollte überprüft werden, ob der Betroffene auch an Zöliakie erkrankt ist. Danach sollte alle zwei Jahre ein Gesundheitscheck auf Zöliakie erfolgen.

Bei Typ-2-Diabetes sollte bei stark schwankenden Blutzuckerwerten, die nicht durch eine ungesunde Lebensweise begründet sind, und auch bei unerklärbaren Unterzuckerungen, geprüft werden, ob die Erkrankung Zöliakie vorliegt.

Frauen erkranken häufiger als Männer. Die meisten Diagnosen werden bei Kindern zwischen dem 1. bis 8. Lebensjahr oder bei Erwachsenen zwischen dem 20. bis 50. Lebensjahr gestellt.

Die einzige notwendige Behandlungsmöglichkeit ist eine lebenslange strikte glutenfreie Ernährung.

kerung rufen Weizen und Gluten Unverträglichkeitsreaktionen hervor. Überträgt man die Zahlen auf Typ-2-Diabetiker oder Menschen mit einer gestörten Glukosetoleranz, so ist das keine Randerscheinung und sollte immer geprüft werden, wenn die Blutzuckerwerte aus unerklärlichen Gründen stark schwanken.

Durch Weizen und Gluten kann es zu Veränderungen in der Darmschleimhaut kommen. Diese Veränderungen führen zu einer veränderten Aufnahme der Kohlenhydrate ins Blut. Zudem kann Weizen und Gluten zu winzigen Entzündungsreaktionen in der Darmschleimhaut führen, die Einfluss auf die Ausschüttung von Stresshormonen nehmen und auf diesem Weg eine Verschlechterung der Blutzuckerwerte bewirken.

Eine Verbesserung der Blutzuckerwerte kann für die Betroffenen allein das Weglassen von Weizen und Gluten bewirken.

Die Symptome für diese Unverträglichkeitsreaktionen sind meistens unspezifisch. Die Betroffenen klagen neben den stark schwankenden Blutzuckerwerten oder einer Verschlechterung des Langzeitwerts oft über Beschwerden im Magen-Darm-Trakt wie Bauchweh, Blähbauch, Völlegefühl oder Übelkeit. Aber auch völlig unspezifische Beschwerden wie Kopf-, Gelenk- und Muskelschmerzen, Erschöpfung, Müdigkeit, Taubheitsgefühl an Händen und Füßen, aber auch Beschwerden wie Ekzem, Asthma, Rhinitis, Juckreiz können durch Weizen und Gluten hervorgerufen werden.

Wird eine Gluten- oder Weizenunverträglichkeit vermutet, ist eine ausführliche Ernährungsanamnese durch eine Ernährungsfachkraft (Diätassistent oder Ökotrophologin mit entsprechendem Fortbildungszertifikat) notwendig.

Wenn eine Weizenunverträglichkeit vermutet wird, sollte beim Arzt zuvor die Erkrankung Zöliakie durch eine Blutuntersuchung ausgeschlossen werden. Sinnvoll sind auch diagnostische Untersuchungen auf andere Nahrungsmittelallergien. Wenn die Suche kein Ergebnis gebracht hat, kann man mit der weizenfreien Ernährung beginnen, die über vier Wochen strikt eingehalten werden sollte. Erst nach der Umsetzung über einen längeren Zeitraum lässt sich feststellen, ob eine Besserung der Beschwerden eintritt.

Die Ernährungstherapie ist eine sogenannte „Auslass-Diät“: Alle Lebensmittel, die Weizen enthalten, werden vom Speiseplan gestrichen.

Wurde **Weizen** als Verursacher für Gesundheitsprobleme identifiziert, dann kann nach Wunsch gegebenenfalls ausgetestet werden, ob bereits kleine Mengen der Inhaltsstoffe Beschwerden verursachen oder ob man durch kleine Mengen Weizen beschwerdefrei bleibt. Ähnlich wie bei der Laktoseintoleranz vertragen manche Patienten kleine Mengen Gluten oder Weizen, ohne dass es zu Unverträglichkeitsreaktionen kommt.

Möglich, aber deutlich aufwendiger ist der vierwöchige Verzicht auf **Gluten**. Wenn die Werte nach der Weglass-Diät stabiler sind, sich die unspezifischen Beschwerden wie Müdigkeit und Antriebsarmut verbessern, kann man von einer Unverträglichkeit ausgehen.

Umsetzung der weizenfreien Ernährung

Alle Lebensmittel, die Weizen enthalten (siehe die Zutatenliste bei allen verpackten Lebensmittel) verbannen und durch absolut weizenfreie Lebensmittel ersetzen. Dazu gehören auch viele Fertiggerichte, die meisten Waren beim Bäcker und auch viele Fast-Food-

BEISPIEL

Zum Frühstück/Abendbrot:
Reines (= 100 Prozent!) Dinkel- oder Roggenbrot
Glutenfreies Brot
Müsli aus Nicht-Weizen-Flocken (zum Beispiel Hafer, Dinkel, Hirse)

Nudeln:
Anstelle von Hartweizengrießnudeln: Dinkelnudeln, glutenfreie Nudeln
Zum Binden von Soßen:
Maisstärke, Kartoffelmehl, Johannisbrotkernmehl

Zum Backen/für Pfannkuchen oder Ähnliches:
Dinkelmehl oder Buchweizenmehl
Glutenfreie Mehlmischungen

Weizenfrei und damit möglicher Ersatz sind die Getreidesorten: Hirse, Mais, Reis, Buchweizen, Amaranth, Quinoa, Mais, Buchweizen, Dinkel, Hafer. Auch Kartoffelstärke eignet sich.

Gerichte, für die Alternativen gefunden werden müssen, dazu mehr im Kapitel „Low Carb unterwegs" → Seite 69. Die meisten Alternativen für unterwegs sind auch weizen- und/oder glutenfrei.

Zusätzlich ist es sinnvoll, während der Erprobungsphase sparsam mit Koch- und Streichfett und mit fettreichen Lebensmitteln umzugehen. Wie in der gesunden Ernährung bei Diabetes → Seiten 38, 43 wird eine Fettzufuhr von circa 60 bis 80 Gramm Fett am Tag empfohlen. Grund ist, dass auch

INFO

Glutenfreie Getreide sind:
Amaranth, Buchweizen, Mais, Reis, Hirse (Teffmehl), Quinoa, Wildreis, Kichererbsen, Farinha (Maniokmehl), Kastanien, Traubenkernmehl, echte asiatische Reisnudeln oder Glasnudeln. Für Menschen mit Zöliakie ist nur als glutenfrei gekennzeichnetes Brot und Mehl, Nudeln, Gebäck möglich.

Glutenhaltige Getreide sind:
Weizen, Roggen, Hafer, Tritikale, Gerste, Dinkel, Grünkern, Einkorn, Emmer (Zweikorn), Kamut in allen Verarbeitungsformen (Mehle, Schrot, Flocken, Graupen, Grieß, Kleie), Bulgur und Couscous sowie fermentierte glutenhaltige Getreide sowie sämtliche, mit Gluten verunreinigte glutenfreie Getreidesorten durch Fremdkörner in der Packung oder durch Glutenverunreinigungen an den Abpackungs- und Verarbeitungsmaschinen

sehr fettreiche Mahlzeiten Unwohlsein oder auch Durchfälle auslösen können.

Auch Koffein, Alkohol und Nikotin können Beschwerden auslösen und sollten in dieser Zeit möglichst reduziert werden. Insgesamt sollten drei bis fünf kleine Mahlzeiten pro Tag eingeplant werden.

→ **FAZIT**

Wenn Sie bei sich eine Lebensmittelunverträglichkeit vermuten, muss zunächst die entsprechende ärztliche Diagnostik erfolgen. Danach kann Ihnen eine Ernährungsfachkraft in einer individuellen Beratung helfen, die Ernährungsempfehlung auch mit Blick auf die Diabeteserkrankung umzusetzen, damit sich Ihre Beschwerden verbessern.

Ernährung bei der Einnahme von Medikamenten zur Blutzuckersenkung

Wenn allein eine Veränderung des Lebensstils nicht ausreicht, um die Blutzuckerwerte zu verbessern, greift das Stufenschema → Seite 19.

Bei der Diabetesbehandlung mit Tabletten (den sogenannten „oralen Anti-Diabetika") oder auch der Unterstützung durch ein Langzeitinsulin (auch Basalinsulin genannt, das je nach Sorte ein- oder zweimal am Tag injiziert wird) sorgen Hauptmahlzeiten mit etwa 20 bis 40 Gramm Kohlenhydraten und Zwischenmahlzeiten mit zehn bis 15 Gramm Kohlenhydraten dafür, dass die Blutzuckerwerte im Laufe des Tages relativ stabil bleiben.

Bei sehr frühen Abendessen ist eine stärkehaltige Spätmahlzeit sinnvoll, damit die Blutzuckerwerte bis zum Frühstück am nächsten Morgen nicht so stark schwanken. Zuckerhaltige Spätmahlzeiten wie Obst oder Fruchtjoghurt verstärken am späten Abend und in der frühen Nacht eher die Blutzuckerspitzen, anstatt die Blutzuckerwerte zu glätten, da ihre Kohlenhydrate nur „zuckerhaltig" sind. Besser geeignet wäre hier ein kleines belegtes Vollkornbrot, ein Vollkornknäckebrot mit Tomate, einige wenige Vollkorncracker, ein kleiner Joghurt mit Getreideflocken oder Ähnliches.

Grundsätzlich gelten auch bei der Einnahme von Tabletten und Insulin zur Behandlung des Typ-2-Diabetes mellitus die Empfehlungen zur gesunden Ernährung. Die behandelnden Ärzte wählen den notwendigen Wirkstoff zur blutzuckersenkenden Behandlung aus und berücksichtigen dabei die Gesamtgesundheit der Patientin. Das Medikament der ersten Wahl ist das Metformin, das in Tablettenform vorliegt. Der behandelnde Arzt und sein Behandlungsteam klären den Be-

HINTERGRUND

Die verschiedenen Insuline zur Behandlung des Typ-2-Diabetes mellitus

In der Behandlung werden verschiedene Insuline eingesetzt. Grundsätzlich unterscheidet man diese in zwei Gruppen.

Langzeitinsulin/Basalinsulin:
Diese Insuline bilden die Basisversorgung des Körpers mit Insulin. Ihre Wirkdauer reicht von acht bis 30 Stunden, demensprechend müssen sie drei- bis einmal täglich zu immer ähnlichen oder gleichen Uhrzeiten injiziert werden.

Kurz wirksames Insulin/Bolusinsulin:
Dieses Insulin wird auch „Mahlzeiteninsulin" genannt, weil es die im Essen enthaltenen Kohlenhydrate abfangen soll. Diese Insuline haben eine Wirkungszeit von zwei bis vier Stunden.
In der Diabetesbehandlung gibt es verschiedene Einsatzmöglichkeiten. Manche Patienten bekommen lediglich das Basisinsulin zur Unterstützung. Für andere Patienten ist es sinnvoll, den Kohlenhydratgehalt der Mahlzeiten abzudecken, und bei wiederum anderen werden beide Insuline zur Abdeckung der Insulinversorgung gegeben.

troffenen über die Besonderheiten der Ernährungstherapie auf.

Sollte sich das Essverhalten ändern, muss das gegebenenfalls auch bei der Medikamentendosierung berücksichtigt werden. Hier nur zwei Beispiele zur Verdeutlichung:

1. Wenn für eine Gewichtsabnahme die Kalorienaufnahme durch die Essumstellung extrem gekürzt wird und unter 1000 Kilokalorien liegt, muss besprochen werden, ob Metformin noch das richtige Medikament ist.
2. Im Urlaub verschiebt sich oft der Tagesablauf – schön, wenn nicht wie sonst der Wecker klingelt. Doch damit verschieben sich auch die Mahlzeiten, und die Insulindosierungen müssen gegebenenfalls angepasst werden.

→ **FAZIT**

Manchmal ist es sinnvoll, zumindest zeitlich befristet Medikamente einzusetzen, um die Diabetesbehandlung zu unterstützen. Die besten Medikamente, für die Sie kein Rezept benötigen, sind allerdings eine gesundheitsfördernde Ernährung und Bewegung.

Zu den Besonderheiten bei insulinpflichtigen Menschen mit Typ-2-Diabetes mellitus

Kohlenhydrate

Benötigen Sie Insulin zu den Mahlzeiten, dann muss die Insulinmenge bei der jeweiligen Mahlzeit an die Kohlenhydratmenge und den aktuell gemessenen Blutzuckerwert angepasst werden.

Der genaue Behandlungsplan zur Dosierung der Insulinmenge wird immer vom Behandlungsteam erstellt. Die Angaben in diesem Kapitel sollen nur die Art der Behandlung erklären und ersetzen keinesfalls die individuellen Absprachen und Einstellungen durch den Ernährungsmediziner, die Diabetologin oder den Hausarzt.

Um die Lebensmittel in ihrem Kohlenhydratgehalt miteinander vergleichen zu können, wurde die Maßeinheit KE (= Kohlenhydrateinheit) eingeführt. Früher hat man mit der sogenannten Broteinheit (= BE) gerechnet. Eine KE entspricht der Kohlenhydratmenge von zehn Gramm. Den Kohlenhydratgehalt von Lebensmitteln kann man der Lebensmittelverpackung oder den sogenannten Nährwert- beziehungsweise KE-Tabellen (diese gibt es als Buch, Heft oder App) entnehmen. Siehe dazu auch → Seite 147.

Zur Insulinanpassung

Die benötigte Insulinmenge kann auf unterschiedliche Arten festgelegt werden. Wichtig ist auch zu wissen, dass die Insulinmengen im Lauf der Krankheitsdauer immer mal wieder angepasst werden müssen. Das kann an einer möglichen Gewichtsveränderung liegen, an Veränderungen im Bewegungsmuster oder auch an Veränderungen der körpereigenen Insulinproduktion.

Individuelle Insulinanpassung

Individuell festgelegt bekommt jeder insulinpflichtige Diabetiker vom Arzt die sogenannten KE-Faktoren, mit denen festgelegt ist, wie viel Insulin er für eine Kohlenhydrateinheit zu einer bestimmtem Tageszeit spritzen muss.
Dies kann so aussehen:

TAGESZEIT	INSULINMENGE FÜR JEDE GEGESSENE KOHLENHYDRAT-EINHEIT
morgens	1,0
mittags	0,5
abends	1,0
nachts	0,5

In der Schulung/Beratung lernen die Betroffenen die verschiedenen kohlenhydrathaltigen Lebensmittel kennen, um den KE-Gehalt ihrer Mahlzeit ermitteln zu können.

BEISPIEL

Beispielrechnung für ein Vollkornbrötchen, belegt mit Butter und Käse:

1 Vollkornbrötchen (75 Gramm schwer) enthält 30 Gramm Kohlenhydrate, somit insgesamt drei KE.
Hierfür werden nach der Beispieltabelle
- morgens drei i. E.* Insulin
- mittags 1,5 i. E. Insulin
- abends wieder drei i. E. Insulin und
- nachts wiederum nur 1,5 i. E. Insulin benötigt,

damit die im Brötchen enthaltenen Kohlenhydrate nicht den Blutzuckerspiegel erhöhen. Das bedeutet, dass das gleiche Essen zu unterschiedlichen Tageszeiten unterschiedliche Insulinmengen erfordert, da die Insulinmenge im Tagesverlauf unterschiedlich wirkt.

* I.E. oder IE ist die Abkürzung für „Internationale Einheit". Damit wird die Konzentration von Insulin definiert. Die in Deutschland erhältlichen Insulinlösungen enthalten 100 i.E. (U100-Insulin) in einem Milliliter.

Hierbei lernen sie
→ den Kohlenhydratgehalt von Lebensmitteln erkennen
→ die Portionsgröße der Lebensmittel bestimmen (also die Lebensmittel wiegen oder die Menge von der Verpackung ablesen)
→ und dann die KE-Menge berechnen.

Es ist sinnvoll, zunächst viele Lebensmittel zu wiegen, um möglichst genau die Portionsgröße zu bestimmen. Später kann dann, gerade auch auswärts, eine Schätzung der KE-Mengen erfolgen.

Die vom Patienten bestimmte KE-Menge der jeweiligen Mahlzeit, multipliziert mit dem KE-Faktor, ergibt die Insulindosis, die vor dem Essen injiziert werden muss, um einen Blutzuckeranstieg durch die gegessenen Kohlenhydrate zu vermeiden. Lebensmittel, die keine wesentlichen Mengen an Kohlenhydraten enthalten, werden nicht bei der Berechnung der Insulinmenge berücksichtigt. Bei sehr großen Portionen (> 10 KE/100 Gramm Kohlenhydrate) ist es sinnvoll, einen Teil der Insulindosierung vor und den zweiten Teil erst nach der Mahlzeit zu injizieren.

Bei hohen Blutzuckerwerten (über 180 bis 200 mg/dl oder 10 bis 11,1 mmol/l) wird zusätzlich eine vom Behandlungsteam festgelegte Korrekturmenge an Insulin ergänzt. Bei zu niedrigen Blutzuckerwerten wird die Insulinmenge zu der Mahlzeit reduziert.

Wenn bei diesem Beispiel der Blutzuckerwert mittags mit 187 mg/dl gemessen wurde, dann würde der Betroffene zum Mittagessen sechs Einheiten Bolusinsulin injizieren.

Beispiel für ein Insulinschema

Manchmal wird zur Abstimmung der Insulinmenge auch ein sogenanntes Insulinschema umgesetzt. Diese Schemata werden immer individuell erstellt. Das unten angeführte Schema ist nur ein Beispiel, an dem die Umsetzung verdeutlicht werden soll.

Je nach gemessenem Blutzuckerwert orientiert sich die benötigte Insulinmenge an der vorgegebenen Tabelle.

LEBENSMITTELGRUPPE	MORGENS	MITTAGS	NACH-MITTAGS	ABENDS	SPÄT
Mahlzeiten-Insulin Basisinsulin	Bolusinsulin Name _____	Bolusinsulin __________	Bolusinsulin __________	Bolusinsulin __________	Name _____ ____Einheiten
Kohlenhydratmenge	3 KE	3 KE	1 KE	3 KE	
Blutzucker unter 60	0 Einheiten	0 Einheiten	0 Einheiten	0 Einheiten	
Blutzucker 60–100 mg/dl *	1 Einheiten	0 Einheiten	0 Einheiten	1 Einheiten	
Blutzucker 101–140 mg/dl *	3 Einheiten	2 Einheiten	0 Einheiten	3 Einheiten	
Blutzucker 141–180 mg/dl *	5 Einheiten	4 Einheiten	1 Einheiten	5 Einheiten	
Blutzucker 181–220 mg/dl *	7 Einheiten	6 Einheiten	1 Einheiten	7 Einheiten	
Blutzucker 181–220 mg/dl *	9 Einheiten	8 Einheiten	2 Einheiten	9 Einheiten	
Blutzucker 181–220 mg/dl *	11 Einheiten	10 Einheiten	2 Einheiten	11 Einheiten	

* Zur Umrechnung der Werte von mg/dl in mmol/l müssen Sie die Zahl mit 0,056 multiplizieren. Möchten Sie von mmol/l in mg/dl umrechnen, multipliziert man die Zahl mit 18,02.

Quelle: © Claudia Krüger

→ FAZIT

Wenn der Arzt Ihnen Insulin zur Verbesserung der Blutzuckerwerte verordnet hat, beachten Sie auch den Kohlenhydratgehalt der einzelnen Mahlzeiten. Lernen Sie die Lebensmittel in ihrer Menge und in ihrer Wirkung auf Ihren Blutzuckerspiegel gut kennen, denn so gut die Insuline in der heutigen Zeit auch sind – sie allein verbessern Ihre Blutzuckerwerte nicht.

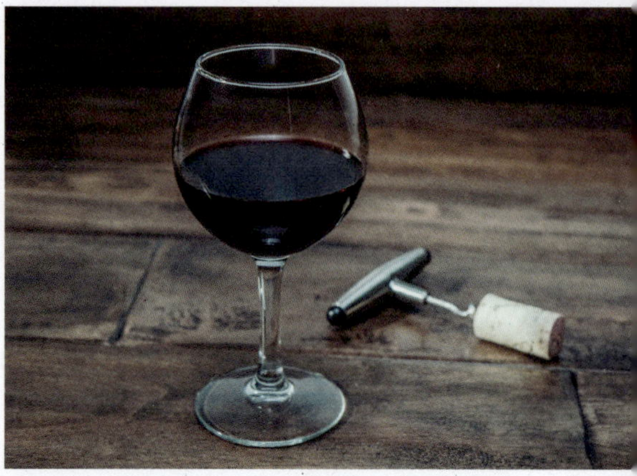

Alkohol und Insulin

Nach dem Verzehr alkoholischer Getränke können starke Unterzuckerungen auftreten. Diese können so ausgeprägt sein, dass sie allein nicht mehr behandelt werden können und man auf Hilfe angewiesen ist.

Bei geplanten Feiern oder Gelegenheiten, von denen Sie vorher schon wissen, dass Alkohol getrunken wird, sollte das Basisinsulin reduziert werden. Auch das Mahlzeiteninsulin kann bei der letzten Mahlzeit vor der Party gekürzt werden. Wie viel Insulin man reduziert, ist individuell unterschiedlich und muss mit dem Behandlungsteam besprochen werden. Bei ungeplantem Alkoholgenuss sollten vorher zusätzliche Kohlenhydrate ohne Insulingabe gegessen werden. Kohlenhydrate, die in alkoholischen Getränken (zum Beispiel Bier oder Cocktails) enthalten sind, werden nicht oder nur zum Teil mit Insulin abgedeckt. Bei größeren Alkoholmengen ist es sinnvoll, zwischendurch Kohlenhydrate ohne Insulinabdeckung zu essen (ein bis zwei KE). Der Blutzucker vor dem Schlafengehen sollte nicht unter 200 mg/dl (unter 11,1 mmol/l) liegen, gegebenenfalls müssen noch Kohlenhydrate ergänzt werden. Hier eignen sich gezuckerte Getränke gut, die normalerweise nicht empfehlenswert sind. Hier wirken Sie wie Medizin.

Nach dem Verzehr größerer Mengen alkoholischer Getränke (sprich, wenn man betrunken ist), muss der Blutzucker wenigstens alle zwei Stunden kontrolliert werden.

Treten bei den Kontrollen stark erhöhte Blutzuckerwerte auf, sind Korrekturen nur mit sehr geringen Insulinmengen durchzuführen!

Bei niedrigem Blutzucker muss sofort Flüssigtraubenzucker, zuckerhaltige Limonade, Fruchtsäfte oder Traubenzucker getrunken oder gegessen werden. Allgemein gilt, dass bei einem Blutzucker von unter 140 mg/dl (unter 7,8 mmol/l) sofort Lebensmittel oder Getränke in der Menge von zwei Kohlenhydrateinheiten (circa 20 Gramm Kohlenhydrate) und bei einem Blutzucker von unter 100 mg/dl (unter 5,6 mmol/l) sofort Lebensmittel oder Getränke in der Menge von vier KE (circa 40 Gramm Kohlenhydrate) aufgenommen werden müssen. Mehr dazu auch im Kapitel „Komplikationen“ → Seite 111. Erst danach kann noch Brot oder können andere stärkehaltige Lebensmittel zusätzlich gegessen werden, sofern der alkoholisierte Zustand dies zulässt.

Wer hilft bei der Umsetzung der diabetesgerechten Ernährung?

Auch wenn die Motivation zu einem gesunden Lebensstil an erster Stelle der Diabetesbehandlung steht, so fühlen sich die Betroffenen an dieser Stelle meist allein gelassen. Eine kompetente Ernährungsberatung durch Diätassistenten und andere qualifizierte (und zertifizierte) Ernährungsfachkräfte sowie durch Diabetesberaterinnen kann die Betroffenen bei der Umstellung unterstützen. Eine qualifizierte Ernährungsberatung orientiert sich an den aktuellen gültigen Leitlinien und Vorgaben der Fachinstitutionen, angepasst auf die jeweilige individuelle Situation der Betroffenen. Dann kann die Ernährungsberatung helfen, den Lebens- und Essalltag so zu meistern, dass die Blutzuckerverläufe stabiler sind. Ernährungsfachkräfte, Diabetesberater/Diabetesassistentinnen helfen durch Schulungen und Beratungen, die Behandlungsmöglichkeiten der Diabeteserkrankung in den Alltag der Betroffenen übertragbar zu machen.

Ernährungs- und Diabetesberater finden Sie hier:

→ Diätassistentinnen oder -assistenten sind beim Verband der Diätassistenten – Deutscher Bundesverband e. V. (VDD) gelistet.
www.vdd.de

→ Oecotrophologen sind beim Berufsverband Oecotrophologie e. V. (VDOE) organisiert.
www.vdoe.de

→ Eine weitere Adressenliste für Ernährungsfachkräfte ist bei der Deutschen Gesellschaft für Ernährung hinterlegt (DGE).
www.dge.de

→ Diabetesberaterinnen und auch Diabetesassistenten finden Sie beim VDBD–Verband der Diabetes-Beratungs- und Schulungsberufe in Deutschland e. V.
www.vdbd.de

→ Weitere Ernährungsfachkräfte sind auch beim Verband für Ernährung und Diätetik e. V. (VFED) zu finden
www.vfed.de

→ und bei der Deutschen Gesellschaft der qualifizierten Ernährungstherapeuten und Ernährungsberater e. V. (QUETHEB)
www.quetheb.de

Schwerpunktpraxen für die Bereiche Ernährungsmedizin und Diabetologie

→ Bundesverband Deutscher Ernährungsmediziner e. V. (BDEM)
www.bdem.de

→ Fachkliniken/Fachärzte für die Behandlung des Diabetes mellitus über die Deutsche Diabetes Gesellschaft e. V. (DDG)
www.deutsche-diabetes-gesellschaft.de

> **INFO**
>
> Die Bezeichnung „Ernährungsberater" ist nicht geschützt. Jede beliebige Person kann sich so nennen und als Ernährungsberater tätig werden. Für eine erfolgreiche Ernährungstherapie ist eine Ausbildung und ein (medizinisches) Wissen unbedingt erforderlich. Die von den Krankenkassen anerkannten und unabhängigen Ernährungsberaterinnen verfügen über eine anerkannte Qualifikation. Sie haben sich verpflichtet, keine Produktwerbung zu betreiben und keine Produkte zu verkaufen.

So erkennen Sie eine anerkannte und unabhängige Ernährungsberatung

Folgende Fachkräfte werden für die Ernährungsberatung bei Diabetes mellitus anerkannt:

- Diätassistenten
- Oecotrophologinnen
- Ernährungswissenschaftler
- Diplom-Ingenieurinnen Ernährungs- und Hygienetechnik, Schwerpunkt „Ernährungstechnik"
- Diplom-Ingenieure Ernährung und Versorgungsmanagement, Schwerpunkt „Ernährung"
- Ärztinnen mit gültigem Fortbildungsnachweis gemäß Curriculum Ernährungsmedizin der Bundesärztekammer.

Zum Nachweis der kontinuierlichen Fortbildung sollte Ihre Ernährungsberaterin eine der folgenden Zusatzqualifikationen nachweisen können:

- VDD-Fortbildungszertifikat
- Ernährungsberater/DGE, Ernährungsmedizinischer Berater/DGE
- Ernährungsberater VDOE
- Qualifizierter Diät- und Ernährungsberater VFED
- QUETHEB-Registrierung.

Ernährungsberatung gibt es nicht auf Rezept

Leider sieht unser Gesundheitssystem nicht vor, dass einfach ein Rezept bei einer Ernährungsfachkraft abgegeben wird und diese dann die Leistung mit der Krankenkasse abrechnet – wie dies bei der Physiotherapie möglich ist.

Die Kostenübernahme müssen Sie immer im Voraus bei der Krankenkasse erfragen. Hierzu benötigen Sie in der Regel einen Kostenvoranschlag, der von der Ernährungsfachkraft aufgestellt wird. Die meisten Krankenkassen übernehmen (nur) einen Teil der Kosten und begrenzen auch die Beratungshäufigkeit. Der übrige Betrag bleibt Ihre Eigenleistung.

INFO

Die Kosten einer Ernährungstherapie

In der Regel finden ein bis fünf Beratungsgespräche statt, wobei das Erstgespräch einen Zeitraum von etwa 60 Minuten umfasst, die Folgegespräche etwa 30 bis 45 Minuten. Dementsprechend kostet das Erstgespräch zwischen 60 und 90 Euro und ein Folgegespräch zwischen 40 und 60 Euro.
Gruppenschulungen kosten je nach Dauer und Umfang zwischen 100 und 200 Euro.

Von der Krankenkasse wird bis zu 80 Prozent der Kosten übernommen, manchmal werden aber auch nur vorher festgelegte Zuschüsse bezahlt (35 Euro für die Erstberatung und 23 Euro für die Folgeberatungen).
Die Höhe der Zuschüsse (und auch die Kosten für die Beratungen und Schulungen) sind variabel und können von den hier genannten Zahlen abweichen.

Eine Voraussetzung für die Beratung ist eine Bescheinigung über die Notwendigkeit der Ernährungsberatung von Ihrem behandelnden Arzt. Auf der Bescheinigung muss die Erkrankung stehen, für die die Ernährungsberatung notwendig ist. Also „Typ-2-Diabetes mellitus“ und gegebenenfalls ergänzend noch weitere Erkrankungen wie hoher Blutdruck, Übergewicht und/oder Zöliakie.

Soll die behandelnde Ärztin über die Beratung/Schulung informiert werden, müssen Sie eine Entbindung von der Schweigepflicht unterschreiben.

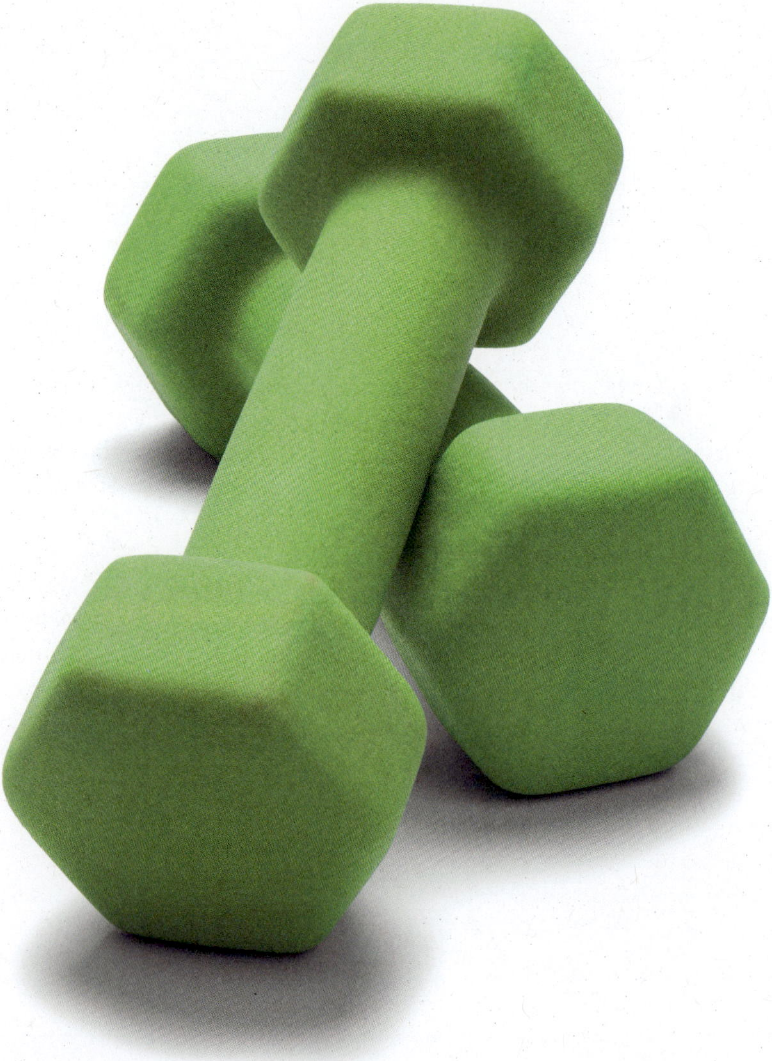

Aktiv leben mit Diabetes

Wer erstmalig die Diagnose Diabetes erhält, ist erst einmal verunsichert. Zu den medizinischen Fakten kommen die Anpassungen an einen gesundheitsbewussten Lebensstil. Und außerdem Probleme im Alltag: Wie schränkt mich die Erkrankung in meiner Berufstätigkeit oder in der Freizeit ein? Zum Glück ist ein aktives und bewegtes Leben auch mit Diabetes möglich.

Berufstätig sein mit Diabetes

Immer mehr Menschen, die die Diagnose Diabetes erhalten, sind noch voll in das Berufsleben integriert. Gut zu wissen also, dass durch die Diabeteserkrankung die Leistungsfähigkeit von Menschen generell nicht eingeschränkt ist.

Allerdings sollte eine gute Einstellung der Blutzuckerwerte gegeben sein, da zu hohe und auch zu niedrige Blutzuckerwerte die Konzentrations- und Leistungsfähigkeit einschränken. Um stabile Blutzuckerwerte zu erreichen, ist eine gesundheitsförderliche Ernährung unerlässlich, Medikamente allein helfen nicht. Dies gilt auch für Menschen, die nicht an Diabetes erkrankt sind. Denn wenn wir zu wenig trinken oder nichts gegessen haben, dann lässt die Konzentrations- und Leistungsfähigkeit nach oder Kopfschmerzen melden sich ... Und wer kennt das nicht: Nach umfangreichen Mahlzeiten wird man eher müde und träge und ist damit ebenso wenig voll leistungsfähig.

Gerade bei körperlich anstrengenden Arbeiten sollte es mit Erlaubnis des Arbeitgebers möglich sein, die Arbeit zu unterbrechen, um zwischendurch Kohlenhydrate zu essen, damit es nicht zu Unterzuckerungen kommt. Deshalb gehören Kohlenhydrate immer in die Arbeitstasche. Aber so vorbereitet, dass das Essen der Lebensmittel auch möglich ist.

Auch die Messung der Blutzuckerwerte mit einem Blutzuckermessgerät oder die Kontrolle der Werte über eine kontinuierliche Messung der Glukose sollte ermöglicht werden. Mehr dazu im Kapitel „Wie viel Technik braucht die Diabetesbehandlung?“ → Seite 24.

BEISPIEL

Essen am Arbeitsplatz

Wenn der ganze Apfel zu viel ist, weil immer wieder das Telefon bedient werden muss, dann sind vielleicht Apfelschnitze besser.
Wenn die Hände voller Motoröl sind: Vielleicht lässt sich das Butterbrot in Stücke schneiden und mit einer Gabel essen?
Wenn der Joghurt nicht gelöffelt werden kann: Mit etwas Milch aufgeschüttelt wird ganz einfach ein Trinkjoghurt daraus.
Wenn es aus Zeitgründen für die Kantine nicht reicht, sollte zumindest ein Müsliriegel dabei sein.
Getreideflocken und Müsli, zu Hause bereits abgewogen und portionsweise in ein Schälchen gepackt, müssen nur noch mit Milch aufgegossen werden.

→ FAZIT

Machen Sie durch Vorbereitungen die Umsetzung des Diabetesmanagements am Arbeitsplatz möglich. Was anfangs noch eine zusätzliche Aufgabe ist, wird für Sie sicher schnell zur Routine. Und gute Blutzuckerwerte sind eine echte Erleichterung für Sie am Arbeitsplatz und auch sonst. Schlechte Werte müssen Sie andauernd behandeln, das kostet Ihre Zeit und Ihre Nerven.

Autofahren mit Diabetes

Da etwa jeder zehnte Führerscheininhaber von Diabetes betroffen ist, ist das Thema Autofahren von großer Bedeutung.

Grundsätzlich dürfen nahezu alle Menschen mit Diabetes am Straßenverkehr teilnehmen. So gilt dies für alle, die mit einer Lebensstiländerung behandelt werden oder zusätzlich Medikamente bekommen, die keine erhöhte Gefahr für Unterzuckerungen mit sich bringen. Egal, ob sie mit dem Moped oder dem Pkw im privaten Bereich fahren oder für diejenigen, die zum Beispiel als Bus- oder Lkw-Fahrer beschäftigt sind.

Wenn Betroffene allerdings zu Unterzuckerungen neigen oder gerade die Einstellung auf Insulin erfolgt, kann es Einschränkungen geben, durch die die Fahrerlaubnis (zumindest zeitweise) nicht mehr gegeben ist.

Dennoch: Wer erstmals (oder nach einer Stoffwechselentgleisung erneut) auf blutzuckersenkende Medikamente eingestellt wird, bei denen eine erhöhte Unterzuckerungsgefahr besteht (wie zum Beispiel die Sulfonylharnstoffe oder Insulin), darf so lange kein Kraftfahrzeug führen, bis die Einstellphase durch das Erreichen von stabilen Blutzuckerwerten abgeschlossen ist. Auch das Sehvermögen, das bei Diagnosestellung oder bei Verschlechterung der Stoffwechselsituation oft eingeschränkt ist, muss sich vor dem Fahren von Auto oder Motorrad wieder normalisiert haben. In der Arztpraxis müssen Patienten oft ein Formular unterschreiben, mit dem der Arzt darauf hinweist, dass die Fahrsicherheit für eine begrenzte Zeit nicht gegeben ist.

! WICHTIG

Kontrollieren und dokumentieren Sie die Blutzuckerwerte, bevor Sie losfahren. Dies gilt erst recht, wenn Behandlungsänderungen vorgenommen wurden. Eine Kontrolle der Blutzuckerwerte muss mindestens zweimal täglich oder längstens nach drei Stunden Fahrtzeit erfolgen.

Für Berufskraftfahrer gilt, dass keine schwere Unterzuckerung in den vergangenen 12 Monaten und auch keine Wahrnehmungsstörungen für Unterzuckerungen bestehen dürfen.

Auch Folgeerkrankungen, die das Führen von Fahrzeugen ausschließen, dürfen nicht vorhanden sein. Selbstverständlich sind regelmäßige ärztliche Kontrollen bezüglich der Diabeteserkrankung und auch der Sehleistung erforderlich.

Die Besonderheiten der Erkrankung in Bezug auf die Teilnahme am Straßenverkehr muss in den Patientenschulungen thematisiert und ausführlich besprochen werden.

So sollte jeder Diabetiker wissen, dass

→ er vor jeder Fahrt normal gegessen haben soll und gegebenenfalls auch eine normale/übliche Medikamentengabe erfolgt sein muss (Tabletten und/oder Insulin).
→ er vor der Fahrt den Blutzuckerwert misst und dokumentieren soll (per App oder handschriftlich). Dies hat juristische Gründe. Bei Unfällen muss man gegebenenfalls nachweisen, dass zum Unfallzeitpunkt keine Einschränkung durch einen niedrigen Blutzuckerwert vorlag.
→ zu Beginn der Fahrt der Blutzuckerwert nicht unter 90 mg/dl (nicht unter 5 mmol/l) liegen soll. Ist er niedriger, auf jeden Fall vor der Abfahrt erst schnell wirksame Kohlenhydrate aufnehmen (Traubenzucker, Bonbons, Saft oder Li-

monade) und erst losfahren, wenn der Wert wieder angestiegen und im Normalbereich ist.

- auch ein zu hoher Blutzuckerwert vor Fahrtantritt gesenkt werden soll.
- im Fahrzeug immer genügend schnell wirksame Kohlenhydrate in Reichweite deponiert sein müssen. Dies kann zum Beispiel Traubenzucker, Fruchtsaft oder zuckerhaltige Limonade sein.
- auch ein Blutzuckermessgerät samt Stechhilfe und Teststreifen (Achtung: begrenzte Haltbarkeit) im Auto bereitliegen sollte.
- der Fahrer bei einer „gefühlten" möglichen Unterzuckerung anhalten und nicht weiterfahren darf (zur Sicherheit auf jeden Fall den Zündschlüssel abziehen). Er muss erst den Wert messen, Kohlenhydrate essen/trinken und erst losfahren, wenn der Wert wieder angestiegen und im Normalbereich ist.
- Bei längeren Fahrten sollten zwischendurch kohlenhydrathaltige Lebensmittel gegessen werden. Deshalb Obst, belegte Brote oder Sandwiches, Kekse oder Müsliriegel immer vorsorglich dabeihaben.

Reisen mit Diabetes

Menschen mit Diabetes mellitus profitieren von einem aktiven Leben wie jeder andere auch. Urlaub im In- und Ausland, Dienstreisen oder Tagesausflüge – alles ist möglich. Doch wenn man mit einer chronischen Erkrankung auf Reisen geht, muss man selbstverständlich die Materialien mitführen, die für die Behandlung benötigt werden. So packt eine Asthmatikerin ihr Inhalationsspray ein, bevor sie das Haus verlässt, und der Mensch mit einer Laktoseunverträglichkeit nimmt zur Sicherheit das „Laktase-Präparat" mit ins Restaurant.

Für Menschen mit Diabetes bedeutet das:

1. Kohlenhydrate müssen immer mit.
   Das können etwas Obst, ein bis zwei Müsliriegel oder das Butterbrot sein. Auch Traubenzucker oder ein kleines Trinkpäckchen mit Fruchtsaft gehören in die Tasche, damit bei akut niedrigen Blutzuckerwerten der schnelle Ausgleich der Blutzuckerwerte möglich ist. Ist man mit dem Auto unterwegs, muss alles griffbereit liegen.
2. Wenn notwendig, ein Blutzuckermessgerät/Messsystem:
   Wenn Blutzuckermessungen notwendig sind, gehört auch das Blutzuckermessgerät samt Ersatzgerät mit einer entsprechenden Stechhilfe, dazugehörige Lanzet-

ten und Tupfer oder Pflaster dazu. Auch eine ausreichende Menge Teststreifen (1,5- bis 2-fache Menge des normalen Bedarfs) müssen dabei sein. Gerne auch Desinfektionstücher zum Säubern der Hände, damit die Messstelle vor dem Messen der Blutzuckerwerte gesäubert werden kann. Werden die Zuckerwerte über ein Messsystem kontrolliert, muss auch dieses System dabei sein – und auch noch Ersatzsensoren und das Blutzuckermessgerät als Notfalllösung.
Auch Ersatzbatterien oder die erforderlichen Ladekabel gehören ins Gepäck.

3. Sinnvoll sind auch Ketonteststreifen, um im Zweifel eine Ketoazidose → Seite 105 auszuschließen.

Flugreisen

Für Flugreisen sind spezielle Auflagen zu erfüllen. Das Mitführen des Hilfsmittelbedarfs (Insulin, Insulinpen, Testgerät und Teststreifen, Lanzetten und Stechhilfe) für die Diabetesbehandlung muss durch die Vorlage eines „Ärztlichen Attests für Auslandsreisen" bestätigt werden.

Die aktuelle Behandlung mit Insulin und das Attest, mit Unterschrift und Stempel des Arztes, werden in der Regel von der Arztpraxis fertiggestellt. Eine internationale Bescheinigung über die Erkrankung und das erforderliche Material hilft am Zoll und kann ebenfalls in der Arztpraxis ausgestellt werden.

- → Bei Flugreisen sollte das Diabetesmaterial, wenn möglich, auf zwei verschiedene Taschen oder Koffer verteilt werden, damit ein Teil des Materials dabei ist, sollte ein Koffer verloren gehen.
- → Reisen in andere Zeitzonen bedürfen einer besonderen Vorbereitung, hier muss die Anpassung der Medikamentengabe mit dem Behandlungsteam abgesprochen werden.
- → Es ist sinnvoll, bei Reisen in exotische Länder Kohlenhydrate für den Notfall einzupacken. Lebensmittel, die man sicher mit ihrem Kohlenhydratgehalt kennt. Traubenzucker und/oder zuckerhaltiges Getränkepulver nehmen im Koffer nicht viel Platz weg.
- → Dazu natürlich genügend Material zur Diabetesversorgung einpacken, etwa den 1,5-fachen Bedarf für die Zeit der Reise plus Ersatz, sollte etwas defekt sein.
- → Diabetesbezogene Medikamente (und was sonst noch in die „Reiseapotheke" gehört) in ausreichender Menge mitnehmen.
- → Bei einer Behandlung mit Insulin selbstverständlich auch den Insulinpen, die Insulinpumpe und auch das Material für die kontinuierliche Glukosemessung mit dem entsprechenden Zubehör (Insulin, Nadeln, zum Ersatz Einmalspritzen, Ersatz-Pumpenzubehör) einpacken.
- → Das Insulin selber gehört bei Flugreisen ins Handgepäck – im Frachtraum kann

es so kalt werden, dass das Insulin seine Wirksamkeit verliert.

- Zum Skilaufen gehört das Insulin unter den Skianzug, damit es nicht in der Jackentasche zu kalt wird.
- Auch bei starker Sonneneinstrahlung kann das Insulin unwirksam werden. 40 Grad und mehr oder direkte Sonneneinstrahlung müssen vermieden werden. Eine Thermoskanne oder spezielle Aufbewahrungstaschen mit Kühlkissen können das Insulin kühl halten.
- Bei der Planung von Urlaubsreisen, gerade in exotische Regionen, sollten die Besonderheiten mit der jeweiligen Diabetesberatung abgesprochen werden.

→ FAZIT

Egal wohin und wie Sie unterwegs sind, kohlenhydrathaltige Lebensmittel gehören in ihr Gepäck. „Schnelle" Kohlenhydrate wie Traubenzucker und zuckerhaltiges Getränkepulver, um bei zu niedrigen Blutzuckerwerten einen Anstieg zu ermöglichen. Und „langsame" Kohlenhydrate als Ersatz für Mahlzeiten, sollte es nichts geben oder zum Beispiel bei Flugreisen die Bordverpflegung ausfallen. Obst, Brote, Müsliriegel, Kekse, Müsli: Empfehlungen finden Sie im Rezeptteil → Seite 144 – es gibt viele Möglichkeiten, Kohlenhydrate bereitzuhalten.

Alt werden mit Diabetes

In Deutschland sind mehr als zwei Drittel der Menschen mit Typ-2-Diabetes mellitus älter als 60 Jahre, in der Altersklasse der 75- bis 80-Jährigen sind mehr als 20 Prozent von Diabetes betroffen, in stationären Pflegeeinrichtungen sind es sogar mehr als 25 Prozent.

Auch bei Menschen mit höherem Lebensalter ist eine Diabetesbehandlung absolut sinnvoll und notwendig. Hier geht es vor allem darum, die Folgen der hohen und niedrigen Blutzuckerwerte zu vermeiden, damit es nicht zu Teilhabestörungen, eben möglichst wenigen Einschränkungen im beruflichen und privaten Leben, und/oder Verletzungsrisiken kommt. Das Behandlungsziel ist daher stets, möglichst stabile Blutzuckerwerte zu erreichen.

Für ältere Menschen, die noch aktiv im Leben stehen, für die sogenannten „jungen Alten", gelten die gleichen Behandlungsziele wie für die jüngeren Diabetesbetroffenen. Hier soll ein Voranschreiten der Krankheit aufgehalten werden.

Bei Senioren mit Handicaps oder auch bei denen, die pflegebedürftig sind (also bei den „alten Alten"), gilt es, die Folgen von hohen und niedrigen Blutzuckerwerten zu minimieren, da diese die Teilhabe am Leben erschweren und die gesundheitlichen Risiken im Leben deutlich erhöhen. Der Langzeitwert steht hier nicht im Vordergrund. Wer wegen ho-

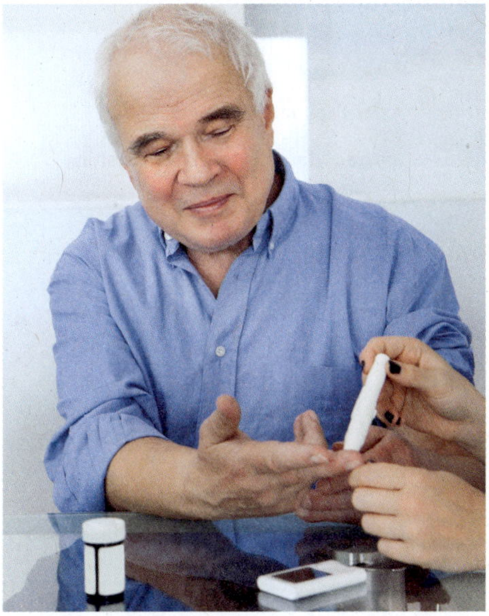

her Blutzuckerwerte nachts häufiger zur Toilette muss, kann möglicherweise nicht mehr wieder einschlafen, hat Schmerzen oder nässt ein.

Die Sturzgefahr ist bei stark schwankenden Blutzuckerwerten und bei häufigen Unterzuckerungen deutlich größer.

Um stabile Blutzuckerwerte zu erreichen, ist eine Schulung der Senioren durch spezielle Schulungsprogramme sinnvoll. Je nach Lebenssituation muss auch eine Schulung der Betreuungspersonen erfolgen. Auch in hohem Lebensalter ist eine verbesserte Einstellung durch eine ausgewogene und zuckerarme Ernährung, einen erhöhten Bewegungsanteil oder die Gabe von Medikamenten zur Blutzuckersenkung (inklusive Insulin) notwendig und sinnvoll, muss aber maßvoll erfolgen.

Zur Behandlung des Diabetes im Alter gehören daher eine gut abgestimmte medikamentöse Behandlung und die Versorgung mit regelmäßigen Mahlzeiten. Gesundheitsförderliche Ernährung wird in hohem Alter oft vernachlässigt, erst recht bei den Senioren, die allein leben. Dazu gehört auch ein Bewegungsprogramm, selbst wenn die Bewegungsmöglichkeiten durch verschiedenste Erkrankungen oft eingeschränkt sind. Eine an die individuellen Möglichkeiten angepasste Bewegung unterstützt die Gesundheit auch in hohem Alter.

Wenn Medikamente zur Verbesserung der Blutzuckerwerte eingenommen werden müssen, soll das Unterzuckerungsrisiko gering sein. Wenn zum Beispiel Insulin notwendig wird, wird es so eingesetzt, dass die Werte sinken, aber nur so weit, dass den Folgen hoher Blutzuckerwerte (siehe Tabelle → Seite 102) vorgebeugt wird und es möglichst nicht zu Unterzuckerungen kommt. Komplizierte und aufwendige Insulintherapien, die ein hohes Maß an Anpassungen/Berechnungen bei jeder Mahlzeit erfordern, werden bei alten Menschen mit Typ-2 Diabetes eigentlich vermieden. So könnte zum Beispiel die Bauchspeicheldrüse durch die Gabe von nur

Folgen niedriger Blutzuckerwerte	
Zittern	beeinträchtigt das Ess- und Trinkverhalten
Herzrasen	negative Wirkung auf das Herz-Kreislauf-System
Schwindel	führt zu Stürzen
Aufmerksamkeits- und Konzentrationsdefizite	erhöhen die Verletzungs- und Unfallgefahr
Verwirrtheit	beeinträchtigt die Orientierung
Ungeschicklichkeit, Stolpern	führt zu Stürzen und erhöht die Verletzungs- und Unfallgefahr
Sprach- und Sehstörungen	werden mit einem potenziellen Schlaganfall verwechselt und beeinträchtigen die Gehirnleistung bei häufigen Wiederholungen

Folgen hoher Blutzuckerwerte	
Durst	genug zu trinken muss vor Ort sein, gegebenenfalls braucht die oder der Hochbetagte dabei Unterstützung
Häufiges Harnlassen	Schwierigkeiten, schnell genug zur Toilette zu kommen, bei gleichzeitigen orthopädischen Problemen, Gefahr durch zu große Flüssigkeitsverluste
Aufmerksamkeits- und Konzentrationsdefizite	Schlafstörungen in der Nacht, damit verbunden Müdigkeit am Tag
Ungewollte Gewichtsverluste	abnehmende Muskelkraft, Antriebsarmut, Erschöpfung und Müdigkeit

einem Basalinsulin die Blutzuckerwerte so weit verbessern, dass Teilhabestörungen verschwinden, aber Unterzuckerungen vermieden werden.

Ernährung im Alter

Grundsätzlich gelten die allgemeinen Empfehlungen für eine gesundheitsförderliche Ernährung auch in hohem Lebensalter. Ein leichtes Übergewicht (BMI-Wert bis 30) wird toleriert, bei einem höheren Körpergewicht wird eine langsame und moderate Gewichtsabnahme empfohlen.

In allen Fällen gilt es, eine Unterversorgung mit Energie und Nährstoffen unbedingt zu vermeiden, damit es nicht zu weiteren gesundheitlichen Einbußen kommt.

Häufig beobachtet man bei älteren Menschen eine Verschlechterung des Ernährungsverhaltens. Die Lust auf das Zubereiten der Mahlzeiten kann ebenso nachlassen wie der Appetit. Die Einkaufsmöglichkeiten sind teilweise eingeschränkt. Die Kochmengen sind so klein, dass sich das Kochen vermeintlich nicht lohnt. Das sind nur einige Gründe, die dazu führen, dass keine regelmäßigen Mahlzeiten eingeplant werden.

Trotzdem: Regelmäßige kohlenhydrathaltige Mahlzeiten sind notwendig und eine warme Mahlzeit am Tag gehört zu den Mindestanforderungen für eine altersgerechte Ernährung. Dabei müssen die Senioren so weit unterstützt werden, dass die individuellen Hemmnisse bekannt sind und Lösungen gefunden werden.

Viele ältere Menschen glauben, dass zuckerhaltige Lebensmittel absolut verboten sind, wenn man an Typ-2-Diabetes mellitus erkrankt ist. Früher war das so. Heute gilt: Wer zuckerhaltige Lebensmittel wie Konfitüre, Pudding oder Gebäck essen möchte, der darf dies tun. Je nach Gewohnheit müssen möglicherweise die Mengen oder die Häufigkeiten angepasst werden.

Bei älteren Menschen muss besonders die Kaufunktion berücksichtigt werden, denn der Zahnstatus ermöglicht nicht immer den Verzehr von groben Vollkornprodukten oder Rohkost.

Auch auf die Trinkmenge muss besonders geachtet werden, da das Durstempfinden mit zunehmendem Alter nachlässt.

BEISPIEL

Einkaufen ist schwierig?
Immer mehr Geschäfte bieten einen Lieferservice.

So wenig kochen lohnt sich nicht/geht nicht?
Kleine Töpfe anschaffen, einzelne Komponenten als TK-Fertigprodukte ergänzen und die Beilagen frisch kochen.

Allein Essen ist nicht schön?
Ein- oder zweimal in der Woche zum Essen verabreden und für die Nachbarin mit kochen.

Kein Durst?
Verschiedene Getränke ausprobieren, für Abwechslung sorgen und die erforderliche tägliche Trinkmenge morgens bereitstellen.

→ **FAZIT**
Auch wenn Sie schon älter sind, ist die Behandlung Ihrer Blutzuckerwerte ein Gewinn. Profitieren Sie davon, dass die Diabeteserkrankung bei stabileren Blutzuckerwerten deutlich weniger Beschwerden verursacht.

Sport und Bewegung mit Diabetes

Durch regelmäßige sportliche Aktivitäten und allgemein Bewegung sinken die Blutzuckerwerte. Dazu verbessern sich auch weitere Gesundheitsparameter wie die Insulinempfindlichkeit. Von daher ist Bewegung ein wichtiger Baustein der erfolgreichen Diabetesbehandlung – auch im Alter. Einige grundsätzliche Dinge sind vor, während und nach den Bewegungseinheiten zu beachten.

Vor der Bewegungseinheit

Menschen mit Typ-2-Diabetes mellitus sollten, zumindest wenn sie Medikamente zur Blutzuckersenkung einnehmen, vor Beginn von sportlichen Aktivitäten ihre Blutzuckerwerte bestimmen.

Vor der Aktivität sollte der Blutzucker bei 180 bis 200 mg/dl (10 bis 11,1 mmol/l) liegen. Hier muss jeder eigene Erfahrungen sammeln und den persönlichen idealen Blutzucker-Startwert herausfinden.

Liegt der Blutzucker unter 150 mg/dl (unter 8,4 mmol/l), müssen zusätzliche Kohlenhydrate (ein bis zwei KE) gegessen werden, wie ein Stück Obst, einen Joghurt, ein belegtes Brot, Müsliriegel (Rezept → Seite 154) oder zwei bis drei Haferflockenkekse, Rezept → Seite 228.

Ist der gemessene Blutzuckerwert deutlich zu hoch (über 300 mg/dl oder über 16,7 mmol/l), sollten Sie Ihre Ketonwerte im Urin oder im Blut kontrollieren. Die entsprechenden Teststreifen werden vom Arzt verordnet. Sind die Ketonwerte zu hoch, spricht man von einer Ketoazidose → Seite 105. Bei erhöhten Ketonwerten darf keine Aktivität erfolgen. Um die Werte zu reduzieren, benötigt der Körper viel Flüssigkeit (also mindestens zwei Liter trinken) und gegebenenfalls auch eine zusätzliche Insulingabe. Sind die Ketonwerte nicht erhöht, kann die Bewegungseinheit wie geplant erfolgen.

Während der Bewegungseinheit

Kontrolliert werden müssen die Blutzuckerwerte auch während der Bewegungseinheit, wenn die Aktivität sehr anstrengend ist und/oder länger als 30 Minuten dauert.

Dauert die Bewegungseinheit länger als 60 Minuten, kann eine Zwischenmahlzeit absolut sinnvoll sein. Bei zu starkem Absinken der Blutzuckerwerte hilft Traubenzucker oder Saft, beides gehört in die Sporttasche und muss griffbereit sein.

INFO

Bei einer **Ketoazidose** verschiebt sich der pH-Wert des Blutes durch absoluten Insulinmangel. Unbehandelt entstehen lebensbedrohliche Situationen. Deshalb muss immer sofort gehandelt werden.
Die **diabetische Ketoazidose** ist eine typische schwere Stoffwechselentgleisung und tritt häufig bei Menschen mit Typ-1-Diabetes auf. Etwa 20 bis 25 Prozent aller Menschen mit Typ-1-Diabetes haben vor der Diagnosestellung eine Ketoazidose. Oft sind schwere Infektionen, Komplikationen am Herz-Kreislauf-System, massiver Stress oder Insulinverweigerung die Ursachen.

Bei Menschen mit Typ-2-Diabetes ist eine Ketoazidose eher untypisch, kann aber bei schweren Infektionen, Alkoholmissbrauch und bei insulinpflichtigem Typ-2-Diabetes mellitus mit ausgeprägtem Insulinmangel auftreten.
Ketone bilden sich bei Mangel an Essen (Hungerketone) und bei extremer sportlicher Aktivität – hierdurch allein tritt aber keine lebensbedrohliche Situation ein.
Auf eine Ketoazidose testet man den Urin oder das Blut mit Ketonteststreifen und geeigneten Messgeräten.

Nach der Bewegungseinheit

Weil sich die Muskeln die verbrauchte Energie in Form von Blutzucker wiederholen, sollten Sie 60 bis 120 Minuten nach der Bewegung oder dem Sport Ihre Werte kontrollieren und bei niedrigen Blutzuckerwerten Kohlenhydrate gezielt ergänzen.

Möglicherweise muss noch eine kohlenhydrathaltige Mahlzeit folgen, damit es nicht in den folgenden Stunden (möglicherweise auch nachts) zu einer Unterzuckerung kommt.

Wird der Diabetes mit Insulin behandelt, kann nach Rücksprache mit dem Behandlungsteam die Insulindosierung vor geplanten Aktivitäten reduziert werden, um vermehrte Unterzuckerungen zu vermeiden → Seite 111.

→ FAZIT

Bewegen Sie sich regelmäßig, gerne auch in Gruppen, und profitieren Sie von all den gesundheitlichen Vorteilen. Aber planen Sie die Blutzuckerkontrollen mit ein. Und nehmen Sie stets Kohlenhydrate mit, damit Sie bei niedrigen Blutzuckerwerten reagieren können.

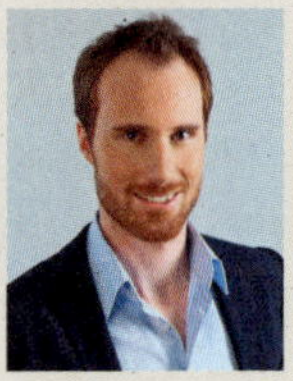

„Jede zusätzliche körperliche Aktivität stellt bereits einen gesundheitlichen Mehrwert dar."

Ein Interview mit **MARK SPILLER**, Diplom-Sportwissenschaftler, Promovend an der Deutschen Sporthochschule Köln und seit vielen Jahren im Diabetesbereich tätig.

Welchen Stellenwert hat aus Ihrer Sicht Bewegung bei der Therapie des Typ-2-Diabetes?
Die allgemeine „Bequemlichkeits"-Orientierung, Fortschritte im Mobilitätssektor sowie die Automatisierung und Digitalisierung haben dazu geführt, dass die Menschen sich weniger bewegen (müssen). Mittlerweile gilt Bewegungsmangel als einer der größten Risikofaktoren für nicht-übertragbare Krankheiten, wie Erkrankungen am Herz-Kreislauf-System, Krebs oder Diabetes und eine der häufigsten Todesursachen weltweit. Obwohl Bewegung signifikant die Gesundheit fördert und als lebensverlängernder Faktor angesehen werden kann[1,2*], ist weltweit einer von vier Erwachsenen nicht aktiv genug. In Deutschland ist Bewegungsmangel ebenfalls weit verbreitet und liegt bei 21 Prozent[3]. Besonders bei Menschen mit gestörter Glukosetoleranz oder Typ-2-Diabetes kann Bewegung ein wichtiger Teil der Therapie darstellen[4].

Wie lauten die aktuellen Bewegungsempfehlungen für Erwachsene mit Diabetes?
Es müssen keine langen Bewegungsumfänge oder Höchstleistungen sein, um positive Effekte zu erzielen. Jede zusätzliche körperliche Aktivität stellt bereits einen gesundheitlichen Mehrwert dar[5]. Aktivitäten, die nur leicht aus der Puste bringen (aerobe Tätigkeiten), sollten dabei mindestens 10 Minuten und regelmäßig[6] betrieben werden. Die Amerikanische Diabetesgesellschaft empfiehlt in ihren aktuellen Leitlinien für Erwachsene mit Diabetes einen Bewegungsumfang von mindestens 150 Minuten mit moderater bis intensiver Intensität pro Woche – verteilt über mindestens drei Tage mit höchstens zwei aufeinanderfolgenden Tagen ohne Bewegung. Zusätzlich sollten an zwei bis drei Tagen pro Woche die Muskeln gekräftigt werden[6]. Neben der Aktivitätssteigerung rückt auch die Reduzierung der Sitzzeit immer mehr in den Fokus. Besonders bei Menschen mit Typ-2-Diabetes sollte längeres Sitzen im Sinne einer Blutzuckerverbesserung alle 30 Minuten unterbrochen werden[6].

Welche sinnvollen Bewegungsformen zur Steigerung der Aktivität können Sie uns nennen?

Zur Erreichung der oben genannten Umfänge müssen keine separaten Trainingseinheiten geplant werden. Der erste Schritt zu mehr Bewegung ist die Steigerung der Alltagsaktivität. Dazu zählt alles, was den Energieverbrauch des Körpers erhöht[7]: Leichtere Hausarbeiten, wie Geschirr spülen oder Wäsche waschen, intensivere Hausarbeiten, wie Böden wischen oder Fenster putzen, Gartenarbeit, wie Beete harken oder Rasen mähen. Auch bietet es sich an, die Treppe dem Aufzug oder das Fahrrad dem Auto vorzuziehen[8] sowie kurze Wege zu Fuß zurückzulegen.

Bei einem Sportprogramm ist primär eine Ausdauersteigerung im aeroben Trainingsbereich (leichte bis mittlere Intensität) mit einer Herzfrequenz von circa 50 bis 60 Prozent der maximalen Kapazität anzustreben. Adäquate Sportarten sind zum Beispiel Nordic-Walking, schnelles Gehen/Walken, Bergwandern, Skiwandern, Schwimmen oder Radfahren. Alternativ empfiehlt sich ein Krafttraining oder kombiniertes Kraft-/Ausdauerprogramm für die großen Muskelgruppen[4]. Für Menschen mit Typ-2-Diabetes in der zweiten Lebenshälfte sollten besonders Fähigkeiten wie Geschicklichkeit, Reaktionsfähigkeit, Koordination, Gelenkigkeit und Beweglichkeit im Rahmen der Bewegungseinheiten gefördert werden[9]. Dies ist beispielsweise bei Yoga oder Tai Chi der Fall[6].

Gibt es Analysen, wie weit ausreichende Bewegung den Typ-2-Diabetes beeinflusst?

Alle Menschen, unabhängig von ihrem Zuckerstoffwechsels profitieren von den positiven Effekten der Bewegung auf das Herz-Kreislauf-System und auf den Bewegungs- und Stützapparat. Studien belegen dabei gerade den therapeutischen Nutzen körperlicher Aktivität im Rahmen einer Therapie bei Typ-2-Diabetes:

- Vorübergehende Erhöhung der Insulinempfindlichkeit und Durchbrechen der Insulinresistenz[10]
- Senkung des HbA1c-Wertes um durchschnittlich 0,8 bis 0,9 Prozent zusätzlich zur medikamentösen Therapie durch eine Kombination aus Ausdauer- und Krafttraining[11, 12]
- Reduzierung des Risikos für Erkrankungen am Herz-Kreislauf-System[13]
- Verbesserung der Beweglichkeit und der allgemeinen Körperfunktionen[14]
- Verbesserung von Schlafapnoe und Depression[15]

- Steigerung der Lebensqualität[16]
- Reduktion von Medikamenten[17] bis hin zu einem Rückgang der Erkrankung[4]

Dabei sind die durch Bewegung hervorgerufenen positiven Effekte gleichwertig zu einer medikamentösen Therapie zu sehen – und teilweise sogar effektiver[18].

Was müssen Betroffene beachten, bevor sie mit einem Bewegungsprogramm starten?

Nach längeren Phasen ohne Sport oder vor Aufnahme eines Trainings, beziehungsweise einer gesteigerten, körperlichen Aktivität sollte immer eine fachärztliche Untersuchung erfolgen, um mögliche Risiken abzuklären und Folgeschäden zu vermeiden.

Besonders bei Einnahme von blutzuckersenkenden Medikamenten (zum Beispiel Sulfonylharnstoffe, Glinide) oder dem Spritzen von Insulin ist Vorsicht geboten. Schwere Unterzuckerungen sollten unbedingt vermieden werden. In diesem Fall ist immer ein Facharzt zu konsultieren und eine Therapieanpassung zu besprechen[10].

Welche Praxisempfehlungen für einen leichteren Bewegungs(wieder)einstieg würden Sie unseren Leserinnen und Lesern mit auf den Weg geben?

Der Schritt zu mehr Bewegung ist nicht leicht und in den meisten Fällen mit sehr viel Überwindung verbunden. Es gibt auch kein Patentrezept. Jeder muss seinen eigenen Einstieg finden. Dennoch gibt es Erfahrungswerte, die den erfolgreichen Einstieg erleichtern oder das Durchhalten unterstützen. Die folgenden Punkte sollen eine Hilfestellung bieten, um den Bewegungs(wieder)einstieg leichter zu gestalten:

- Lassen Sie sich vor dem Start von einem Arzt gesundheitlich durchchecken, denn mit gutem Gewissen bewegt es sich befreiter. Das beruhigt auch Ihre Angehörigen.
- Leisten Sie sich eine adäquate Ausrüstung. Es muss nicht das Beste und Teuerste sein, aber funktionale Bekleidung, gutes Schuhwerk und einwandfreie Sportgeräte fördern nicht nur die Motivation, sondern sind auch ein Gesundheits- und Sicherheitsaspekt.
- Nehmen Sie immer Blutzuckermessgerät, Teststreifen, Stechhilfen und schnellwirksame Kohlenhydrate, wie beispielsweise Traubenzucker, mit. Bei län-

geren Einheiten oder in einsamen Gebieten sind auch ausreichend Flüssigkeit und ein Handy empfehlenswert. Informieren Sie zusätzlich Angehörige über Ihren Trainingsort und Ihre geplante Trainingsdauer.

- Messen Sie vor und nach jeder Aktivität Ihren Blutzucker. Bei Aufnahme der Trainingsphase oder längeren Einheiten auch in der Mitte. Dies mag umständlich erscheinen, hilft Ihnen aber, Ihren Stoffwechsel besser kennenzulernen.
- Starten Sie langsam in eine Bewegungseinheit, denn neben Ihrem Kopf muss auch Ihr Körper mitkommen.
- Wenn Sie gerne Ihre Muskeln dehnen, nur zu. Aber vor der Bewegung nur kurz und dynamisch. Hinterher darf es etwas länger sein, sodass der Muskel entspannen kann.
- Suchen Sie sich eine Bewegungsform, die Ihnen Spaß macht und die Sie ohne größeren Aufwand regelmäßig ausführen können. Es gibt mittlerweile so viele Alternativen zum klassischen Spazierengehen und zur Muckibude.
- Binden Sie, wenn möglich, die Partnerin oder den Partner mit ein und seien Sie gemeinsam aktiv. Spornen Sie sich an unmotivierten Tagen gegenseitig an.
- Schließen Sie sich einer Gruppe an, denn gemeinsam macht Bewegung mehr Spaß. Verabreden Sie sich entweder mit Freunden, Bekannten oder Nachbarn, oder steigen Sie bei einer bestehenden Sportgruppe ein.
- Der besondere Mehrwert einer Sportgruppe für Menschen mit Typ-2-Diabetes liegt im Austausch mit Gleichgesinnten. Das Verständnis für den anderen ist größer und es werden hilfreiche Praxistipps ausgetauscht.
- Setzen Sie sich Ziele, wie beispielsweise die Teilnahme an einem regionalen Sportevent und teilen Sie dieses Familienangehörigen oder Freunden mit. Das fördert nicht nur das Dranbleiben, sondern steigert auch den Stolz über das Erreichte.
- Haben Sie die erste harte Phase überstanden, belohnt Sie Ihr Körper mit besseren (Langzeit-)Blutzuckerwerten, gegebenenfalls einem verminderten Insulinbedarf, einem erholsameren Schlaf und einem gesteigerten allgemeinen Wohlbefinden.

Probieren Sie es aus und profitieren Sie von einem aktiveren Leben.

* Quellenverweise → Seite 239

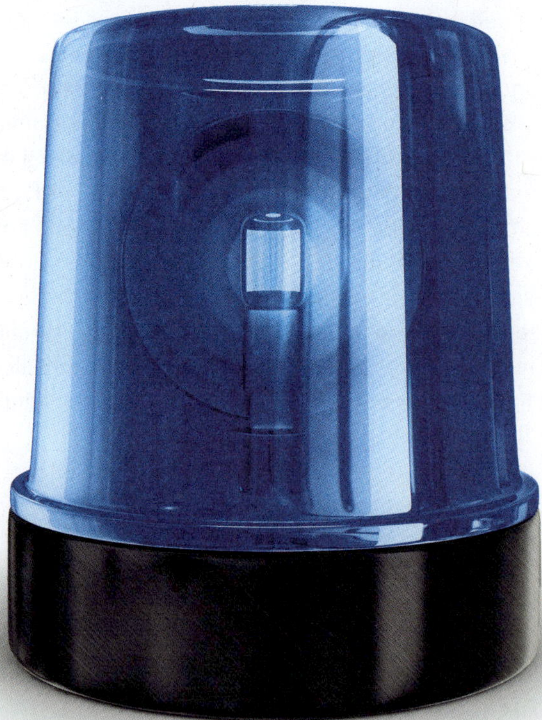

Komplikationen bei Diabetes

Bei der Diabeteserkrankung wird zwischen akuten Komplikationen und Langzeitkomplikationen unterschieden. Zu den akuten Komplikationen gehören die Unterzuckerung, also zu niedrige Blutzuckerwerte (Hypoglykämie) und auch die zu hohen Blutzuckerwerte (Hyperglykämie).

Auch wenn die Therapieziele individuell festgelegt werden → Seite 17, werden bei einer erfolgreichen Therapie

- → nur geringe Blutzuckerschwankungen auftreten
- → die Blutzuckerwerte nur selten zu hoch sein
- → nur wenige Unterzuckerungen vorkommen
- → der Langzeitblutzucker (HbA1c) im Bereich von 6,5 bis 7,5 oder knapp darunter liegen (oder der individuell festgelegte Zielbereich)
- → ein Blutdruck unter 140/unter 90 mmHG gemessen werden.

Auch ein gesunder Lebensstil trägt dazu bei, dass Komplikationen seltener auftreten. Hierzu gehören

- → eine gesundheitsförderliche Ernährung
- → nicht rauchen
- → der Abbau von bestehendem Übergewicht.

Niedrige Blutzuckerwerte

Unterzuckerungen, also Blutzuckerwerte unter 80 mg/dl (unter 4,4 mmol/l) sollen möglichst vermieden werden.

Bei niedrigen Blutzuckerwerten oder auch bei schnell sinkenden Blutzuckerwerten liegt eine Mangelversorgung des Gehirns vor. Es fehlt an Energie zum Arbeiten, an Blutzucker, und das macht sich meist deutlich bemerkbar. Mögliche Symptome einer Unterzuckerung sind:

> **WICHTIG**
>
> **Wann waren Sie zuletzt beim Zahnarzt?**
> Zahnfleischentzündungen, so hat man herausgefunden, verschlechtern auch den HbA1c-Wert. Dabei sind Menschen mit Diabetes häufiger als andere von der Parodontitis betroffen. Entzündliche Prozesse im Körper, also auch am Zahnfleisch, führen vermehrt zu Folgeerkrankungen des Diabetes am Herz-Kreislaufsystem und an den Nieren. Werden die Entzündungen des Zahnfleischs konsequent behandelt, dann verbessert sich der Blutzuckerlangzeitwert. Doch nicht nur das: Eine Parodontosebehandlung führt nicht zuletzt zu einer Verbesserung der Nierenwerte und einer Steigerung der Lebensqualität. Dies belegte 2018 die Studie eines Forschungsteams aus Großbritannien.*
>
> Eine gute Mundhygiene hat wahrscheinlich positive Auswirkungen auf Ihre Diabeteseinstellung – und je besser Ihre Blutzuckerwerte sind, desto weniger anstrengend ist das Management der Diabeteserkrankung.
>
> * www.diabetesinformationsdienst.de Suchbegriff: parodontitis

- Schweißausbrüche
- Zittern
- Herzklopfen/Herzrasen
- Heißhunger
- Schwindel
- Angstzustände.

Unterzuckerungen äußern sich auch durch:

- Aufmerksamkeits- und Konzentrationsdefizite
- Verwirrtheit
- Aggressivität oder Albernheit
- Ungeschicklichkeit, Stolpern
- Sprach- und Sehstörungen und
- schlussendlich Krampfanfälle und Bewusstlosigkeit.

Daher geht auch von niedrigen Blutzuckerwerten eine große Unfallgefahr aus. Eine Unterzuckerung bei der Autofahrt oder am Arbeitsplatz kann schnell gefährlich werden, wenn durch die niedrigen Blutzuckerwerte die Kontrolle über den eigenen Körper verloren geht. Häufige Unterzuckerungen führen zu dauerhaften Leistungsminderungen des Gehirns, möglicherweise sogar zu dementiellen Erkrankungen.

Die Adrenalinausschüttung bei einem Zuckermangel des Gehirns führt zu Herzrasen und zur Blutdrucksteigerung – was einen negativen Einfluss auf das Herz-Kreislauf-System hat.

WICHTIG

Was tun, wenn Sie Unterzuckerungssymptome bei anderen Menschen beobachten?

Wenn eine **fremde Person** auf der Straße oder im Supermarkt nicht ansprechbar ist, torkelt oder zittert, sollten Sie den Notarzt rufen. Dieser kann mit einer Glukosegabe die Werte schnell normalisieren, wenn die Unterzuckerung das Gesundheitsproblem ist. Möglicherweise lösen aber auch andere Erkrankungen ähnliche Symptome aus, die dann vom Notarzt behandelt werden.

Wenn Sie bei einer **bekannten Person** Unterzuckerungssymptome bemerken und wissen, dass sie an Diabetes erkrankt ist, können Sie Hilfestellung geben: In meiner Familie gab es diese Situation auch schon. Mein Opa hatte schon seit vielen Jahren Typ-2-Diabetes mellitus und musste Insulin spritzen. Wir wussten zuerst nicht, dass er das Insulin immer nur zu Hause injiziert, niemals vor Ort. So auch an seinem Besuch bei uns zu Weihnachten, es sollte ein Weihnachtsessen geben. Er hat zu Hause Insulin injiziert und ist dann zum Weihnachtsessen gekommen. Leider haben sich andere Gäste verspätet und wir konnten nicht direkt mit dem Essen beginnen. Das Insulin hat gewirkt und der Blutzucker ist gesunken, zu sehr, weil ja keine Kohlenhydrate gegessen wurden. Der Opa wirkte auf einmal abwesend und hat nicht mehr reagiert. Wir haben ihm ein Glas Apfelsaft angereicht und zusätzlich noch einen Teelöffel Honig. Nach gut fünf Minuten war er wieder ansprechbar und nach 20 Minuten hat man von dem Vorfall nichts mehr bemerkt. Bei den nachfolgenden Festen haben wir immer schon eine gezuckerte Cola bereitgestellt, damit wir bei zeitlichen Verzögerungen rechtzeitig ein zuckerhaltiges Getränk anbieten konnten.

Sinnvoller wäre es natürlich gewesen, wenn er direkt vor dem Essen das Insulin injiziert hätte und nicht schon zu Hause ...

Bei sehr schweren Unterzuckerungen, die mit Bewusstlosigkeit und Krampfanfällen einhergehen (und zum Glück bei Typ-2-Diabetes mellitus sehr selten sind) hilft nur die sogenannte Notfallspritze mit Glukagon (Informationen hierzu gibt das Behandlungsteam) und/oder das Herbeirufen eines Notarzts.

INFO

Vorgehensweise bei zu niedrigen Blutzuckerwerten

Blutzucker zwischen 60 bis 80 mg/dl (3,3 bis 4,4 mmol/l):
Zwei schnell wirksame Kohlenhydrateinheiten (KE) = 20 Gramm Traubenzucker*, 200 Milliliter Saft oder zuckerhaltige Limonade, Flüssigzucker für 20 Gramm Kohlenhydrate (KH)

Blutzucker unter 60 mg/dl (unter 3,3 mmol/l):
Drei bis vier schnell wirksame KE = 30 bis 40 Gramm Traubenzucker*, 300 bis 400 Milliliter Saft oder zuckerhaltige Limonade, Flüssigzucker für 30 bis 40 Gramm KH

Immer etwa 30 Minuten später:
Mindestens zwei bis vier KE mit komplexen Kohlenhydraten, also Brot, Kartoffeln, Reis, Nudeln, Müsli, Obst oder Joghurt.

Nach etwa einer Stunde:
Blutzuckerwerte erneut kontrollieren, bei zu hohen Werten nur vorsichtig mit Insulin korrigieren (sofern Insulinpflicht besteht).

* Eine Traubenzuckertafel wiegt meistens fünf Gramm, es sind demnach mehrere Traubenzuckertafeln notwendig, um die niedrigen Blutzuckerwerte zu behandeln.

Nach dem Einnehmen von Zucker in Form von Traubenzucker, Zucker, Saft oder Limonaden erholt sich der Blutzuckerspiegel wieder, es dauert aber mindestens 20 bis 30 Minuten, bis die persönliche Leistungsfähigkeit wieder da ist. In dieser Zeit ist man in der Konzentration und in der Leistungsfähigkeit eingeschränkt.

Der „Hunger des Gehirns", also die niedrigen Blutzuckerwerte, führt bei den meisten Menschen mit Diabetes zu regelrechten Essattacken. Die aufgenommenen Kalorien aus den schnell wirksamen Kohlenhydraten und den nachfolgenden Essmengen aus der Essattacke können dazu führen, dass die oft notwendige Gewichtsreduktion kaum zu erreichen ist.

Grundsätzlich sind die Anzeichen für eine Unterzuckerung individuell unterschiedlich und auch unterschiedlich ausgeprägt. Häu-

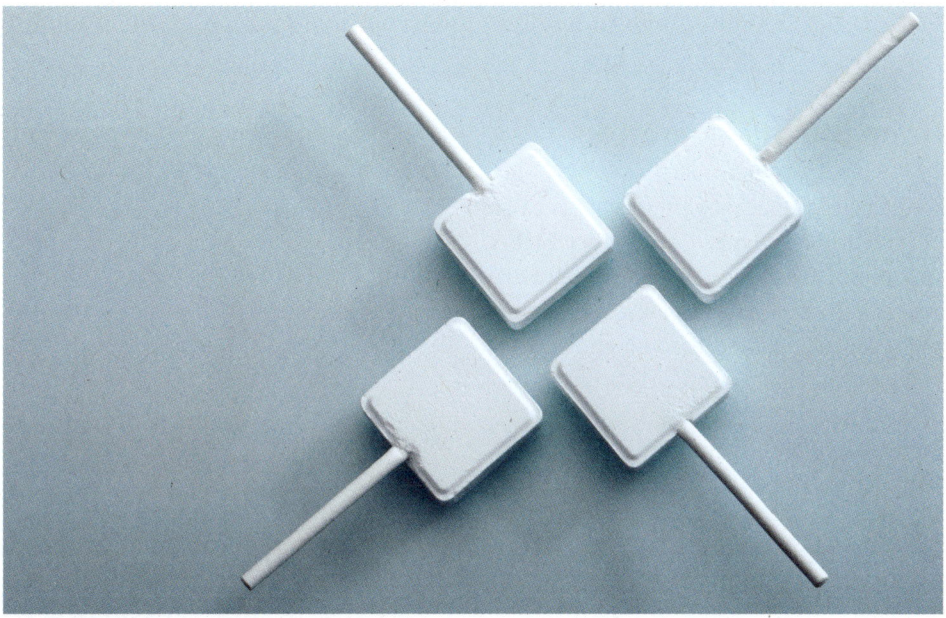

fige Unterzuckerungen und eine lange Erkrankungsdauer führen manchmal zu einer Wahrnehmungsstörung, das heißt, dass niedrige Blutzuckerwerte nicht mehr bemerkt werden. Hier helfen die kontinuierlichen Blutzuckermessgeräte, die bei hohen und niedrigen Blutzuckerwerten mit Alarmen warnen.

Es wird zwischen leichten und schweren Unterzuckerungen unterschieden. Bei leichten Unterzuckerungen erkennen Betroffene diese und können sie selbst beheben, in dem sie Traubenzucker essen oder zuckerhaltige Getränke auswählen.

Bei schweren Unterzuckerungen sind Betroffene nicht mehr handlungsfähig und brauchen Hilfe.

Wird der Diabetes medikamentös behandelt, ist die Gefahr für eine Unterzuckerung deutlich höher als bei einer Behandlung, die nur durch eine Lebensstiländerung erfolgt.

Ursachen für eine Unterzuckerung bei Menschen mit Typ-2-Diabetes

- → deutlich mehr Bewegung als üblich
- → Mahlzeiten mit weniger Kohlenhydraten als gewöhnlich
- → ausgelassene oder verspätete Mahlzeiten
- → Medikamentenverwechslung oder versehentlich eine falsche Dosierung
- → nach Alkoholgenuss
- → zusätzliche weitere Erkrankungen wie Nierenfunktionsstörungen

Hohe Blutzuckerwerte

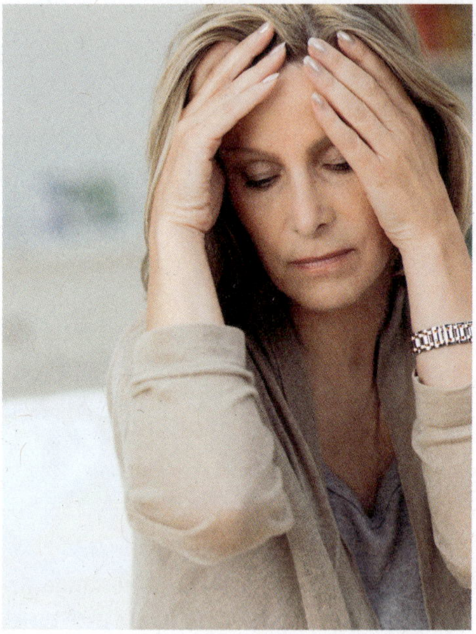

Steigen die Blutzuckerwerte zu sehr an, also über **250 bis 300 mg/dl** oder über **14 bis 16,7 mmol/l,** können auch die hohen Blutzuckerwerte eine akute Gefährdung hervorrufen. Gerade wenn diese von anderen Erkrankungen begleitet werden (Erkältung, Medikamenteneinnahme) oder bei hochbetagten Menschen auftritt, können die hohen Blutzuckerwerte durch eine vermehrte Ausscheidung von Wasser über die Nieren zur Austrocknung führen, was wiederum die Denkfähigkeit und Leistungsfähigkeit vermindert.

Ein absoluter Insulinmangel, wie er beim Vergessen von Insulingaben vorkommen kann, führt durch die stark ansteigenden Blutzuckerwerte zu einer kritischen Situation, der sogenannten Ketoazidose, die bei Nichtbehandlung im Koma enden kann → Seite 105. Bei Menschen mit Typ-2-Diabetes mellitus, die keine Medikamente einnehmen, um die Blutzuckerspiegel zu verbessern, treten solche Ketoazidosen praktisch nicht auf.

Hohe Blutzuckerwerte führen zum Ausscheiden von Zucker mit dem Harn (= Glukosurie), Antriebslosigkeit und Sehstörungen. Da die Glukose dem Körper keine Energie liefert, sondern über die Nieren ausgeschieden wird, ist auch akut die Leistungsfähigkeit eingeschränkt.

Sind die Blutzuckerwerte über einen langen Zeitraum erhöht und der Langzeitzucker dauerhaft zu hoch, treten vermehrt Folgeerkrankungen auf → Seite 26, die die Lebensqualität und vermutlich auch die Lebenserwartung verschlechtern. Sie führen zu Einschränkungen in der Erwerbstätigkeit und zu Einschränkungen im Lebensalltag, die es möglichst zu verhindern gilt.

Für die Spätfolgen des Diabetes sind vermutlich nicht nur hohe Blutzuckerwerte, sondern auch stark schwankende Blutzuckerwerte verantwortlich. Wichtig ist daher immer zuerst die Vermeidung von Unterzuckerungen, da diese zu großen Schwankungen führen und zudem die Leistungsfähigkeit des Gehirns temporär und auch langfristig verschlechtern.

Ein erhöhter Blutzucker (Hyperglykämie) kann verschiedene Ursachen haben:

- → es wurden zu viele Kohlenhydrate in einer Mahlzeit gegessen
- → der Verzehr von zuckerreichen Lebensmittel/Getränken
- → Stress
- → Krankheit (zum Beispiel fieberhafte Infekte)
- → Medikamente, zum Beispiel Betablocker, Diuretika (Entwässerungsmittel) oder solche, die Cortison enthalten
- → als „Gegenregulation" des Körpers auf zu niedrige Blutzuckerwerte

Bei insulinpflichtigen Menschen

- → zu wenig Insulin für die gegessenen Kohlenhydrate
- → falsch gelagertes Insulin
- → Insulin, das zu lange im Anbruch ist
- → ungeeignete Injektionsstellen
- → bei technischen Defekten von Insulinpen oder der Insulinpumpe

→ FAZIT

Wenn Sie es nicht schaffen, Ihre Blutzuckerwerte langfristig in stabilen Bahnen zu halten, hat das kurzfristige und langfristige Folgen für Ihre Gesundheit. Versuchen Sie mit Ihrem Behandlungsteam, bei länger anhaltenden schlechten Werten detektivisch die Ursachen zu suchen und Lösungen zu finden, damit sich Ihre Werte verbessern.

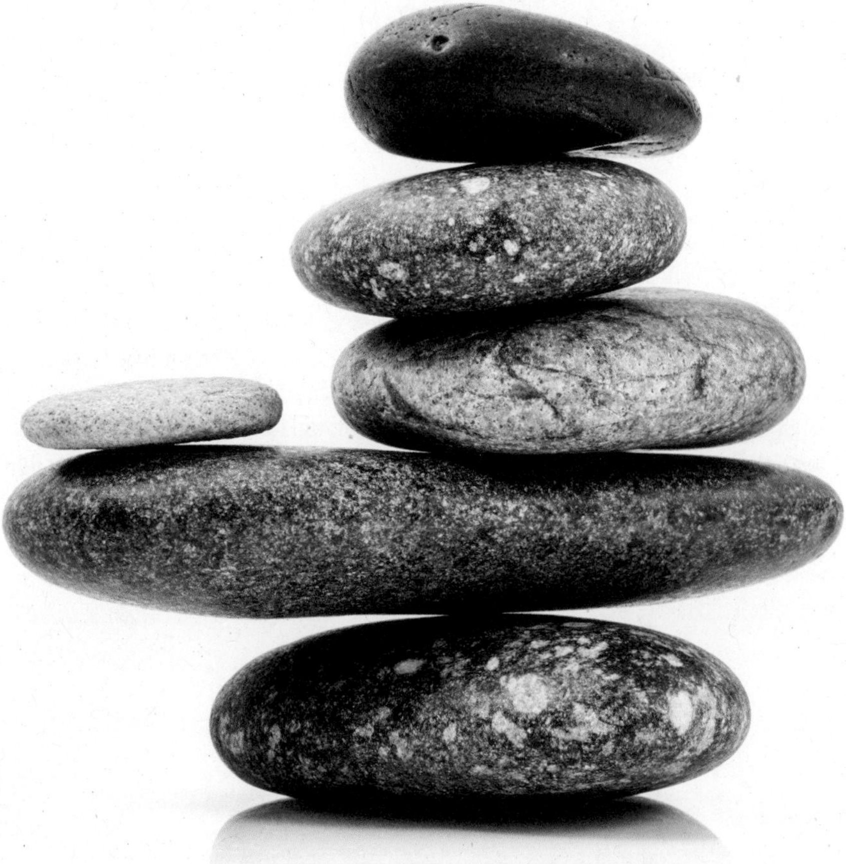

Genießen können und achtsam sein

Genießen ist wichtig! Essen und Trinken beeinflusst in einem hohen Maß die Lebensfreude und auch die Lebensqualität. Deshalb ist es eine große Chance, gerade auch mit der Erkrankung Diabetes genussvoll und auch achtsam mit dem Essen umzugehen.

An Diabetes erkrankt und vielleicht zudem noch übergewichtig zu sein, nimmt vielen Betroffenen die Liebe zum Essen. Vielmehr begleitet das schlechte Gewissen jeden Einkauf und jede Mahlzeit. Und auch unser Alltag, der oft geprägt ist von Stress, Hektik, wenig Zeit, sorgt dafür, dass viele sich keine Zeit zum Essen nehmen.

Durch das schlechte Gewissen, das viele Übergewichtige allein schon beim Gedanken an Essen haben und durch den Schlankheitswahn, der die Medien bestimmt, wird die Freude am Genießen der Mahlzeiten genommen. Und bei Menschen mit chronischen Erkrankungen spielen zusätzlich noch die Sorgen um die Gesundheit eine Rolle, die oft mit Angst beim Essen oder bei der Wahl der Speisen verknüpft sind.

Wenn du es eilig hast, setze dich fünf Minuten hin.

Japanisches Sprichwort

Das Genießen von Mahlzeiten hingegen bedeutet, sich eine Auszeit zu nehmen und die eigenen Bedürfnisse zu beachten und zu erfüllen. Man sagt bewusst „Ja" zum Essen, nimmt die Schönheit der Lebensmittel und Speisen wahr und erfreut sich daran.

Das Prinzip der Achtsamkeit

Das Prinzip der Achtsamkeit kommt ursprünglich aus dem Buddhismus. Achtsam sein bedeutet, ganz in der Gegenwart und bei sich selbst zu sein, sich seine Gefühle, Gedanken und Handlungen bewusst zu machen.

Achtsam essen ist einfacher, als manche denken. Es geht hier nicht um das Hervorheben oder auch Ausgrenzen bestimmter Lebensmittel, sondern um den bewussten Umgang mit Lebensmitteln, Speisen und der Mahlzeit selber.

Es fängt mit dem Einkauf der Zutaten an: So oft wie möglich sollten frische Lebensmittel, gerne auch aus der jeweiligen Region, verwendet werden. Es braucht einfache Rezepte, die nicht zu aufwendig in der Zubereitung sind.

Und es bedeutet, dass man sich beim Zubereiten der Speisen auf das Kochen konzentriert. Dabei ist es wichtig, dass der Aufwand für Einkauf und Kochen nicht als vertane Lebenszeit angesehen wird. Dies ist eine absolut sinnvolle Tätigkeit, die zudem ein sichtbares und genießbares Ergebnis bringt.

Für die Mahlzeit selber bedeutet das, dass man langsam und bewusst isst und nicht nebenher anderen Beschäftigungen nachgeht. Handy, Computer und Fernseher haben am Esstisch nichts zu suchen.

Sagen Sie Ja zu sich selber und genießen Sie das Essen:

Tun Sie Ihrem Leib etwas Gutes, damit Ihre Seele Lust hat, darin zu wohnen.

Teresa von Avila (1515–1582) hat es so vor mehreren Jahrhunderten geraten. Und wir alle kennen doch Redewendungen wie diese:

Liebe geht durch den Magen.

Essen und Trinken hält Leib und Seele zusammen.

Denn: Essen ist nicht einfach nur die Aufnahme von Nährstoffen. Essen ist Balsam für die Seele.

INFO

Lebensmittel achtsam auswählen

- möglichst wenig verarbeitet
- möglichst aus der Region
- möglichst bio
- möglichst wenig Zusatzstoffe
- möglichst bewusst ausgewählt, was man gerade mag oder braucht
- möglichst bewusst die Mengen der Lebensmittel wählen
- möglichst das, was gut tut.

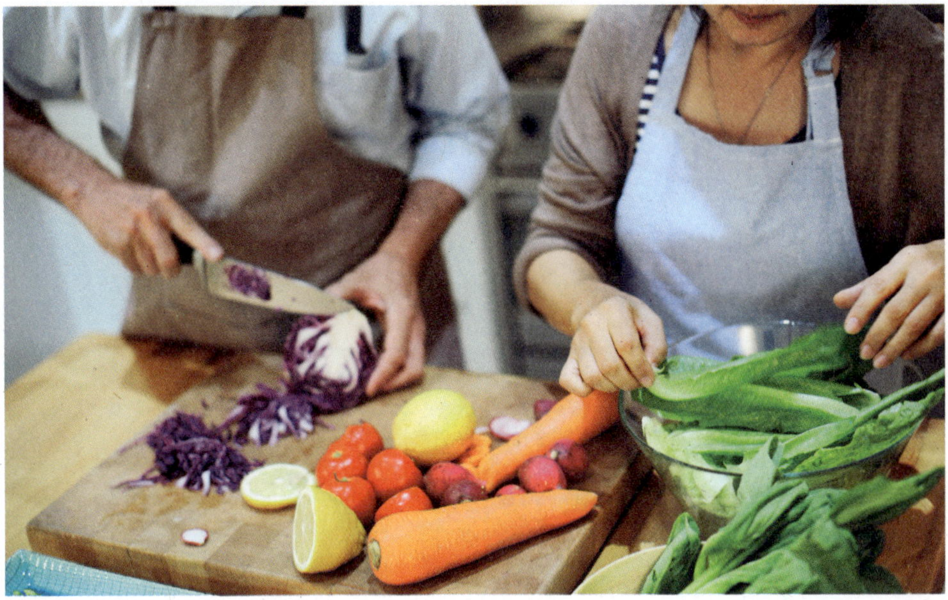

Versuchen Sie doch einmal, ob es nicht mehr entspannt, ein leckeres Essen zu kochen, als sich zum Entspannen mit der Tüte Chips auf das Sofa zurückzuziehen?

Zum entspannten Kochen benötigen Sie allerdings die entsprechenden Zutaten im Vorrat und einfache Rezepte. Und natürlich sollten Sie sich genügend Zeit für die Zubereitung Ihrer Mahlzeiten nehmen.

Manch einer isst nicht, weil er Hunger hat, sondern allein aus Langeweile, damit hat man etwas zu tun. Doch wer aus Langeweile isst, braucht Beschäftigung. Wer bei Stress isst, muss neue Wege zur Entspannung finden.

Wenn Hunger nicht das Problem ist, kann Essen auch nicht die Lösung sein.
Claudia Krüger

Gewohnheiten durch neues Verhalten zu ersetzen ist ein Prozess, der Zeit und Geduld benötigt. Und es gelingt überhaupt nur, wenn die neue Verhaltensweise wirklich geeignet ist, die alte zu ersetzen. Die neue Verhaltensweise muss sich harmonisch in das Leben einreihen und sich in der Umsetzung gut anfühlen. Sie muss schlichtweg mindestens ebenso zufrieden oder glücklich machen wie die alte Gewohnheit.

Essen mit allen Sinnen

Unsere fünf Sinne entscheiden, ob uns eine Mahlzeit schmeckt oder nicht schmeckt. Die Sinne sind: Riechen, Schmecken, Sehen, Fühlen und Hören. Alle Sinne zusammen machen das Esserlebnis aus. Aber wir bekommen das Wahrnehmen der Sinne nur mit, wenn wir uns nicht ablenken lassen. Beob-

„Hunger" ist so vielschichtig wie Diabetes

HUNGERART	BEISPIELSITUATIONEN	WIRD GESTILLT DURCH
Augenhunger	wenn die Werbung in der Zeitschrift oder im Fernsehen Hungergefühle verursacht.	die Schönheit der Mahlzeit. Das Auge isst mit: die Lebensmittel anrichten und bewusst zur Schau stellen
Nasenhunger	Hunger bei/nach dem Duft von Waffeln oder Gegrilltem	schon bei der Zubereitung bewusst ausprobieren, wie die Lebensmittel duften
Mundhunger	Hunger auf das Anfühlen von Speisen im Mund: Wie knuspert das Brötchen im Mund?	bewusst auf die Konsistenz, den Biss achten und bewusst kauen
Magenhunger	Hunger, wenn der hungrige Magen knurrt	die richtige Menge an Lebensmitteln essen, nicht zu viel auswählen
Zellhunger	Hunger auf Brot, wenn in der Mahlzeit die Kohlenhydrate komplett fehlen	Ausgleich von fehlenden Nährstoffen bedienen
Geisthunger	Hunger auf Lebensmittel aus neuer oder alter Ernährungsempfehlung	Essen, was empfohlen wurde, nicht, was dem Bedürfnis entspricht
Herzhunger	Hunger auf bestimmte Lebensmittel, um Gefühle wie Trost, Stress oder Belohnung durch das Essen zu bedienen	In Erinnerung an die Kindheit auswählen, was tröstet, „verbotenes" Essen als Belohnung

achten Sie die einzelnen Lebensmittel doch mal ganz genau und nehmen Sie deren Geschmack, Farbe, Duft, Oberfläche, Konsistenz, Form, Größe, Süße, Säure, Aroma und ... wahr.

Oft achten wir gar nicht darauf, wie die Lebensmittel riechen, wie die einzelnen Bestandteile unseres Essens schmecken, wie „besonders" das Gemüse aussieht, wie cremig sich der Käse im Mund anfühlt oder welche Geräusche der Sprudel beim Eingießen in das Glas macht.

Essen dient nicht nur der Nährstoffaufnahme, sondern oft auch der Bedürfnisbefriedigung. Mit Essen können wir uns belohnen und trösten. Hierfür setzen wir dann ganz gezielt bestimmte Lebensmittel ein. Nicht immer sind uns diese Verhaltensweisen bewusst. Manchmal müssen wir uns erst selbst erforschen und herausfinden, warum wir welche Lebensmittel in bestimmten Situationen essen. Und dann gilt es in einem zweiten Schritt, neue Verhaltensweisen zu finden und einzuüben.

CHECKLISTE

Checkliste zum achtsamen Essen

- ☐ Verwenden Sie frische, naturbelassene Lebensmittel aus der Region, gerne auch Biolebensmittel.
- ☐ Bereiten Sie einfache Gerichte zu.
- ☐ Schaffen Sie sich einen schönen Essplatz.
- ☐ Essen Sie in einer ruhigen, entspannten Atmosphäre.
- ☐ Keine Ablenkungen durch Handy, Computer oder Fernseher.
- ☐ Geben Sie sich Mühe beim Anrichten der Mahlzeit auf dem Teller.
- ☐ Atmen Sie vor dem Essen drei bis fünf Mal tief durch.
- ☐ Nehmen Sie das Aussehen, den Geruch und den Geschmack des Essens wahr.
- ☐ Sehen Sie sich die Lebensmittel genau an.
- ☐ Der erste Bissen ist besonders, lassen Sie sich Zeit beim bewussten Anfühlen und Schmecken.
- ☐ Kauen Sie langsam und fühlen Sie das Essen im Mund.
- ☐ Schenken Sie dem Essen Ihre gesamte Aufmerksamkeit.
- ☐ Genießen braucht Zeit, essen Sie langsam und mit Pausen.
- ☐ Hören Sie während der Mahlzeit mehrmals in sich hinein, ob Sie noch hungrig sind.
- ☐ Hören Sie auf zu essen, wenn Sie satt sind.
- ☐ Freuen Sie sich am Ende über die schöne Mahlzeit.
- ☐ Fragen Sie sich bewusst, ob Ihr Bedürfnis nach Essen befriedigt ist oder ob Ihnen noch etwas fehlt.

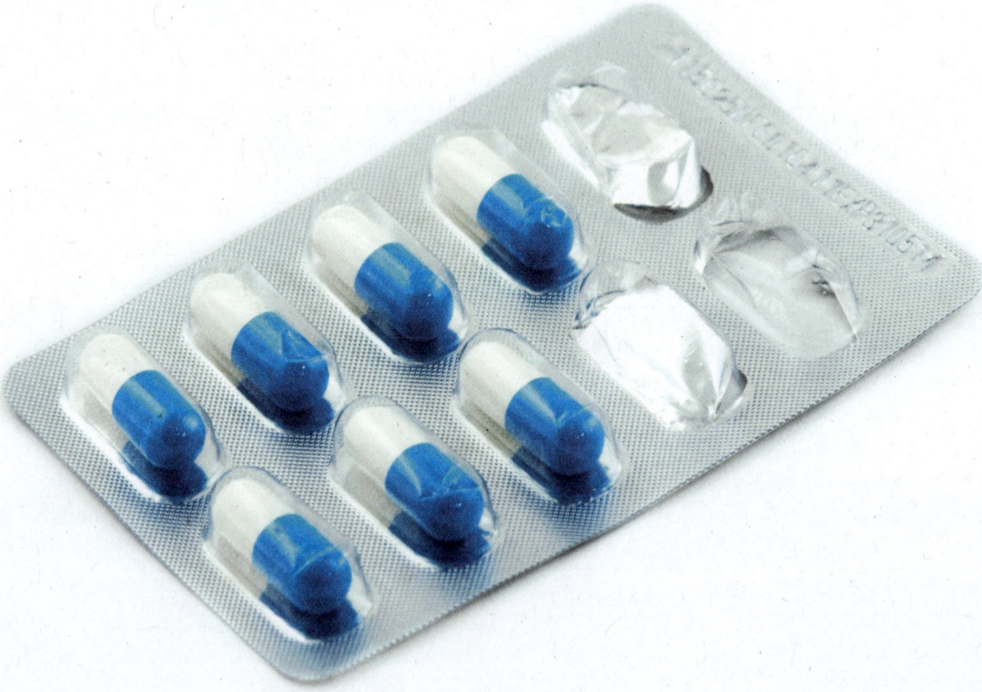

Vom Leben mit einer chronischen Krankheit

Diabetes ist eine chronische Erkrankung, die von der Diagnosestellung an zum Leben dazugehört. Das Wissen um die Erkrankung und die Angst vor den möglichen Folgen machen vielen Betroffenen zu schaffen. Regelmäßige Medikamenteneinnahme und häufigere Arztbesuche machen ihnen immer wieder bewusst; dass sie nicht (mehr) gesund sind. Das verändert das Leben und auch die Lebensbedingungen.

Diabetes ist eine Erkrankung, die in vielen Lebensbereichen zu zusätzlichen Belastungen führt. Der Umgang mit Speisen und Getränken muss sich möglicherweise verändern, Blutzuckerwerte müssen regelmäßig kontrolliert werden, Arztbesuche häufen sich.

Dazu kommt, dass sich viele Menschen, auch ungefragt, einmischen und Verhalten bewerten, Schuldzuweisungen aussprechen. „Darfst du das überhaupt essen?“ ist sicher eine der häufigsten Fragen, die ein Mensch mit Diabetes beantworten muss. Kein Wunder also, dass sich viele Diabetiker überfordert fühlen und die Psyche belastet ist.

Sicher lässt sich die Erkrankung oft durch eine Umstellung des Lebensstils verbessern oder sogar „heilen“, wie es im Statement von Dr. Riedl zu lesen ist → Seite 30, aber was ist, wenn man das nicht schafft? Ist man dann ein Versager? Oder hat das Behandlungsteam es nicht geschafft, an der richtigen Stelle zu motivieren und zu unterstützen?

Diabetes und psychische Erkrankungen

Menschen mit Diabetes haben eine Erkrankung, die das Leben beeinflusst und die auch nicht mehr verschwindet. Das belastet. Gerade bei Menschen ab 50 steigt die Wahrscheinlichkeit, dass der Typ-2-Diabetes mellitus mit einer psychischen Belastung oder psychischen Erkrankung einhergeht.

Bei Menschen mit Diabetes um die 60 zeigt sich sogar bei fast einem Drittel der Betroffenen eine **Depression**. Damit erkranken Menschen mit Diabetes etwa doppelt so häufig an Depressionen wie Menschen ohne Diabetes. Das klinische Bild einer Depression ist gekennzeichnet durch die typischen Symptome der Antriebsminderung, der Freudlosigkeit und des Interessenverlusts sowie einer gedrückten Stimmung. In depressiven Phasen kann der Betroffene meistens die Versorgung seiner eigenen Diabeteserkrankung nicht mehr in ausreichendem Maße durchführen. Es fehlt die Energie für das Zubereiten und Essen von regelmäßigen Mahlzeiten. Es fehlt der Antrieb für die regelmäßige Kontrolle der Blutzuckerwerte oder die Gabe von notwendigen Medikamenten. Auch der Bewegungsanteil und die Versorgung des Haushalts werden in einer depressiven Phase auf ein Minimum zurückgefahren.

Dadurch verschlechtert sich während dieser Zeit die Blutzuckereinstellung oft massiv und es wird Hilfe gebraucht, um die Erkrankung zu managen. Gegebenenfalls können Familienmitglieder unterstützen oder Pflegedienste eigesetzt werden. Das Wichtigste ist aber, das die Depression erst einmal auffällt und dann behandelt werden kann.

Neben den Depressionen treten bei Menschen mit Diabetes auch gehäuft **Ängste** auf: Angst vor den Folgen der Erkrankungen, über die so viele Menschen furchterregende Geschichten erzählen, ohne zu überlegen, was das bei den Betroffenen auslöst. Furcht vor Unterzuckerungen und der Angst, dabei die Kontrolle über die eigene Person zu verlieren. Sorgen, wegen der Erkrankung den Arbeitsplatz zu verlieren. Panik, weil man befürchtet, im Verlauf der Erkrankung irgendwann einmal an der Insulinspritze zu hängen. Und nicht zuletzt: Angst davor, dass das Leben durch die Erkrankung beeinträchtigt wird.

Auch **Essstörungen** gehören zu den psychischen Erkrankungen, die bei Diabetes gehäuft auftreten. Essen ist Bestandteil der Behandlung. Essen oder nichts essen, erlaubt oder verboten, große oder kleine Portionen, gesunde und ungesunde Lebensmittel, es gibt viel zu bedenken, was die Auswahl der Lebensmittel angeht. Es gibt wissenschaftliche Erkenntnisse und Meinungen von allen, die den Menschen mit Diabetes mellitus beim Essen zusehen. Damit wird Essen teilweise zu einer zusätzlichen Belastung, die sich störend im Essverhalten auswirkt.

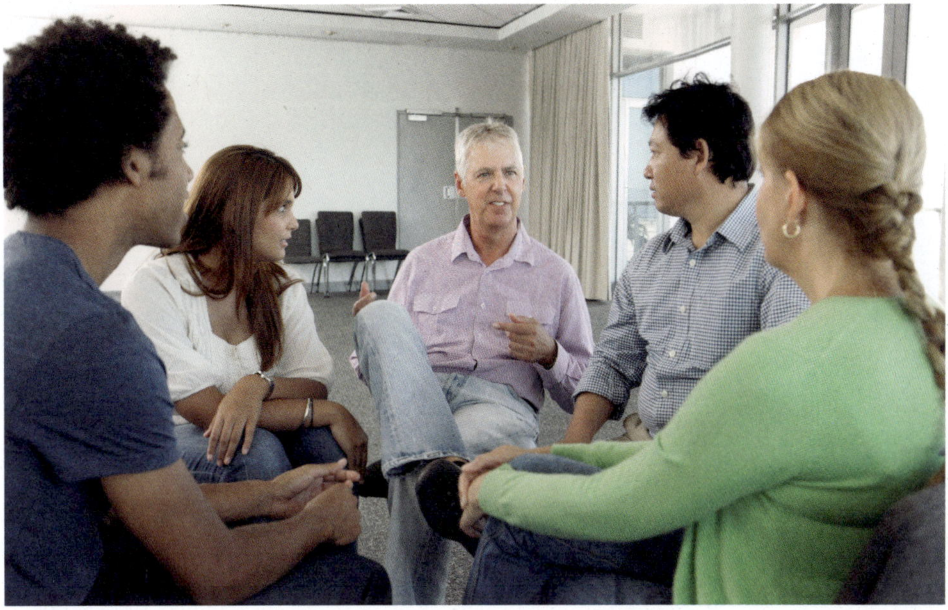

Unterstützung durch Selbsthilfegruppen

Typ-2-Diabetes mellitus ist eine Erkrankung, bei der Betroffene selber täglich mehrfach aktiv sein müssen. Die erste und wichtigste Behandlungsoption ist die Veränderung des Lebensstils. Hier können Selbsthilfegruppen motivierend und unterstützend wirken.

Während das Behandlungsteam das medizinische Wissen weitergibt, spielt in der Selbsthilfegruppe die persönliche Unterstützung durch das soziale Netz eine bedeutsame Rolle. Bei gemeinsamen Treffen, Ausflügen und Sportaktivitäten wie Wanderungen und Fahrradtouren können Erfahrungen ausgetauscht werden. Für schwierige Situationen im Lebensalltag mit Diabetes können gemeinsam Ideen und Lösungen gefunden werden. Die Motivation zur Verhaltensänderung und die Selbstverantwortung werden durch die Selbsthilfegruppen gestärkt. Neue Kontakte und Freundschaften mit Gleichgesinnten bereichern das Leben und holen die Betroffenen aus der Isolation. Allerdings greift die Selbsthilfe nur, wenn die Einzelnen auch einen Sinn darin sehen, die Lebensqualität durch aktive Mitarbeit zu verbessern.

→ FAZIT

Mit Ihrer Diabeteserkrankung kann die Psyche ebenfalls krank werden. Achten Sie auf sich und lassen Sie sich helfen, wenn Ihre Seele leidet. Sie sind damit nicht allein! Besuchen Sie eine Selbsthilfegruppe und finden Sie Anschluss bei Menschen, die die gleiche Erkrankung teilen. Gemeinsam sind Sie stärker, können sich gegenseitig motivieren und unterstützen.

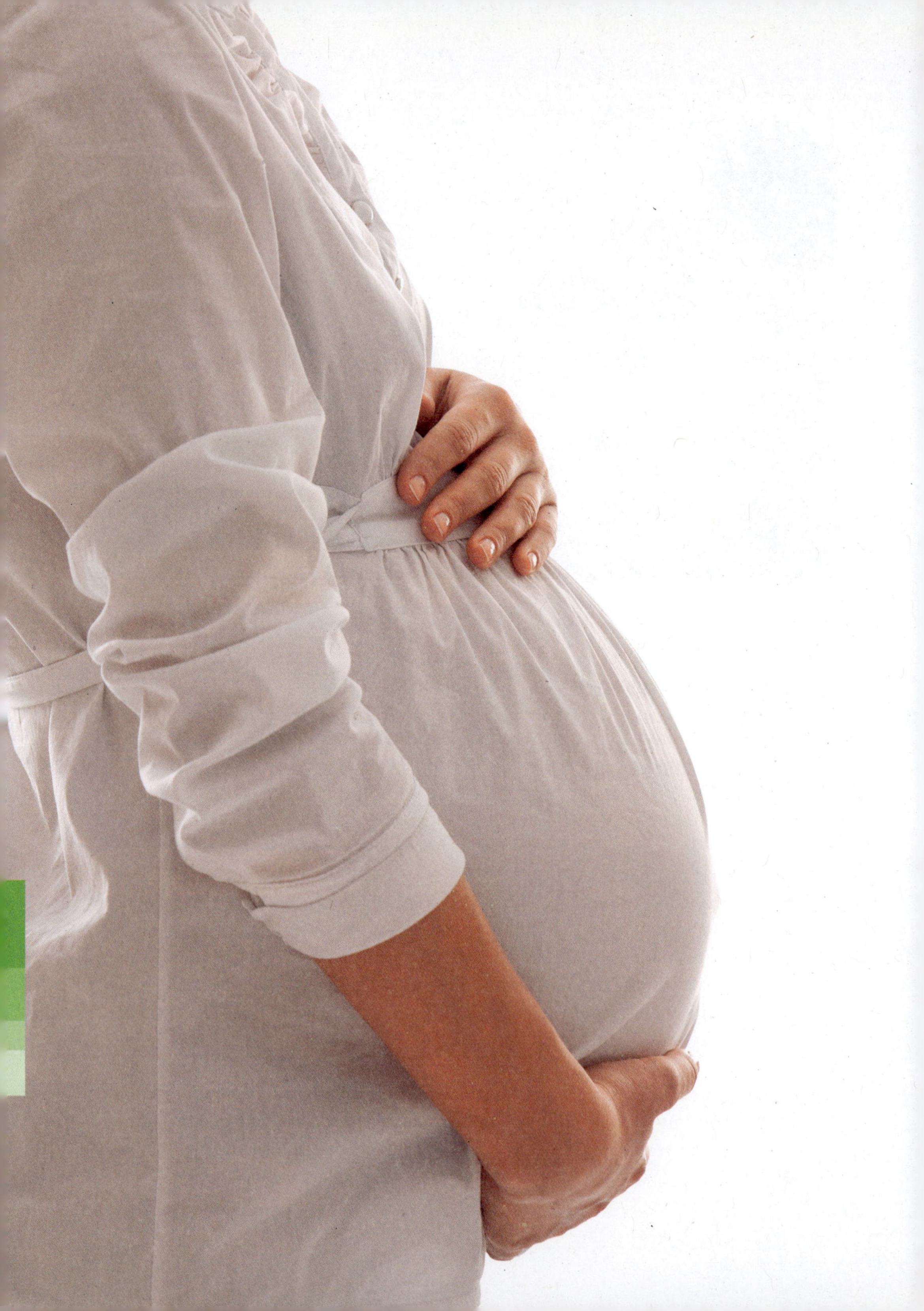

Schwangerschafts-diabetes

Eine besondere Form des Diabetes mellitus ist die, die erstmalig in der Schwangerschaft auftritt. Sie wird Schwangerschaftsdiabetes genannt, oder wie der Arzt sagt: Gestationsdiabetes mellitus (GDM).

Das Krankheitsbild des Schwangerschaftsdiabetes entspricht am ehesten dem Typ-2-Diabetes mellitus. Neben der Vererbung spielt auch hier ursächlich Ihr Lebensstil mit den Faktoren Ernährung und Bewegung eine große Rolle.

> **INFO**
>
> **Schwangerschaftsdiabetes** ist ein erstmals während der Schwangerschaft aufgetretene oder diagnostizierte Glukosetoleranzstörung.

Grundsätzlich ist das Risiko, einen GDM zu entwickeln, bei Angehörigen verschiedener Bevölkerungsgruppen erhöht. Dies sind zum Beispiel Asiatinnen oder Kaukasierinnen, übergewichtige Schwangere (BMI ≥ 30), ältere Schwangere (Alter ≥ 45), Frauen mit polyzystischem Ovarsyndrom oder Schwangere, die bereits ein Kind mit einem Geburtsgewicht von mehr als 4500 Gramm haben.

Was ist Schwangerschafts-diabetes?

Wie beim Typ-2-Diabetes mellitus liegt beim Schwangerschaftsdiabetes eine sich verschlechternde Insulinwirkung (Insulinresistenz) und eine mangelnde Insulinausschüttung der insulinproduzierenden Zellen in der Bauchspeicheldrüse vor, die sich meistens beginnend in der zweiten Schwangerschaftshälfte zeigt.

Die Häufigkeit, einen Schwangerschaftsdiabetes zu entwickeln, ist in den vergangenen 15 Jahren deutlich angestiegen und liegt heute bei etwa fünf Prozent der Schwangeren. Dies liegt zum einen sicher daran, dass durch die Aufnahme der Untersuchung auf Schwangerschaftsdiabetes in die Mutterschaftsrichtlinien in der Schwangerschaft zwischen der 24. und 28. Schwangerschaftswoche mehr Kontrollen erfolgen. Zum anderen aber auch an dem späteren Lebensalter der Schwangeren und der Steigerung des Körpergewichts auch bei Frauen im gebärfähigen Alter.

Wenn Sie übergewichtig sind, sollten Sie schon vorbeugend vor einer geplanten Schwangerschaft mit einem gesunden Lebensstil beginnen und durch eine verbesserte Ernährung, gepaart mit einer Steigerung von Bewegungsaktivitäten, Ihr Körpergewicht moderat reduzieren. Diese Lebensstilveränderungen sollten Sie dann auch während der Schwangerschaft beibehalten.

Diagnosestellung

Zur Diagnosestellung wird jeder Schwangeren zwischen der 24. und 28. Schwangerschaftswoche ein „50-g-Suchtest" angeboten. Der Test wird meistens beim Gynäkologen unabhängig von der Nahrungsaufnahme und der Tageszeit durchgeführt. Sie trinken eine Flüssigkeit mit 50 Gramm Glukose (=Traubenzucker) in 200 Milliliter Wasser. 60 Minuten nach dem Trinken der Zuckerlösung wird dann Ihr Blutzuckerwert gemessen.

Ein Blutzuckerwert von 135 mg/dl (7,5 mmol/l) und mehr gilt als auffällig, ein Wert von mehr als 200 mg/dl (11,1 mmol/l) legt nahe, dass bei Ihnen ein Schwangerschaftsdiabetes vorliegt.

Wenn Ihr Test auffällig ist, werden Sie von einer Diabetologin behandelt. Hier schließt sich meistens noch ein sogenannter 75-g-oraler-Glukosetoleranztest (oGTT) an. Dieser findet unter festgelegten Bedingungen statt und ist in seiner Aussagekraft genauer als der 50-g-Suchtest.

Ist der zweite Test mit der 75-Gramm-Zuckerlösung erforderlich, dann gilt die Diagnose Schwangerschaftsdiabetes, wenn einer der drei Werte bei Ihnen überschritten ist:

1. Nüchtern: über 92 mg/dl (über 5,1 mmol/l)
2. nach einer Stunde: 180 mg/dl und mehr (10,0 mmol/l und mehr)
3. nach zwei Stunden: 153 mg/dl und mehr (8,6 mmol/l und mehr).

Die Diagnosestellung „Schwangerschaftsdiabetes" bedeutet für viele Frauen den Verlust der unbeschwerten Schwangerschaft. Die Diagnose bedeutet oft Stress, Sorgen, vermehrte Arztbesuche und viele Diskussionen im Umfeld, Erfahrungen mit Diabetes hat schließlich jeder. Aus Ihrer Schwangerschaft wird eine „Schwangerschaft mit Diabetes" mit sofortigem Behandlungsbeginn und

INFO

Schwangerschaften nach bariatrischen Operationen

Auch in Deutschland finden immer mehr Operationen statt, die massiv Übergewichtige bei der Gewichtsabnahme unterstützen sollen. Diese nennt man bariatrische oder metabolische Operationen. Häufig werden auch junge Frauen mit Kinderwunsch operiert, da massives Übergewicht die Gesundheit und die Teilhabe am Leben stark behindert. Auch der Kinderwunsch erfüllt sich bei stark übergewichtigen Frauen meist nicht.
Nach einer solchen Operation sollten Sie eine Schwangerschaft frühestens ein Jahr später planen. Durch den Eingriff ist die Gefahr für die Entwicklung eines Schwangerschaftsdiabetes deutlich gesunken. Dennoch gelten solche Schwangerschaften als Risikoschwangerschaften. Ein Test auf das Vorliegen eines Schwangerschaftsdiabetes muss zwingend erfolgen. Allerdings ist durch die operativen Veränderungen ein anderes Vorgehen erforderlich, da das Trinken der Zuckerlösung aus gesundheitlichen Gründen nicht mehr möglich ist. Daher wird bei Schwangeren nach einer bariatrischen Operation der Blutzuckerwert im Schwangerschaftsverlauf drei Mal über je zwei Wochen nüchtern und jeweils eine Stunde nach der Mahlzeit getestet. Diese Testungen sollten etwa in der 12./13., der 24./25. und 32./33. Schwangerschaftswoche durchgeführt werden.

zahlreichen Blutzuckermessungen, um Ihren Zuckerstoffwechsel zu beobachten. Das kann für Sie als Schwangere sehr belastend sein. Eine einfühlsame Beratung und Schulung ist absolut wichtig, um Ihnen Sicherheit im Umgang mit der Erkrankung und den Lebensmitteln zu geben.

Risiken

Der Schwangerschaftsdiabetes erhöht Gesundheitsrisiken bei Mutter und Kind. Daher ist es wichtig, dass Sie im weiteren Verlauf der Schwangerschaft möglichst normale Blutzuckerwerte erreichen.

Bei Ihnen als werdender Mutter führen hohe Blutzuckerwerte häufiger zu hohem

Blutzuckerwerte in der Schwangerschaft

Nach der gültigen Leitlinie für Gestationsdiabetes mellitus (GDM) sollten die Blutzuckerzielwerte in der Schwangerschaft deutlich niedriger sein als bei Menschen mit anderen Diabetesformen.

ZEITPUNKT DER MESSUNG	BLUTZUCKERZIELWERTE
nüchtern	65 bis 95 mg/dl (3,6 bis 5,3 mmol/l)
1 Stunde nach Beginn der Mahlzeit	unter 140 mg/dl (unter 7,8 mmol)
2 Stunden nach Beginn der Mahlzeit	unter 120 mg/dl (unter 6,7 mmol/l)

Blutdruck, zu Infektionen und zu Frühgeburten. Bei Frauen mit Schwangerschaftsdiabetes wird häufiger ein Kaiserschnitt durchgeführt als bei Frauen ohne Diabetes. Ihr Risiko für Geburtskomplikationen und Blutungen nach der Geburt ist erhöht.

Beim Kind führen die höheren Blutzuckerwerte der Mutter zu einer vermehrten Insulinausschüttung. Da Insulin ein wachstumssteigerndes Hormon ist, steigt dadurch die Größe und das Geburtsgewicht der Kinder. Liegt das Geburtsgewicht der Kinder bei mehr als 4000 Gramm, so nennt man das Makrosomie. Die größere Insulinausschüttung im Mutterleib kann nach der Geburt beim Kind unter anderem zu Unterzuckerungen führen. Deshalb testet man bei den Neugeborenen die Blutzuckerwerte. Kinder mit einem hohen Geburtsgewicht haben eine erhöhte Gefahr für Übergewicht und Adipositas in der Kindheit und darüber hinaus für das gesamte Leben. Auch die Gefahr, später (als Erwachsene) an Typ-2-Diabetes mellitus zu erkranken, steigt mit der Höhe des Geburtsgewichts.

Um zukünftige Gesundheitsrisiken für Ihr Kind zu verringern, können Sie als Mutter zu einem gesunden und aktiven Lebensstil des Kindes und der Familie insgesamt beitragen. Ihre Kinder sollen von Beginn an lernen, dass Bewegung zum Lebensalltag gehört. Gesunde Lebensmittel sollen im Vordergrund stehen und das Gewicht soll im Normalbereich bleiben. So können Sie die Gefahr für Übergewicht und Typ-2-Diabetes mellitus bei Ihrem Kind wieder reduzieren.

Wenn Sie weitere Schwangerschaften planen, sollten Sie bereits vor einer erneuten Schwangerschaft mit einer Lebensstiländerung beginnen, sich genug bewegen und gesund und kohlenhydratarm essen.

Energiebedarf und Gewichtszunahme in der Schwangerschaft

Der Energiebedarf und die Gewichtszunahme in der Schwangerschaft werden auf Grundlage des BMI-Werts vor der Schwangerschaft ermittelt.

BMI VOR DER SCHWANGERSCHAFT	ENERGIEBEDARF IN KCAL JE KILOGRAMM KÖRPERGEWICHT	GEWICHTSZUNAHME IN DER SCHWANGERSCHAFT (KG)
< 18,5	35–40	12,5–18
18,5–24,9	30–34	11,5–16
25,0–29,9	25–29	7–11,5
≥ 30	≤ 20	5–9

Quelle: „Gestationsdiabetes mellitus (GDM) Diagnostik, Therapie und Nachsorge“

Behandlung

Als Behandlungsoption steht für Sie an erster Stelle die Ernährungstherapie mit Ernährungsempfehlungen für stabile Blutzuckerwerte und mit Empfehlungen zum Gewichtsmanagement. Dazu gehören immer auch Bewegungsempfehlungen, und bei etwa zehn bis 20 Prozent der Schwangeren folgt im Verlauf auch eine Behandlung mit Insulin.

Die Ernährungstherapie soll Ihnen helfen, die schwangerschaftsspezifischen Blutzuckerwerte zu erreichen.

Es sollen keine nennenswerten Über- und Unterzuckerungen auftreten, von daher müssen Sie Ihren Blutzucker selbst regelmäßig kontrollieren. Ihre Gewichtszunahme während der Schwangerschaft soll sich ebenfalls im Normbereich bewegen.

Kontrolle der Blutzuckerwerte

Zur Überprüfung der Blutzuckerwerte müssen Sie Blutzuckermessungen durchführen. Grundsätzlich wird immer versucht, die Belastungen für Sie als Schwangere möglichst gering zu halten, da die Diagnose Schwangerschaftsdiabetes an sich schon eine große Belastung darstellt.

Dennoch sollten Sie nach der Diagnosestellung in der Regel für ein bis zwei Wochen täglich vier Blutzuckerselbstmessungen durchführen: morgens nüchtern und jeweils eine oder zwei Stunden nach Beginn der drei Hauptmahlzeiten.

Sind alle Ihre Werte innerhalb der ersten zwei Wochen im Zielbereich, wird die Messhäufigkeit reduziert. Es bleibt bei einer Messung am Tag, die entweder nüchtern oder nach einer der Hauptmahlzeiten erfolgen soll. Bestätigen sich immer mal wieder erhöhte Werte, müssen weitere Messungen und Behandlungsanpassungen erfolgen.

Ernährungstherapie bei Schwangerschaftsdiabetes

Direkt nach der Diagnosestellung sollten Sie eine Ernährungsschulung durchlaufen, damit Sie durch eine Veränderung Ihrer Mahlzeitengestaltung (Mahlzeitenanzahl, Lebensmittelmengen → Seiten 136–140) möglichst normale Blutzuckerwerte erreichen können. In der Regel finden diese Schulungen in der Diabetes-Schwerpunktpraxis statt. Sie werden dort von Diabetesberatern und/oder qualifizierten Ernährungsberaterinnen durchgeführt.

Achten Sie hierbei darauf, ob es sich um eine empathische und individuelle Beratung durch ein qualifiziertes Behandlungsteam handelt.

Durch die Betreuung sollen bestehende Ängste abgebaut werden, denn Sie als Schwangere werden natürlicherweise Risiken beim ungeborenen Kind fürchten.

Der Schwangerschaftsdiabetes ist nicht mit anderen Diabetesformen vergleichbar. Die guten Ratschläge aus dem Umfeld sind meist wenig hilfreich und stiften nur Unruhe. Wichtig für Sie ist eine angepasste Kohlenhydratzufuhr, die bei 40 bis 50 Prozent der Energiezufuhr liegen sollte, bei 20 Prozent Eiweiß und 30 bis 35 Prozent Fett (jeweils von der Energiezufuhr). Die Empfehlung zur Ballaststoffzufuhr von 30 Gramm pro Tag verändert sich nicht durch Ihre Schwangerschaft. Die Energiezufuhr sollte mindestens 1600 bis 1800 Kilokalorien betragen, kann aber auch darüber liegen.

Kohlenhydrate

Mindestens 40 Prozent der Energie sollten Sie durch Kohlenhydrate aufnehmen. Das sind mindestens 175 Gramm Kohlenhydrate, die Sie auf mehrere Mahlzeiten am Tag verteilen müssen. Durch kohlenhydratarme Kostformen steigt die Gefahr für „ketoazidotische Veränderungen", das kann für Sie als Mutter und für Ihr Kind gefährlich werden. Kohlenhydrate erhöhen natürlicherweise den Blutzuckerspiegel. Aber der Blutzucker ist ein wichtiger Energielieferant, auch für Ihr Kind.

Damit Ihre Blutzuckerwerte stabil bleiben, ist eine Kohlenhydratzufuhr alle drei Stunden (+/- eine Stunde) notwendig, auch wenn dies gerade für Berufstätige schwierig ist. Bei einer unregelmäßigen Mahlzeitengestaltung mit nur zwei bis drei Mahlzeiten am Tag lassen sich in der Schwangerschaft kaum stabile Blutzuckerwerte erreichen.

Da Ihre Blutzuckerwerte am Morgen durch die Hormonausschüttung am ehesten

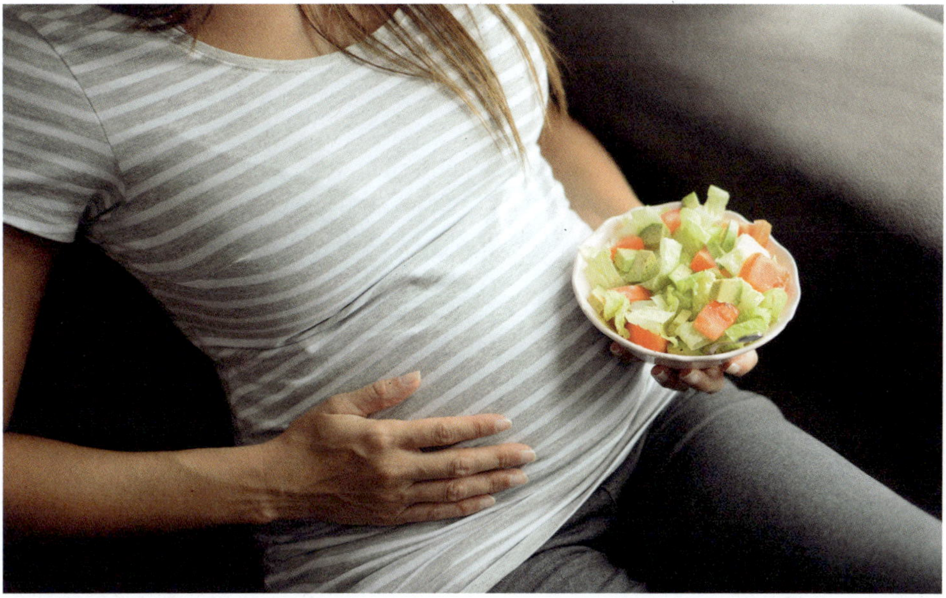

steigen, ist meist nur ein kleines erstes und zweites Frühstück möglich. Zumindest, was die enthaltenen Kohlenhydrate betrifft. Sie sollten nur circa 15 bis maximal 30 Gramm Kohlenhydrate zu sich nehmen, damit Ihr Ziel-Blutzuckerwert erreicht wird. Dieser liegt 60 Minuten nach Beginn der Mahlzeit unter 140 mg/dl oder unter 7,8 mmol/l. Auch zuckerhaltige Lebensmittel sind zum Frühstück meistens nicht möglich. Konfitüre, Honig, Obst, Säfte, Kakao und auch Müsli fallen eventuell für Sie zum Frühstück aus. Es hat sich bewährt, diese Lebensmittel für den Nachmittag einzuplanen.

Auch zu den anderen Mahlzeiten des Tages sollten Sie die stärkehaltigen Lebensmittel begrenzen, um keine Blutzuckerspitzen hervorzurufen. Eine (zusätzliche) stärkehaltige Spätmahlzeit sorgt für ein stabileres Blutzuckerprofil in der Nacht und für verbesserte Blutzuckerwerte am Morgen.

Süßstoffe können Sie für Getränke sparsam dosiert einsetzen. Haushaltszucker kann zum Kochen und Backen eingesetzt werden (maximal 30 bis 50 Gramm am Tag, möglichst nicht morgens/vormittags). Es bleibt aber bei der diabetestypischen Empfehlung, keine gezuckerten Getränke auszuwählen.

Energiezufuhr und Gewichtsentwicklung

Viele Frauen mit Schwangerschaftsdiabetes waren bereits vor der Schwangerschaft übergewichtig oder haben während der Schwangerschaft deutlich an Gewicht zugenommen.

Eine leichte Gewichtsreduktion gerade bei einer Umstellung der Ernährung nach der Diagnosestellung ist bei vielen Patientinnen zu beobachten. Zu groß sind die Ängste, falsch oder zu viel zu essen. Doch nach zwei bis drei Wochen sollte sich Ihr Gewicht wieder stabilisieren und/oder moderat ansteigen. Ansonsten müssen die erforderliche Ernährungsumstellung und auch die erforderlichen Lebensmittelmengen ausführlicher besprochen werden.

Bei bestehendem Übergewicht führt eine leichte Kalorieneinschränkung zu einer Verbesserung Ihres Blutzuckerspiegels. Allerdings sollten Sie eine Mindest-Kalorienmenge von 1600 bis 1800 Kilokalorien nicht unterschreiten. Das entspricht einer Energieersparnis von etwa 30 Prozent.

Ihre Fettzufuhr sollte sich im Bereich von 70 bis 80 Gramm am Tag bewegen. Die Menge an Koch- und Streichfetten und auch die Menge fettreicher Lebensmittel müssen Sie begrenzen.

Entspricht Ihre Gewichtszunahme in der Schwangerschaft den Empfehlungen (und hatten Sie vor der Schwangerschaft ein normales Körpergewicht), wird eine Energiezufuhr von circa 2200 Kilokalorien empfohlen.

Muss Ihre Gewichtszunahme begrenzt werden, wird eine Energiezufuhr von 1800 Kilokalorien am Tag empfohlen.

INFO

Allgemeine Hinweise zur Ernährung bei Schwangerschaftsdiabetes

- alle zwei bis drei Stunden Kohlenhydrate essen
- eine Spätmahlzeit einplanen
- Fett und Kalorien nicht zu reichlich bei zu großer Gewichtszunahme während der Schwangerschaft
- keine zuckerhaltigen Getränke
- keine reinen „Zuckerkohlenhydrate“ als Spätmahlzeit, immer mit Stärke kombinieren (Joghurt mit Haferflocken oder Obst plus ein bis zwei Knäckebrote).

Die allgemein üblichen Einschränkungen in der Lebensmittelwahl bei Schwangeren (wie der Verzicht auf Rohmilch, rohen Käse, rohe Eier und nicht durchgegartes Fleisch sowie gebeizten Fisch und alkoholische Getränke) gelten selbstverständlich auch für Frauen mit Gestationsdiabetes.

CHECKLISTE

Lebensmittelauswahl bei Schwangerschaftsdiabetes

(circa 2200 Kilokalorien)

Täglich Getreide, Getreideprodukte einplanen

- ☐ täglich 250 bis 300 Gramm (circa fünf Scheiben Brot) (maximal eine Scheibe zum ersten und zweiten Frühstück), mindestens zur Hälfte aus Vollkorn
- ☐ kleines erstes und zweites Frühstück, eine Scheibe Brot entspricht circa zwei bis drei Esslöffeln Getreideflocken und kann entsprechend ausgetauscht werden
- ☐ Reis und Nudeln, eine Portion: 75 bis maximal 80 Gramm (Trockengewicht)
- ☐ Kuchen und Kekse mit wenig Zucker und mäßigem Fettgehalt, nicht täglich auswählen und nicht zum Frühstück essen

Täglich Gemüse essen

- ☐ Menge unbegrenzt, aber gerne 400 bis 500 Gramm am Tag plus 250 Gramm Kartoffeln (im Austausch zu Reis, Nudeln oder anderen stärkehaltigen Beilagen).
- ☐ Gemüse soll jede (Haupt-)Mahlzeit begleiten, entweder gekocht oder als Salat/Rohkost
- ☐ frische oder tiefgekühlte Gemüsesorten auswählen (Tiefkühlware ohne Zusätze)
- ☐ Gemüse möglichst kurz garen, nicht lange warm stellen
- ☐ Hülsenfrüchte mehrmals wöchentlich genießen. 50 bis 60 Gramm getrocknete Hülsenfrüchte oder 100 bis 200 Gramm Hülsenfrüchte aus der Dose (Gewicht variiert nach Sorte) entsprechen einer Portion.
- ☐ fettarme Zubereitungsarten bevorzugen, fettreiche wie Pommes, Kroketten und Reibeplätzchen selten genießen

Täglich Obst auswählen

- ☐ täglich 200 bis 300 Gramm (das entspricht circa zwei Obststücken oder zwei Obstportionen)
- ☐ frisches Obst oder tiefgekühlte Früchte auswählen, alle Sorten sind möglich
- ☐ möglichst viel roh essen, wenig Konserven
- ☐ Obst erst ab mittags einplanen

Täglich Fette und Öle nutzen

- ☐ Der Bedarf liegt bei täglich circa 70 bis 80 Gramm Fett insgesamt, davon ist bereits die Hälfte in den Lebensmitteln, nur 35 bis 40 Gramm stehen als Koch- und Streichfett zur Verfügung
- ☐ maximal 20 bis 25 Gramm Butter am Tag
- ☐ circa zwei Esslöffel Öl zum Kochen verwenden
- ☐ Lebensmittel, die sehr fettreich sind (zum Beispiel Sahneprodukte, Mayonnaise) nur selten auswählen, fettärmere Alternativen finden
- ☐ keine Margarine mit gehärteten Fetten auswählen
- ☐ kleine Mengen Nüsse oder Mandeln (circa 20 Gramm)

→

Täglich Milch und Milchprodukte einplanen

- ☐ täglich 500 Gramm (Joghurt, Milch oder Dickmilch etc.) einplanen, bei gezuckerten Varianten maximal 150 Gramm in einer Portion, dabei den Fettgehalt beachten, 1,5 Prozent oder 3,5 Prozent Fett auswählen – keine Produkte mit weniger Fett als 1,5 Prozent einsetzen
- ☐ täglich circa 50 bis 60 Gramm Käse, das sind circa zwei Scheiben, essen
- ☐ bei Bedarf Kaffeesahne mit 4 Prozent Fett
- ☐ bei Quark maximal 10 Prozent Fett in der Trockenmasse auswählen

Nach Wunsch Fleisch, Fisch und Eier genießen

- ☐ Fleisch nicht täglich (100 Gramm Rohware/70 Gramm gegartes Fleisch entspricht einer Portion)
- ☐ in der Regel magere Produkte auswählen
- ☐ Aufschnitt sparsam verwenden, maximal zwei bis drei Scheiben am Tag
- ☐ ein bis zwei Fischportionen in der Woche, gerne auch fettreiche Seefische wie Hering, Lachs und Makrele
- ☐ frisch oder in Dosen (im eigenen Saft)
- ☐ pro Woche nicht mehr als zwei bis drei Eier essen (versteckte Eier in Kuchen, Aufläufen, Panaden sind in der Menge eingeschlossen)

Nach Wunsch Zucker und andere Süßmacher sparsam dosieren

- ☐ am Tag nicht mehr als 40 Gramm Zucker oder maximal 50 Gramm Honig im Verbund mit anderen Lebensmitteln/Speisen essen
- ☐ maximal 20 Gramm Konfitüre am Tag (am besten nicht morgens)
- ☐ bei Bedarf Süßstoffe sparsam in Getränken einsetzen
- ☐ keine gezuckerten Süßgetränke, süßstoffhaltige Limonaden/Getränke nur selten genießen
- ☐ Zuckeraustauschstoffe wie Fruktose und Zuckeralkohole sind ungeeignet (Mehr Info unter „Alles, was Speisen und Getränke süßt“ → Seite 58)
- ☐ möglichst wenig Süßigkeiten essen (100 Gramm Weingummi enthalten schon circa 75 Gramm Zucker)

Täglich genügend Getränke auswählen

- ☐ täglich mindestens 1,5 Liter trinken
- ☐ gerne Mineralwasser, Leitungswasser, Kräuter- und Früchtetee
- ☐ Kaffee, maximal zwei bis drei Tassen am Tag
- ☐ schwarzer Tee, maximal drei bis vier Tassen am Tag
- ☐ maximal ein Glas Fruchtsaft am Tag (nicht morgens/vormittags)

CHECKLISTE

Lebensmittelauswahl bei Schwangerschaftsdiabetes

(circa 1800 Kilokalorien)

Täglich Getreide, Getreideprodukte einplanen

- ☐ täglich 200 bis 250 Gramm (circa vier Scheiben Brot) (maximal eine Scheibe zum ersten und zweiten Frühstück), mindestens zur Hälfte aus Vollkorn
- ☐ kleines erstes und zweites Frühstück, eine Scheibe Brot entspricht circa zwei bis drei Esslöffeln Getreideflocken und kann entsprechend ausgetauscht werden
- ☐ Reis und Nudeln, eine Portion: 65 bis maximal 70 Gramm (Trockengewicht)
- ☐ Kuchen und Kekse mit wenig Zucker und mäßigem Fettgehalt, nicht täglich auswählen und nicht zum Frühstück essen

Täglich Gemüse essen

- ☐ Menge unbegrenzt, aber gerne 400 bis 500 Gramm am Tag plus 200 Gramm Kartoffeln (im Austausch zu Reis, Nudeln oder anderen stärkehaltigen beilagen.
- ☐ Gemüse soll jede (Haupt-) Mahlzeit begleiten, entweder gekocht oder als Salat/Rohkost
- ☐ frische oder tiefgekühlte Gemüsesorten auswählen (Tiefkühlware ohne Zusätze)
- ☐ Gemüse möglichst kurz garen, nicht lange warm stellen
- ☐ Hülsenfrüchte mehrmals wöchentlich genießen. 40 bis 50 Gramm getrocknete Hülsenfrüchte oder 80 bis 150 Gramm Hülsenfrüchte aus der Dose (Gewicht variiert nach Sorte) entsprechen einer Portion.
- ☐ fettarme Zubereitungsarten bevorzugen, fettreiche wie Pommes, Kroketten und Reibeplätzchen selten genießen

Täglich Obst auswählen

- ☐ täglich 200 bis 300 Gramm (das entspricht circa zwei Obststücken oder zwei Obstportionen)
- ☐ frisches Obst oder tiefgekühlte Früchte auswählen, alle Sorten sind möglich
- ☐ möglichst viel roh essen, wenig Konserven
- ☐ Obst erst ab mittags einplanen

Täglich Fette und Öle nutzen

- ☐ Der Bedarf liegt bei täglich circa 60 bis 70 Gramm Fett insgesamt, davon ist bereits die Hälfte in den Lebensmitteln, nur 30 bis 35 Gramm stehen als Koch- und Streichfett zur Verfügung
- ☐ maximal 15 bis 20 Gramm Butter am Tag
- ☐ circa zwei Esslöffel Öl zum Kochen verwenden
- ☐ Lebensmittel, die sehr fettreich sind (zum Beispiel Sahneprodukte, Mayonnaise) nur selten auswählen, fettärmere Alternativen finden
- ☐ keine Margarine mit gehärteten Fetten auswählen
- ☐ kleine Mengen Nüsse oder Mandeln (circa 15 Gramm)

→

Täglich Milch und Milchprodukte einplanen

- ☐ täglich 500 Gramm (Joghurt, Milch oder Dickmilch etc.) einplanen, bei gezuckerten Varianten maximal 150 Gramm in einer Portion, dabei den Fettgehalt beachten, 1,5 Prozent oder 3,5 Prozent Fett auswählen – keine Produkte mit weniger Fett als 1,5 Prozent einsetzen
- ☐ täglich circa 50 bis 60 Gramm Käse, das sind circa zwei Scheiben, essen
- ☐ bei Bedarf Kaffeesahne mit 4 Prozent Fett
- ☐ Bei Quark maximal 10 Prozent Fett in der Trockenmasse auswählen

Nach Wunsch Fleisch, Fisch und Eier genießen

- ☐ Fleisch nicht täglich (100 Gramm Rohware/70 Gramm gegartes Fleisch entspricht einer Portion)
- ☐ Fleisch immer durchgaren
- ☐ In der Regel magere Produkte auswählen
- ☐ Aufschnitt sparsam verwenden, maximal zwei bis drei Scheiben am Tag
- ☐ ein bis zwei Fischportionen in der Woche, gerne auch fettreiche Seefische wie Hering, Lachs und Makrele
- ☐ frisch oder in Dosen (im eigenen Saft)
- ☐ pro Woche nicht mehr als zwei bis drei Eier essen (versteckte Eier in Kuchen, Aufläufen, Panaden sind in der Menge eingeschlossen)

Nach Wunsch Zucker und andere Süßmacher sparsam dosieren

- ☐ am Tag nicht mehr als 30 Gramm Zucker oder maximal 40 Gramm Honig im Verbund mit anderen Lebensmitteln/Speisen essen
- ☐ maximal 20 Gramm Konfitüre am Tag (am nicht morgens)
- ☐ bei Bedarf Süßstoffe sparsam in Getränken einsetzen
- ☐ keine gezuckerten Süßgetränke, süßstoffhaltige Limonaden/Getränke nur selten genießen
- ☐ Zuckeraustauschstoffe wie Fruktose und Zuckeralkohole sind ungeeignet (Mehr Info dazu unter „Alles, was Speisen und Getränke süßt“ → Seite 58)
- ☐ Möglichst wenig Süßigkeiten essen (100 Gramm Weingummi enthält schon circa 75 Gramm Zucker)

Täglich genügend Getränke auswählen

- ☐ täglich mindestens 1,5 Liter trinken
- ☐ gerne Mineralwasser, Leitungswasser, Kräuter- und Früchtetee
- ☐ Kaffee, maximal zwei bis drei Tassen am Tag
- ☐ schwarzer Tee, maximal drei bis vier Tassen am Tag
- ☐ maximal ein Glas Fruchtsaft am Tag (nicht morgens/vormittags)

Bewegung

Die Vorteile regelmäßiger Bewegung liegen für Sie als Schwangere auf der Hand: niedrigere Blutzuckerwerte und eine moderate Gewichtszunahme. Sofern aus ärztlicher Sicht nichts dagegenspricht, sollten Sie sich auch mit Schwangerschaftsdiabetes regelmäßig bewegen: Mindestens drei Mal in der Woche und jeweils wenigstens 30 Minuten. Am einfachsten umzusetzen ist die Bewegungsempfehlung durch Spaziergänge an der frischen Luft. Aber auch andere Ausdauersportarten wie Walking, Nordic Walking, Fahrrad fahren oder Schwimmen sind wünschenswert. Eventuelle Einschränkungen von medizinischer Seite müssen Sie selbstverständlich berücksichtigen.

Behandlung mit Insulin

Werden durch die Ernährungstherapie und Bewegung die Zielbereiche für die Blutzuckerwerte nicht erreicht, dann müssen Sie eine Behandlung mit Insulin beginnen. Hierdurch werden ein normgerechtes Größenwachstum beim Kind erreicht und zudem die Komplikationsrate bei Ihnen und Ihrem Kind reduziert.

Wenn innerhalb einer Woche die Hälfte Ihrer gemessenen Blutzuckerwerte (nüchtern oder nach den Mahlzeiten) den Zielwert überschreitet, wird mit der Insulinbehandlung begonnen. Nur wenn sich bei der Ernährungsanamnese herausstellt, dass Diätfehler gemacht wurden, können Sie gegebenenfalls noch einmal versuchen, mit Ernährungstherapie und Bewegung eine Verbesserung der Werte zu erreichen.

Ein Behandlungsbeginn mit Insulin kann auch kurz vor der Entbindung noch von Vorteil sein, um nach der Geburt Unterzuckerungen beim Kind zu vermeiden.

Ihre Behandlung mit Insulin wird bedarfsgerecht begonnen und ähnelt der Behandlung mit Insulin bei Typ-2-Diabetes mellitus: Möglicherweise wird nur mit der Unterstützung durch ein Basalinsulin eine stabilere Stoffwechselsituation bei Ihnen erreicht. Oder es wird ein Blutzuckeranstieg nach den Mahlzeiten durch ein kurz wirksames Insulin verhindert. Vielleicht ist auch eine Kombination von beiden Möglichkeiten erforderlich. Wichtig ist hier, dass Sie lernen, das Insulin und die Kohlenhydrate aufeinander abzustimmen.

Dabei muss im weiteren Schwangerschaftsverlauf die Insulinmenge immer wieder kontrolliert und bedarfsgerecht eingestellt werden. Sie müssen wissen, dass selbst bei bester diätetischer Führung eine Anpassung des Insulins fortwährend erforderlich ist, da sich Ihr Bedarf während der gesamten Schwangerschaft permanent verändert.

Sie als Schwangere mit Schwangerschaftsdiabetes sind eine Risikoschwangere. Ihre Entbindungsklinik sollte daher über besondere Erfahrungen mit Diabetes/Schwangerschaftsdiabetes verfügen. Schwangere mit insulinpflichtigem Schwangerschaftsdiabetes sollen unbedingt in einer Geburtsklinik mit Neonatologie entbinden, um eine optimale Versorgung des Kindes direkt nach der Geburt zu gewährleisten. Schwangere mit diätetisch eingestelltem Schwangerschaftsdiabetes sollten sich über die Vorteile der Entbindung in einer Geburtsklinik mit Neonatologie informieren.

Stillen

Bereits vor der Geburt sollte mit Ihnen besprochen werden, dass das Stillen ein wichtiger Baustein zur Behandlung der Adipositas der Mutter ist (sofern Sie übergewichtig sind) und zur Vorbeugung von Übergewicht beim Kind dient. Die Empfehlungen zur Dauer des Stillens unterscheiden sich nicht zwischen Müttern mit zuvor schon bekanntem Typ-1- oder Typ-2-Diabetes mellitus, Müttern mit Schwangerschaftsdiabetes und Müttern ohne Diabetes. Doch leider stillen Mütter mit Diabetes (Typ-1- und Schwangerschaftsdiabetes) ihre Kinder meistens nur eine kürzere Zeitspanne als Frauen ohne Diabetes. Empfohlen wird ein ausschließliches Stillen für die Dauer von vier bis sechs Monaten. Danach führen Sie schrittweise die Beikost ein, bis Sie nach zehn bis zwölf Monaten das Kind abstillen.

Die Empfehlungen für Ihre Ernährung in der Stillzeit ändern sich durch den Schwangerschaftsdiabetes nicht.

Gesundheitsrisiken nach der Schwangerschaft

Nur durch eine kontinuierliche Nachsorge fallen frühzeitig Störungen im Kohlenhydratstoffwechsel nach Ihrer Schwangerschaft auf. Sie müssen Kontrolltermine wahrnehmen, bei denen Ihr Kohlenhydratstoffwechsel beobachtet wird. Denn im ersten Jahr nach der Schwangerschaft weisen rund 20 Prozent der europäischen Frauen verschiedene Formen eines gestörten Zuckerstoffwechsels auf. Frauen nach Schwangerschaftsdiabetes erkranken öfter als Frauen ohne Schwangerschaftsdiabetes in zehn Jahren nach der Schwangerschaft an Typ-2-Diabetes mellitus. Sie sind besonders gefährdet, wenn

- → Sie bereits vor der Schwangerschaft übergewichtig waren,
- → in Ihrer Familie Diabetes mellitus vorkommt,
- → Sie während der Schwangerschaft zur Behandlung des Schwangerschaftsdiabetes Insulin nutzen mussten,

- Sie älter als 35 Jahre sind,
- Sie bestimmten Bevölkerungsgruppen angehören (Asiatinnen und Schwarzafrikanerinnen).

Bereits sechs bis zwölf Wochen nach der Schwangerschaft sollte Ihr Kohlenhydratstoffwechsel mit einem „oralen Glukosetoleranztest“ überprüft werden. Je nach Ergebnis müssen Sie diesen Test jährlich oder alle zwei Jahre wiederholen. Bei weiteren Schwangerschaften sollten Sie bereits im ersten Schwangerschaftsdrittel auf Schwangerschaftsdiabetes getestet werden.

Regelmäßig kontrolliert werden sollten dann auch Ihre Gesundheitswerte wie der Blutdruck, die Blutfette und das Körpergewicht. Ziel ist, diese Werte im normalen Bereich zu halten. Nichtrauchen und regelmäßige Bewegung wirken sich ebenfalls positiv auf Ihre Gesundheit aus.

Lebensstiländerungen, die eine gesunde Familienküche und Bewegung einschließen, beeinflussen neben Ihrem Zuckerstoffwechsel die Gesundheit Ihrer gesamten Familie nachhaltig positiv. Alle Familienmitglieder profitieren gemeinsam von einem moderaten Zuckerverzehr, wenig Fast Food und einer gemüsereichen Speisenversorgung. Wenn Sie nach der Schwangerschaft ein Normalgewicht erreichen und sich regelmäßig bewegen, verringert dies Ihr Risiko für Typ-2-Diabetes und negative Folgen im Herz-Kreislauf-System.

→ FAZIT

Ihr Schwangerschaftsdiabetes lässt sich gut behandeln. Wenn Sie durch eine Ernährungsumstellung die Behandlung unterstützen, dann reduzieren Sie die Gesundheitsrisiken für Ihr ungeborenes Kind und für sich selbst. Nutzen Sie die Beratungs- und Kontrolltermine auch nach der Schwangerschaft. Bereits bekannte Erkrankungen lassen sich frühzeitig behandeln und richten auch weniger Schaden an.

Rezepte

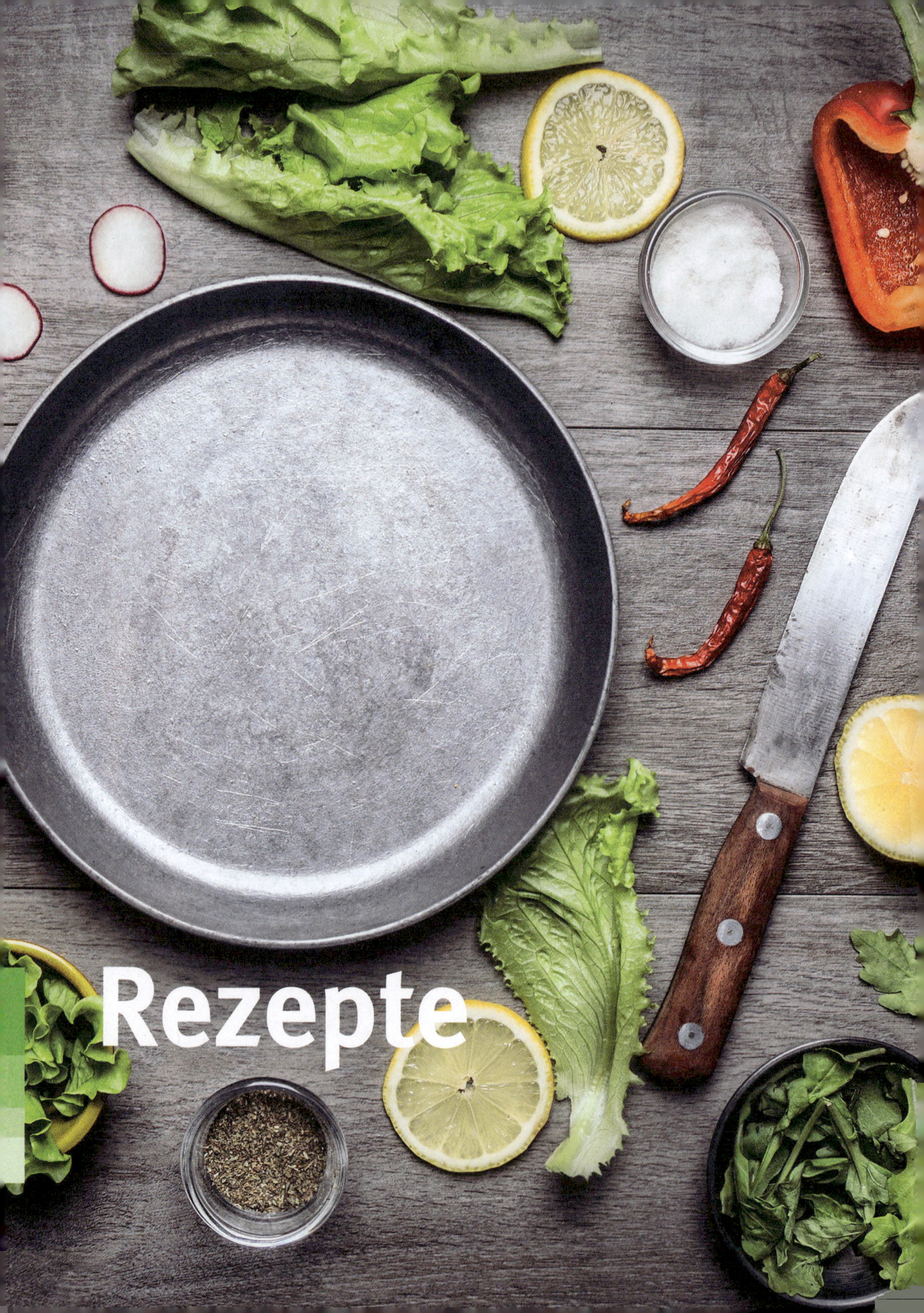

Gut zu wissen

Die Rezepte in diesem Buch sind alltagstauglich, familiengerecht und einfach nachzukochen. Hier finden Sie die verschiedenen Angaben zur Zubereitung:

- → Für alle Rezepte geben wir **Nährwerte und anrechenbare Kohlenhydrateinheiten (KE) pro Portion** an: Eine anrechenbare KE entspricht 10 Gramm Kohlenhydrate, mehr dazu → Seite 147. So können die Mengen auch an eine Insulindosierung angepasst werden.
- → Die Rezepte gelten in der Regel für **zwei Personen**, wenn nicht anders angegeben.
- → Verwenden Sie nach Möglichkeit frische, saisonale Zutaten und variieren Sie in der Auswahl von Obst und Gemüse. Saisonale Produkte schmecken besser und enthalten auch mehr Vitamine.
- → Wir verwenden Dinkelmehl. Damit sind die Rezepte für Diabetiker geeignet, die auf Weizenmehl verzichten möchten. Glutenfrei sind die getreidehaltigen Rezepte aber nicht.
- → Bei Speisen aus dem Ofen empfehlen wir die Zubereitung mit Umluft.
- → Zum Würzen der Speisen empfehlen wir jodiertes Salz.

Einige Rezepte in diesem Buch sind mit Symbolen gekennzeichnet:

Das Gericht eignet sich zum Mitnehmen.

Aus diesen Rezepten lässt sich ein besonderes Menü für ein festliches Ereignis zusammenstellen.

Infos über Nährwerte, Zutaten und Maßeinheiten

Die Maßeinheiten werden in den Zutatenlisten wie folgt abgekürzt:

TL	Teelöffel	l	Liter
EL	Esslöffel	Pck.	Päckchen
g	Gramm	Msp.	Messerspitze
kg	Kilogramm	Tr.	Tropfen
ml	Milliliter	St.	Stück

Gelegentlich sind die kleineren Mengen in Teelöffel- und Esslöffel-Einheiten angegeben. Das Volumen beträgt beim Teelöffel ungefähr 5 Milliliter, beim Esslöffel sind es 15 Milliliter. Löffelmaße werden in Gramm so berechnet:

	1 Teelöffel (TL) in g	1 Esslöffel (EL) in g
Backpulver	3	10
Butter oder Margarine	5	10
Essig	5	10
Honig	6	20
Joghurt	–	15
Kräuter	2	5
Mayonnaise	–	15
Mehl	5	10
Milch	–	15
Nüsse	5	10
Öl	4	12
Pulvergewürze (z.B. Curry)	4	10
Quark	10	25
Sahne, flüssig	–	10
Salz	5	15
Senf	5	15
Sojasoße	5	15
Tomatenmark	5	15
Zitronensaft	5	15
Zucker	5	15

Frühstück

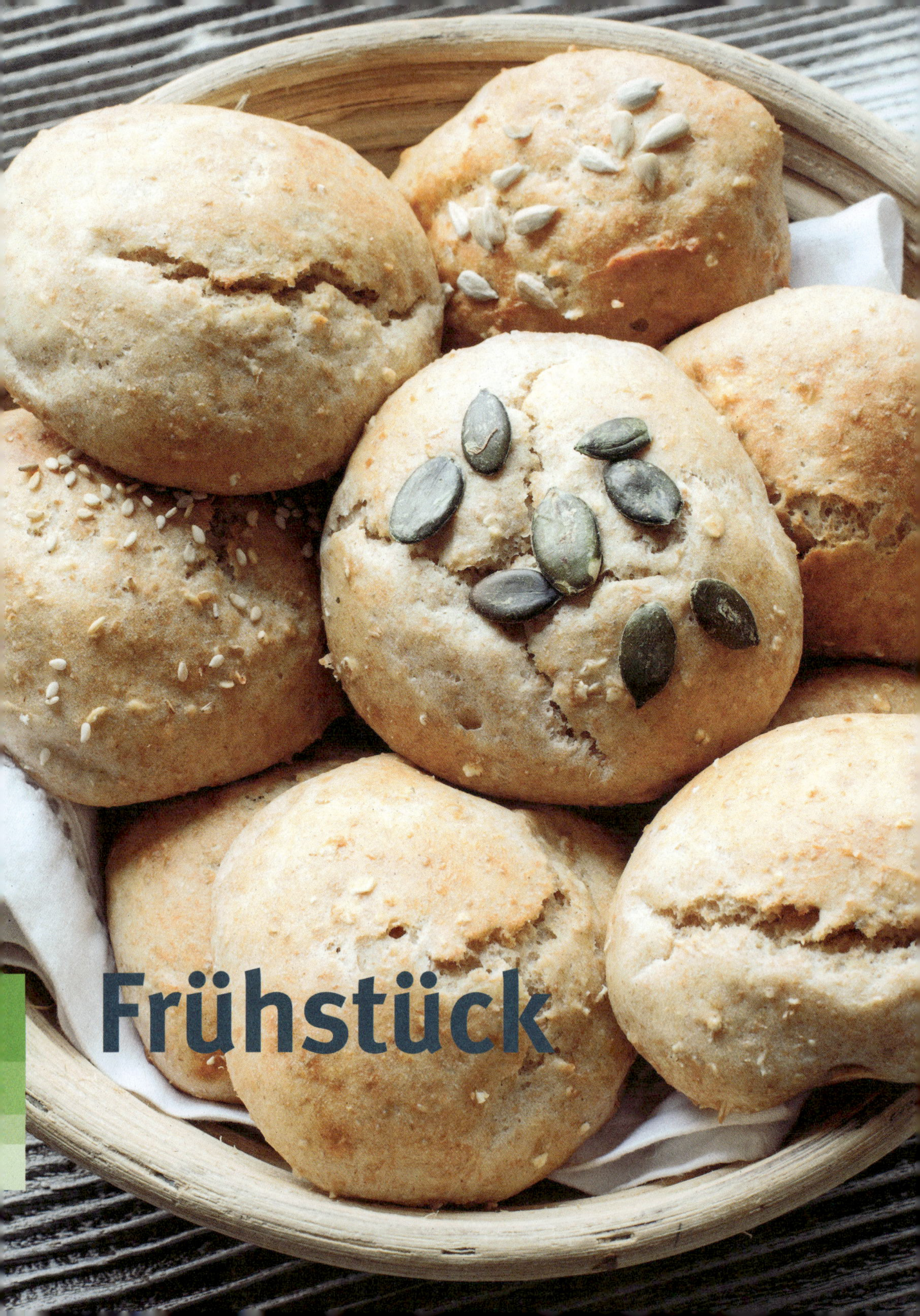

Quarkbrötchen

Ergibt 8 Brötchen

250 g Magerquark
1 Ei
240 g Dinkelvollkornmehl
1 Pck. Backpulver
½ TL Salz
2 EL Milch, 1,5 % Fett
20 g Sonnenblumenkerne, Kürbiskerne oder Sesamsamen

1. Den Quark und das Ei gut miteinander verrühren. Das Mehl, das Backpulver und das Salz mischen und unter die Quarkmasse kneten. Eventuell noch etwas Wasser (30–50 ml) unter den Teig geben.
2. Aus dem Teig eine Rolle formen, diese in 8 Stücke teilen und daraus mit feuchten Händen Brötchen formen.
3. Diese auf ein mit Backpapier ausgelegtes Backblech legen, mit der Milch bestreichen und mit der Kernen oder dem Sesam bestreuen.
4. Bei 160 °C etwa 25 Minuten backen.

→ **Variante**

Die Brötchen schmecken am besten frisch. Falls welche übrig bleiben, lassen sie sich sehr gut einfrieren.

Nährwerte pro Brötchen:
Energie 151 kcal Fett 2 g Kohlenhydrate 22 g
Eiweiß 10 g Ballaststoffe 3 g
Anrechenbare KE: 2

INFO

Eine **anrechenbare Kohlenhydrateinheit (KE)** entspricht 10 Gramm Kohlenhydrate. Die Ballaststoffe findet man teils rechnerisch unter den Kohlenhydraten, aber sie erhöhen nicht den Blutzuckerspiegel und sind deshalb nicht anrechenbar. Dasselbe gilt für Kohlenhydrate aus Gemüse, Nüssen oder Hülsenfrüchten, die wegen des hohen Ballaststoffgehaltes und der langen Verweildauer im Magen nur sehr langsam den Blutzuckerspiegel erhöhen.

Partybrötchen

Ergibt 12 Brötchen

250 g Magerquark
260 g Dinkelvollkornmehl
2 EL Rapsöl
100 ml Milch, 1,5 % Fett
1 Pck. Backpulver
1 Prise Salz
50 g geriebener Käse, 45 % Fett i. d. Tr.
50 g Röstzwiebeln
50 g rohe Schinkenwürfel

1. Den Quark mit Vollkornmehl, Rapsöl, Milch, Backpulver und Salz verkneten. Unter jeweils ⅓ des Teigs den Käse, die Röstzwiebeln und den Schinken kneten. Mit angefeuchteten Händen kleine Partybrötchen formen und diese zu einem Brötchenrad zusammensetzen (3 Brötchen mittig und 9 Brötchen drum herum).
2. Bei 160 °C ca. 25 bis 30 Minuten backen.

→ **Tipp**

Wer keine Röstzwiebeln im Vorrat hat, kann 100 g Zwiebeln würfeln und in 10 g Rapsöl mit etwas Salz und Pfeffer in einer kleinen Pfanne bräunen.

Nährwerte pro Brötchen:
Energie 158 kcal Fett 6 g Kohlenhydrate 17 g
Eiweiß 8 g Ballaststoffe 2 g
Anrechenbare KE: 1,5

Paprikaaufstrich

Ergibt 6 Portionen

50 g Paprikaschote, rot
200 g Frischkäse, 10 % Fett i. d. Tr.
1 TL Tomatenmark
1–2 EL Milch, 1,5 % Fett
Salz, Pfeffer, Paprikapulver

1. Die Paprikaschote in sehr feine Würfel schneiden.
2. Den Frischkäse mit etwas Milch und Tomatenmark cremig rühren und die Paprikawürfel untermischen. Mit Salz, Pfeffer und Paprikapulver abschmecken.

Nährwerte pro Portion:
Energie 33 kcal Fett 1 g Kohlenhydrate 2 g
Eiweiß 5 g Ballaststoffe 0 g
Anrechenbare KE: keine

Thunfischcreme

Ergibt 6 Portionen

1 Bund Schnittlauch
1 kleine Dose Thunfisch, im eigenen Saft (56 g Abtropfgewicht)
200 g Frischkäse, 10 % Fett i. d. Tr.
1 EL Zitronensaft
1–2 EL Milch, 1,5 % Fett
Salz, Pfeffer, Paprikapulver

Den Schnittlauch in Röllchen schneiden und den Thunfisch abgießen und zerkleinern. Den Frischkäse mit Zitronensaft und gegebenenfalls mit etwas Milch cremig rühren und die übrigen Zutaten untermischen. Mit Salz, Pfeffer und Paprikapulver abschmecken.

Nährwerte pro Portion:
Energie 60 kcal Fett 3 g Kohlenhydrate 2 g
Eiweiß 7 g Ballaststoffe 0 g
Anrechenbare KE: keine

Möhren-Petersilien-Creme

Ergibt 1 Glas

200 g Möhren
1 Zwiebel
4 EL Olivenöl
2 EL Mandeln, gemahlen
Salz, Muskatnuss, Pfeffer
4 EL Petersilie, frisch gehackt

1. Möhren putzen, bei Bedarf schälen und grob würfeln.
2. Zwiebel fein würfeln und in einem Topf in Olivenöl hell anschwitzen.
3. Möhren dazugeben, salzen, evtl. etwas Wasser angießen und etwa 10 Minuten gar dünsten.
4. Gemüse abkühlen lassen. Mit einem Mixstab fein pürieren. Gemahlene Mandeln unterrühren und Creme mit Salz, Muskatnuss, Pfeffer und frisch gehackter Petersilie abschmecken.

→ **Haltbarkeit**

Im geschlossenen Glas im Kühlschrank aufbewahrt, hält sich der Aufstrich mehrere Tage.

→ **Variante**

50 g rote Linsen mitkochen. Dann das Salz erst anschließend zugeben.

Nährwerte pro Esslöffel:
Energie 37 kcal Fett 3 g Kohlenhydrate 1 g
Eiweiß 0 g Ballaststoffe 1 g
Anrechenbare KE: keine

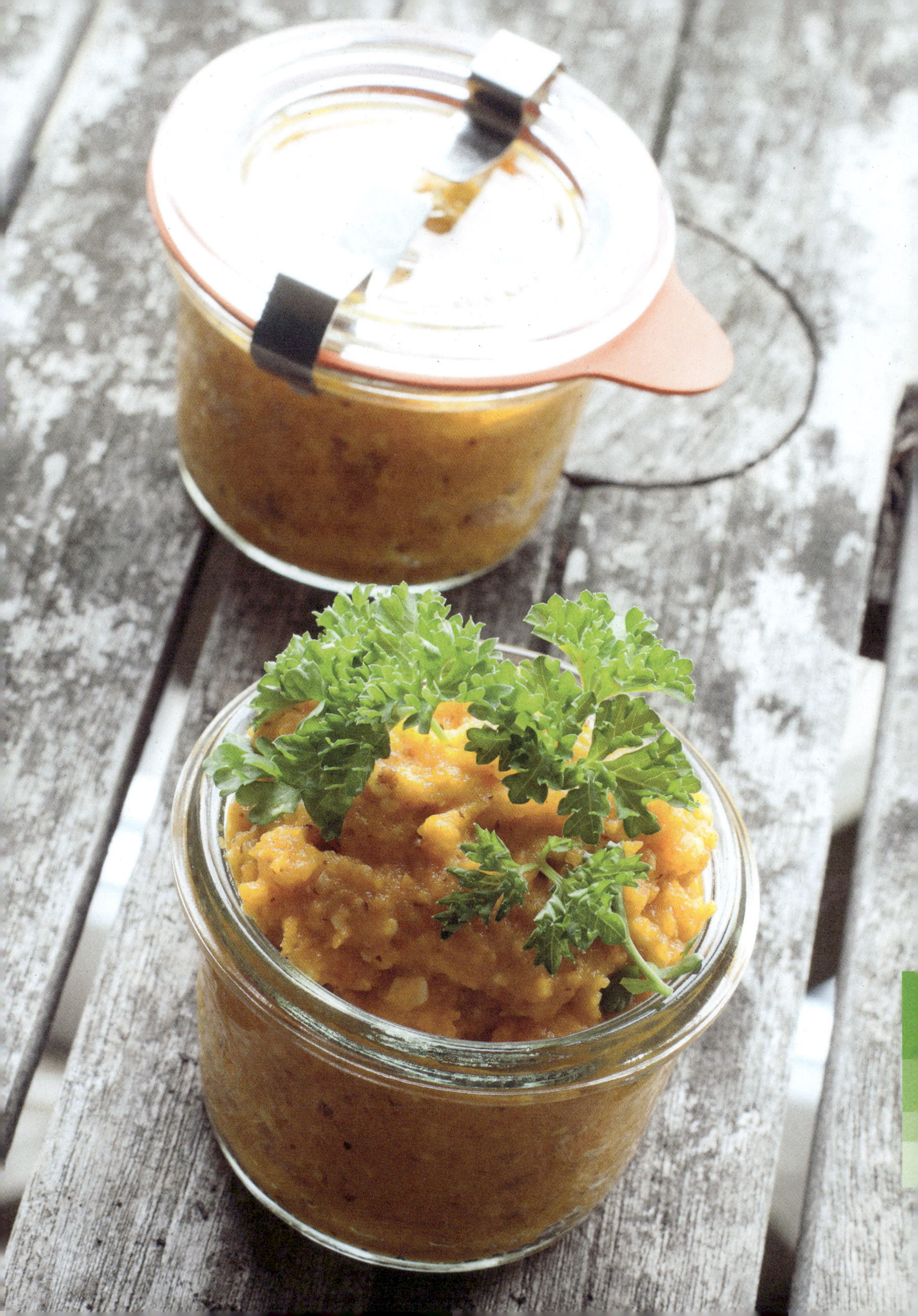

Müsli to go

200 g Joghurt, 1,5 % Fett
100 ml Milch, 1,5 % Fett
1 TL Honig
45 g Haferflocken
90 g Äpfel
20 g Mandeln, Nüsse oder Sonnenblumenkerne

1. Den Joghurt mit der Milch und dem Honig glattrühren. Die Haferflocken untermischen. Die Äpfel (mit der Schale) grob reiben und mit den gehackten Mandeln, Nüssen oder Sonnenblumenkernen untermischen. 10 Minuten durchziehen lassen und dann noch einmal durchrühren.
2. Das fertige Müsli in ein Glas geben und zur Arbeit mitnehmen. Wer allzu weiche Haferflocken nicht mag, sollte die Zutaten ohne die Getreideflocken miteinander verrühren und in ein Glas füllen. Die Haferflocken separat mitnehmen und erst direkt vor dem Verzehr unterheben.

→ **Varianten**

Wer mag, kann das Obst gegen 1 KE von einer beliebigen anderen Obstsorte eintauschen.

Energie 244 kcal Fett 7 g Kohlenhydrate 34 g
Eiweiß 11 g Ballaststoffe 4 g
Anrechenbare KE: 3

Knusperflocken mit Joghurt

Für die Knusperflocken:
15 g Zucker
15 g Rapsöl
30 g Haferflocken (oder andere Getreideflocken)

Für den Joghurt:
300 g Joghurt, 1,5 % Fett
1 TL Zitronensaft
90 g Apfel

1. Den Zucker mit 1 EL Wasser in eine Pfanne geben und so lange erhitzen und rühren, bis der Zucker karamellisiert. Dann das Öl und die Haferflocken unterheben und abkühlen lassen.
2. Den Joghurt mit dem Zitronensaft glatt rühren. Den Apfel in mundgerechte Stücke schneiden und unter den Joghurt geben.
3. Mit den Knusperflocken mischen und direkt essen.

→ Varianten

Wer es etwas flüssiger mag, kann 200 g Joghurt mit 100 ml fettarmer Milch mischen.
Der Apfel lässt sich gegen eine 1 KE von einer beliebigen anderen Obstsorte austauschen.
Das Müsli lässt sich in größerer Menge als Vorrat herstellen. Das fertige Knuspermüsli hält sich in einer verschlossenen Dose etwa 4 bis 6 Wochen.

Energie 254 kcal Fett 11 g Kohlenhydrate 30 g
Eiweiß 8 g Ballaststoffe 2 g
Anrechenbare KE: 3

Müsliriegel

Ergibt 24 Riegel

120 g Vollkornhaferflocken
120 g Dinkelvollkornmehl
120 g Nüsse oder Mandeln, gehackt
40 g Rosinen
Mark einer Vanilleschote
50 g Honig
80 g flüssige Butter
80 ml Wasser
40 g Sesamkörner

1. Alle trockenen Zutaten in einer großen Schüssel mischen.
2. Den Honig, die flüssige Butter und das Wasser miteinander verrühren und über die Trockenmischung gießen.
3. Die Masse zu einem Teig kneten und auf einem mit Backpapier ausgelegten Backblech dünn ausrollen.
4. Die Sesamkörner überstreuen und festrollen.
5. Bei 180 °C 20 bis 25 Minuten backen.
6. Den Teig direkt nach dem Backen in Riegel schneiden und abkühlen lassen.

→ **Haltbarkeit**

In einer Dose aufbewahren. Die Müsliriegel sind 4 bis 6 Wochen haltbar.

Nährwerte pro Riegel:
Energie 108 kcal Fett 7 g Kohlenhydrate 9 g
Eiweiß 3 g Ballaststoffe 2 g
Anrechenbare KE: 1

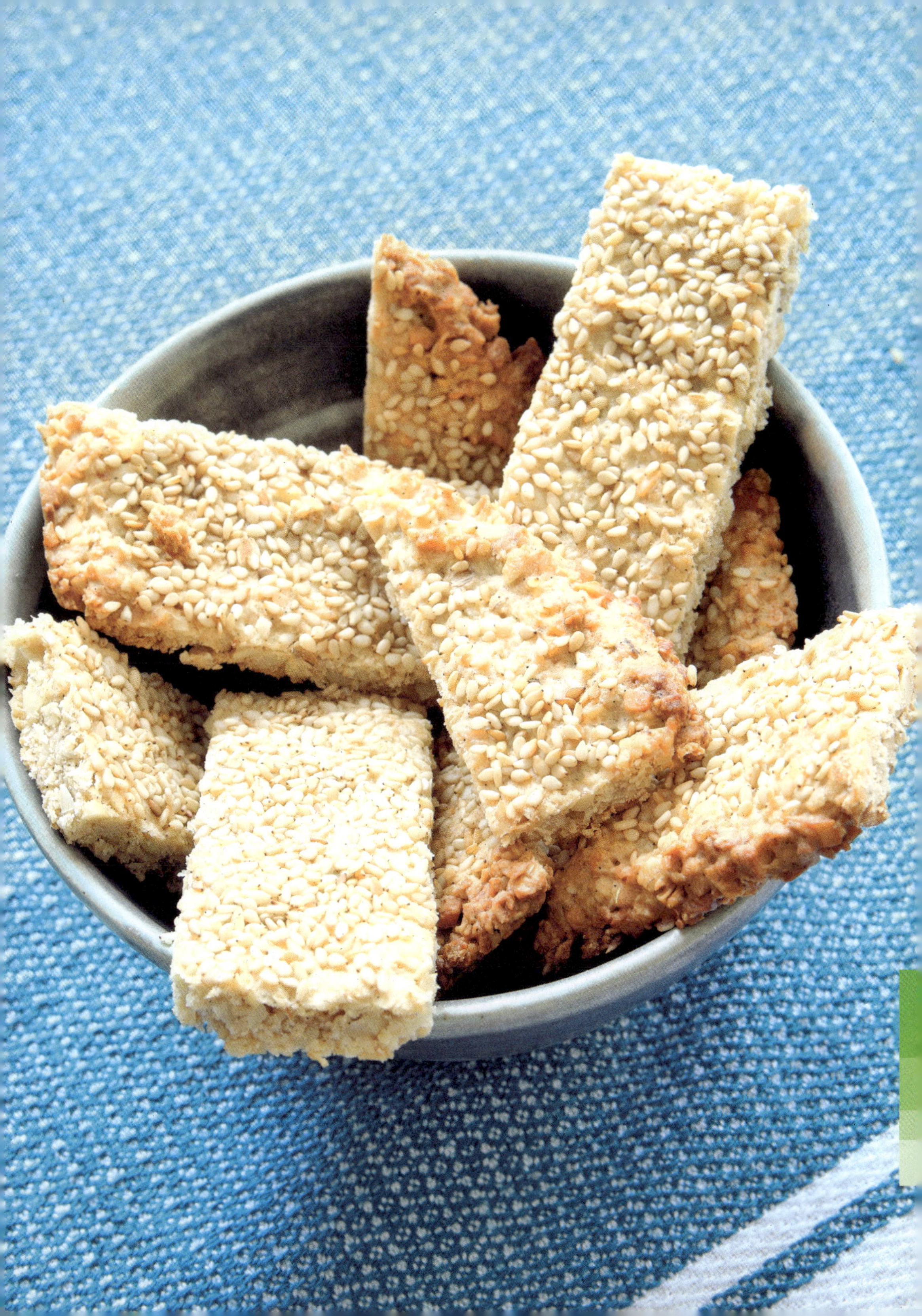

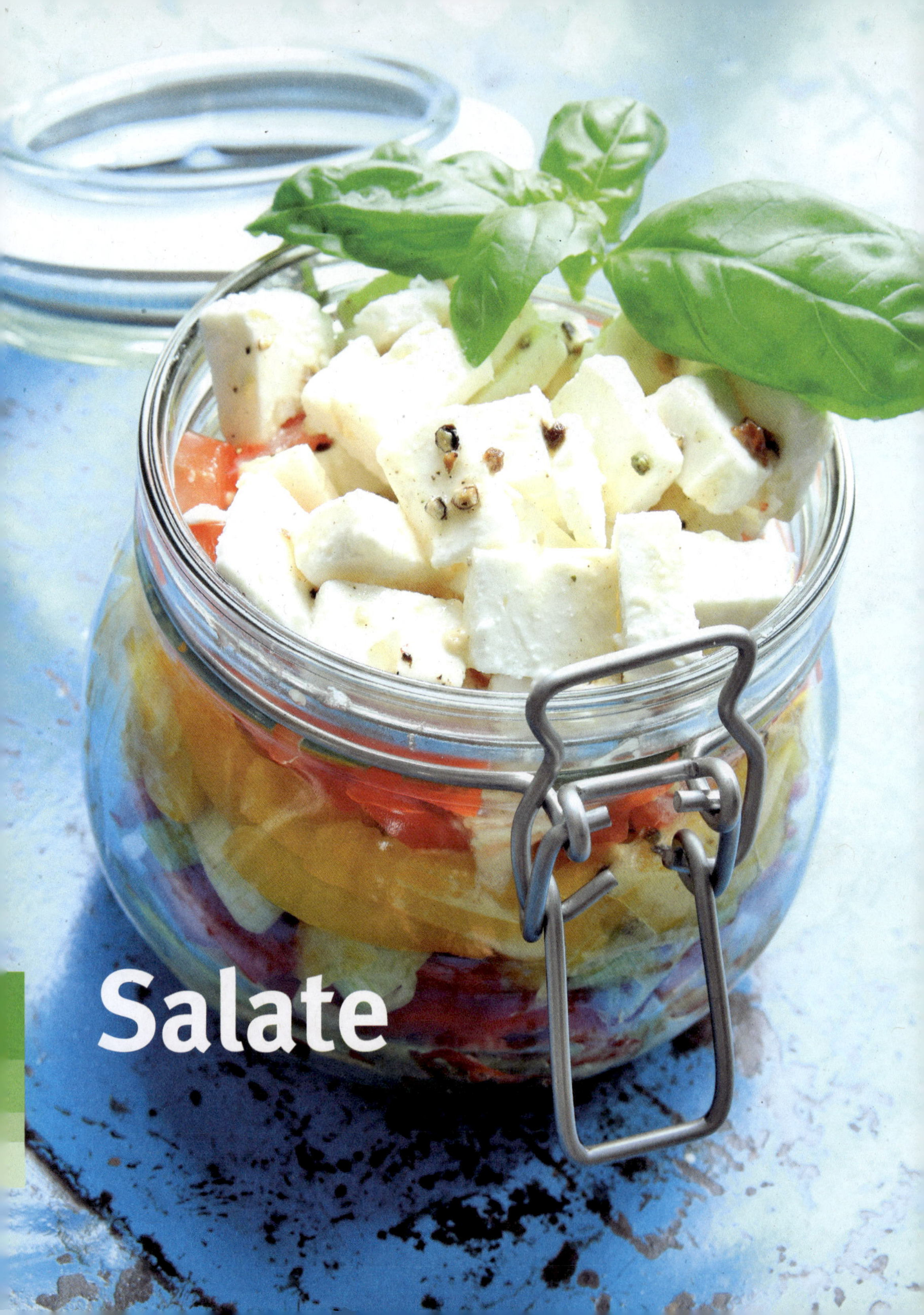

Salate

Salat im Glas

Für 1 Person

Für den Salat:
50 g Kichererbsen, abgetropft
60 g Paprikaschote, rot
20 g Frühlingszwiebel
60 g Paprikaschote, gelb
80 g Tomate
60 g Fetakäse

Für die Salatsoße:
1 TL Honig
1 TL Senf, mittelscharfer
1 Knoblauchzehe
1 EL Essig (Weißweinessig)
1 EL Wasser
1 EL Olivenöl
Salz, Pfeffer

1. Tomaten waschen und in feine Scheiben, die Paprikaschote in feine Streifen schneiden. Die Zwiebeln schälen und in sehr feine Ringe schneiden. Den Fetakäse würfeln.
2. Honig mit Senf, gepresstem Knoblauch, Essig, Wasser und Olivenöl verrühren, mit Salz und Pfeffer würzen.
3. Die Kichererbsen, das Gemüse und den Schafskäse in ein breites Glas schichten.
4. Dabei jede Schicht mit der Vinaigrette beträufeln. Die Gemüseschichten jeweils leicht salzen und pfeffern. Zugedeckt ca. 2 bis 3 Stunden durchziehen lassen und dann direkt aus dem Glas essen.

Energie 413 kcal Fett 27 g Kohlenhydrate 26 g
Eiweiß 16 g Ballaststoffe 7 g
Anrechenbare KE: keine

Blumenkohl-Brokkoli-Salat

200 g Brokkoli
200 g Blumenkohl
100 g milder Joghurt, 1,5 % Fett
1 TL Honig (oder etwas Süßstoff)
1 TL Senf
1 TL Weißweinessig
1 EL Petersilie, gehackt
Salz, Pfeffer

1. Brokkoli und Blumenkohl waschen, putzen, in mundgerechte Stücke schneiden (Stiele möglichst mitverwenden) und bissfest garen. Das Gemüse leicht abkühlen lassen.
2. Aus dem milden Joghurt, Honig, Senf, Weißweinessig und gehackter Petersilie eine Soße zubereiten, nach Geschmack mit Salz und Pfeffer würzen.
3. Die Soße über das gegarte Gemüse geben.

Energie 94 kcal Fett 1 g Kohlenhydrate 11 g
Eiweiß 8 g Ballaststoffe 6 g
Anrechenbare KE: 0,5

Bulgursalat mit Minze

Für 4 Personen

2 EL Tomatenmark
1 EL Gemüsebrühe
200 ml Wasser
90 g Bulgur
1 Paprikaschote, gelb
½ Salatgurke
2 Fleischtomaten
½ Bund Lauchzwiebeln
1 Bund Petersilie
10 Minzblätter
2 EL Rapsöl
Salz, Pfeffer

1. In einem Kochtopf Wasser mit dem Tomatenmark und der Gemüsebrühe verrühren. Den Bulgur einstreuen, alles einmal aufkochen lassen und dann bei niedrigster Temperaturschaltung 10 Minuten garen lassen.
2. Den Bulgur in eine Schüssel geben und abkühlen lassen.
3. Das Gemüse in kleine Würfel und die Lauchzwiebeln in Ringe schneiden, Petersilie und Minzblätter grob hacken.
4. Alles zum Bulgur geben.
5. Rapsöl untermischen und mit Salz und Pfeffer würzen.

Nährwerte pro Portion:
Energie 160 kcal Fett 6 g Kohlenhydrate 23 g
Eiweiß 4 g Ballaststoffe 6 g
Anrechenbare KE: 1,5

Feldsalat mit Tomate und Walnuss

100 g Feldsalat
1 rote Zwiebel
12 Kirschtomaten
2 EL Walnüsse
2 EL Weißweinessig
1 EL Nussöl (oder auch Olivenöl)
1 TL Senf
Salz, Pfeffer, etwas Zucker
etwas Zitronensaft

1. Den Feldsalat waschen und von seinen Wurzeln befreien. In eine Salatschleuder geben (oder auf ein Handtuch) und das Waschwasser entfernen. Den Salat in eine große Schüssel geben.
2. Die Zwiebel fein würfeln.
3. Die Kirschtomaten waschen, abtrocknen und halbieren. Die Walnüsse klein hacken und die rote Zwiebel fein würfeln. Gewürfelte Zwiebel, gehackte Walnüsse und Tomaten vorsichtig mit dem Feldsalat mischen.
4. Für das Dressing Essig, Öl und Senf verrühren und mit Salz, frisch gemahlenem schwarzen Pfeffer, Zucker und Zitronensaft kräftig abschmecken.
5. Direkt vor dem Verzehr das Dressing über den Salat gießen und unterheben.

Energie 183 kcal Fett 16 g Kohlenhydrate 5 g
Eiweiß 5 g Ballaststoffe 3 g
Anrechenbare KE: keine

Frühlingsfrischer Nudelsalat

Für 4 Personen

100 g Vollkorn-Dinkelnudeln, am besten Spirellis
100 g Zucchini
½ Paprikaschote, rot
½ Paprikaschote, gelb
40 g Gouda
100 g saure Sahne
200 g Joghurt, 1,5 % Fett
2 EL Essig
2 EL Petersilie und/oder Schnittlauch
Salz, Pfeffer

1. Die Nudeln entsprechend der Packungsanweisung kochen.
2. Die Zucchini waschen und grob raspeln. Paprikaschoten waschen und in feine Würfel schneiden. Gouda in feine Streifen schneiden.
3. In der Salatschüssel aus saurer Sahne, Joghurt, Essig und Gewürzen ein Dressing zubereiten. Kräuter waschen, Petersilie hacken und den Schnittlauch in Röllchen schneiden.
4. Alle vorbereiteten Zutaten unter die Soße heben und den Salat mit Salz und Pfeffer abschmecken.

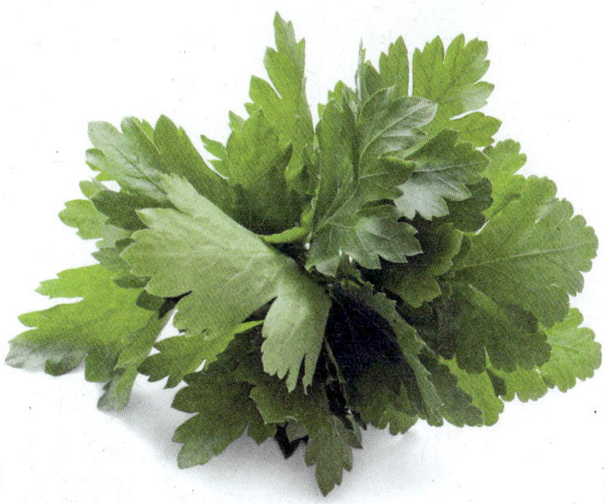

Nährwerte pro Portion:
Energie 204 kcal Fett 9 g Kohlenhydrate 21 g
Eiweiß 9 g Ballaststoffe 1 g
Anrechenbare KE: 1,5

Suppen

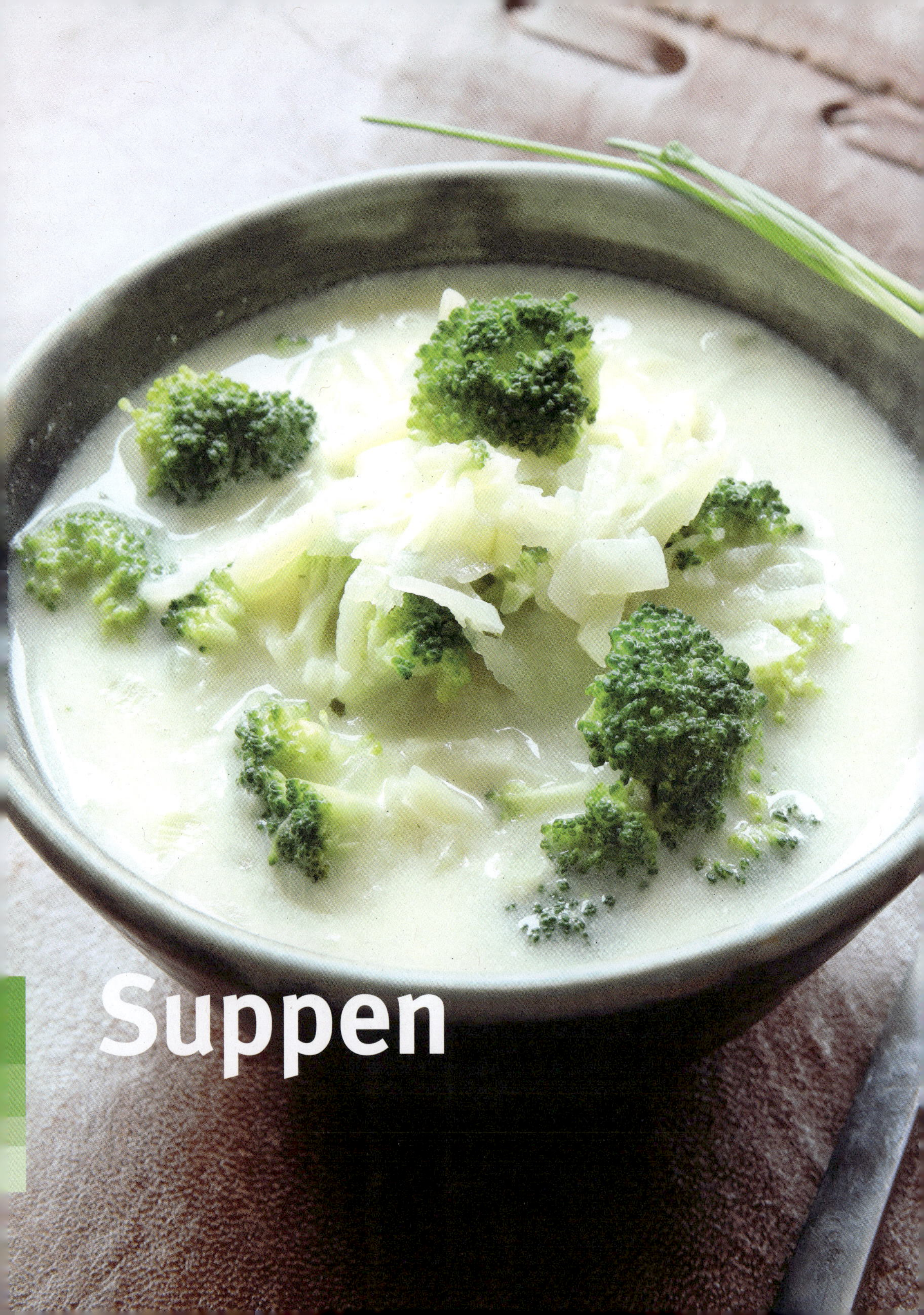

Brokkoli-Schmandsuppe

100 g Zwiebeln
240 g Kartoffeln
240 g Brokkoli
1 EL Rapsöl
400 ml Gemüsebrühe
50 g Schmand
Salz, Pfeffer, Muskatnuss

1. Zwiebeln in Würfel schneiden, Kartoffeln und den Strunk des Brokkolis grob raspeln. Den übrigen Brokkoli in kleine Röschen unterteilen.
2. Das Rapsöl in einem Topf erhitzen, darin die Zwiebelwürfel andünsten, zunächst die Kartoffelraspel zugeben und leicht anschwitzen (2 bis 3 Minuten), dann die Brokkoliraspel ergänzen.
3. Mit der Gemüsebrühe angießen und die Suppe 10 Minuten leicht köcheln lassen.
4. Die Brokkoli-Röschen unterrühren und noch 2 Minuten weiterkochen.
5. Den Schmand unterrühren und mit den Gewürzen abschmecken.

→ **Tipp**

Anstelle von Brokkoli Zucchini nehmen. Dann die gesamte Gemüsemenge grob raspeln.

Energie 249 kcal Fett 13 g Kohlenhydrate 24 g
Eiweiß 8 g Ballaststoffe 6 g
Anrechenbare KE: 2

Kartoffelsuppe mit Gemüsekonfetti

1 Zwiebel
150 g Möhre
240 g Kartoffeln
1 TL Rapsöl
300 ml Gemüsebrühe
200 ml Milch
Salz, Pfeffer, Muskatnuss
40 g Lauch
40 g Möhre

1. Zwiebel und Möhre putzen und fein würfeln. Ein Stück Möhre (etwa 40 g) für die Möhrenstreifen aufbewahren. Die Kartoffeln schälen, waschen und würfeln. Das Rapsöl erhitzen und das Gemüse glasig dünsten. Mit der Gemüsebrühe aufgießen. 15 Minuten garen lassen und die Milch zugeben.
2. Mit dem Stabmixer die Kartoffelsuppe fein pürieren. Mit Salz , Pfeffer und Muskatnuss würzen.
3. Den Lauch in sehr feine Ringe schneiden. Für die Möhrenstreifen von der Möhre mit einem Sparschäler dünne Scheiben abheben und diese dann in Streifen schneiden.
4. Die Suppe auf den Teller geben und die (rohen!) Lauchringe und Möhrenstreifen darüber geben.

→ **Tipp**

Lecker auch mit geräuchertem Lachs oder rohem Schinken, die man in Streifen geschnitten ergänzen kann.

Energie 208 kcal Fett 5 g Kohlenhydrate 31 g
Eiweiß 7 g Ballaststoffe 5 g
Anrechenbare KE: 2,5

Klassische Kürbissuppe

1 Zwiebel
1 EL Rapsöl
180 g Kartoffeln
400 ml Gemüsebrühe
Salz, Pfeffer
300 g Hokkaido-Kürbis
50 ml Milch, 1,5 % Fett
50 ml Sahne

1. Die Zwiebel würfeln. Das Rapsöl in einem Topf erhitzen, die Zwiebel leicht darin andünsten.
2. Die Kartoffeln schälen, würfeln und zugeben. Mit der Gemüsebrühe aufgießen. Mit etwas Salz und Pfeffer würzen. Das Kürbisfleisch würfeln und zugeben. Zusammen etwa 15 Minuten köcheln lassen.
3. Die Suppe pürieren, Milch und Sahne zugießen und abschmecken.

→ **Tipp**

Die übrige Sahne lässt sich gut portionsweise einfrieren (Haltbarkeit: 2 bis 3 Monate) und dann für spätere Rezepte verwenden.

→ **Variante**

Sahne durch Kokosmilch ersetzen.

Energie 214 kcal Fett 10 g Kohlenhydrate 24 g
Eiweiß 6 g Ballaststoffe 5 g
Anrechenbare KE: 3

Sahnige Möhrensuppe

1 Zwiebel
1 TL Rapsöl
400 g Möhren
300 ml Gemüsebrühe
50 ml Sahne
Salz, Pfeffer, Chilipulver
2 EL Petersilie

1. Zwiebel fein hacken, im Rapsöl leicht andünsten.
2. Möhren schälen, in dünne Scheiben schneiden, zu den Zwiebeln geben und kurz mit andünsten.
3. Gemüsebrühe zugießen, zugedeckt 10 bis 15 Minuten köcheln lassen.
4. Die Suppe pürieren. Sahne unterrühren, mit Salz, Pfeffer und Chilipulver abschmecken. Gehackte Petersilie darüberstreuen.

→ **Tipp**

Die Möhrensuppe lässt sich gut einfrieren (Haltbarkeit: 2 bis 3 Monate). Praktisch ist es hierbei, gleich Gläser mit der portionsweise abgefüllten Suppe einzufrieren. Hierzu füllen Sie die Suppe in zwei Schraub- oder Weckgläser (nur zu drei Vierteln füllen) und frieren diese ein. So ist die Suppe direkt in einem Transportgefäß.

Energie 170 kcal Fett 10 g Kohlenhydrate 16 g
Eiweiß 3 g Ballaststoffe 7 g
Anrechenbare KE: 1

Selleriecremesuppe mit Schinkenstreifen

400 g Knollensellerie (geputzt gewogen)
1 TL Rapsöl
300 ml Gemüsebrühe
2–4 Scheiben roher, geräucherter Schinken
10 g Kürbiskerne
100 ml Milch, 1,5 % Fett
Salz, Pfeffer, Muskatnuss

1. Die Sellerieknolle putzen, waschen und würfeln. Das Rapsöl in einem Suppentopf erhitzen und die Selleriewürfel darin leicht andünsten. Mit der Brühe ablöschen und ca. 20 Minuten köcheln lassen, bis der Sellerie gar ist.
2. In der Zwischenzeit den Schinken in feine Streifen schneiden und die Kürbiskerne grob hacken.
3. Die Suppe pürieren, Milch unterrühren. Mit Salz, Pfeffer und Muskatnuss abschmecken.
4. Vor dem Servieren die Suppe im Teller mit Schinkenstreifen und Kürbiskernen überstreuen.

→ **Tipp**

Wer die Suppe lieber vegetarisch genießen möchte, nimmt einfach die doppelte Menge Kürbiskerne.

Energie 209 kcal Fett 11 g Kohlenhydrate 8 g
Eiweiß 18 g Ballaststoffe 8 g
Anrechenbare KE: keine

Rote Linsensuppe

1 Knoblauchzehe
1 Zwiebel
1 EL Rapsöl
80 g rote Linsen
500 g Tomatenstücke
400 ml Kokosmilch
Salz, Pfeffer, Chilipulver
Kurkuma und Koriander, gemahlen

1. Den Knoblauch und die Zwiebel schälen und in feine Würfel schneiden.
2. Das Rapsöl in einem Topf erhitzen. Knoblauch und Zwiebel darin andünsten. Die Linsen zugeben und unter Wenden kurz mitdünsten. Mit den Tomatenstücken ablöschen.
3. Alles aufkochen und 20 Minuten köcheln lassen.
4. Die Kokosmilch zugeben und die Suppe mit Salz, Pfeffer Chilipulver, Kurkuma und Koriander abschmecken.

Energie 226 kcal Fett 7 g Kohlenhydrate 27 g
Eiweiß 13 g Ballaststoffe 9 g
Anrechenbare KE: 0,5

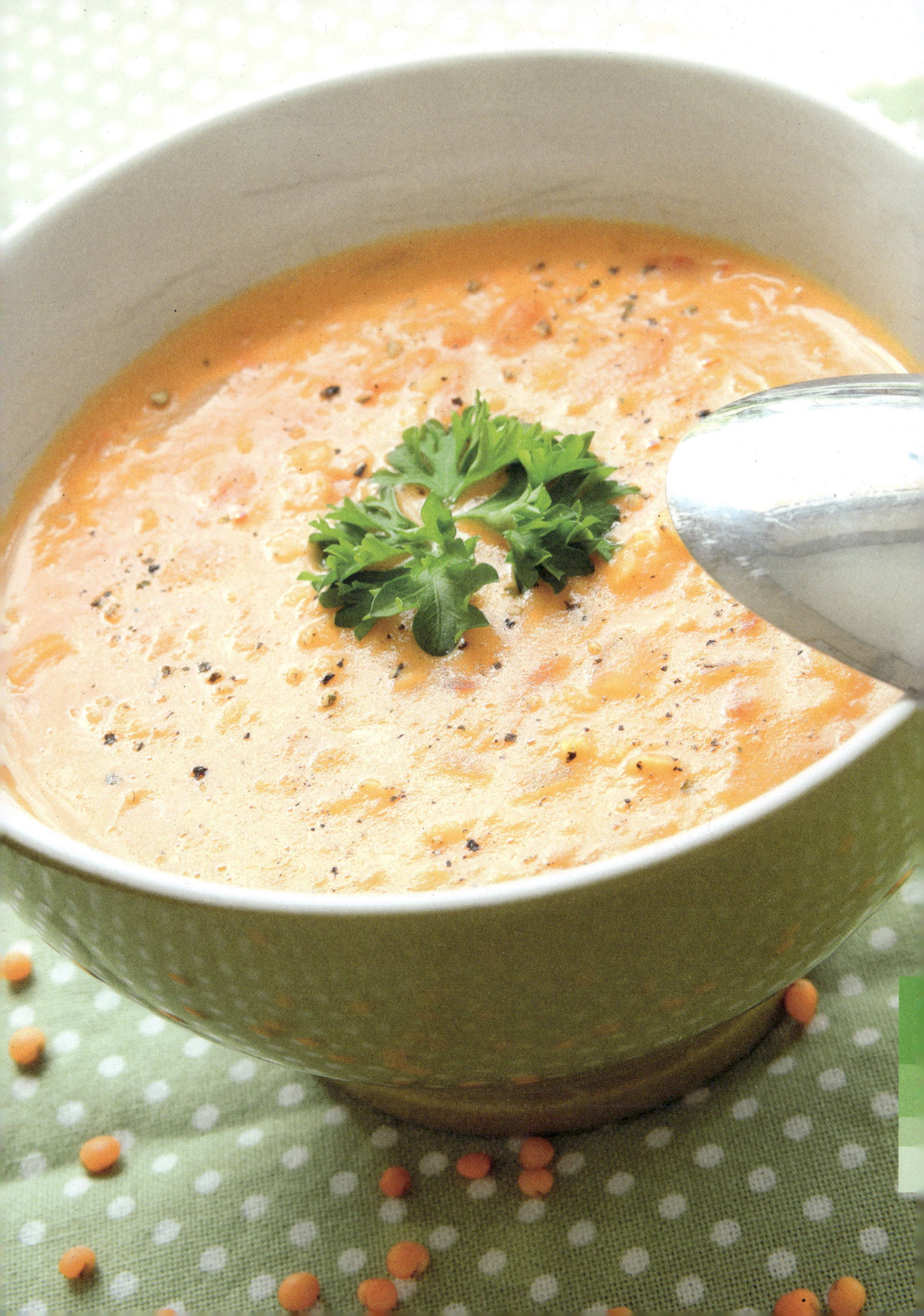

Kokos-Tomatensüppchen

1 Möhre
1 Zwiebel
1 Knoblauchzehe
1 TL Rapsöl
500 g Tomatenwürfel
200 ml Kokosmilch
1 EL Zitronensaft
Salz, Cayennepfeffer

Möhre, Zwiebel und Knoblauch putzen und fein würfeln. Rapsöl erhitzen und das Gemüse glasig dünsten. Die Tomatenwürfel und die Gemüsebrühe aufgießen. 10 Minuten garen lassen. Die Kokosmilch zugeben und die Suppe kurz aufkochen lassen. Tomatensuppe fein pürieren. Mit Zitronensaft, Salz und Cayennepfeffer würzen.

→ Variante

Natürlich können auch frische Tomatenwürfel verwendet werden. Zu beachten ist aber, dass frische Tomaten nur in der Saison genügend Geschmack liefern. Sind die Tomaten nicht aromatisch, schmeckt das Gericht nicht. Greifen Sie daher außerhalb der Tomatensaison zu stückigen Tomaten aus der Packung.
Zum Saisonkalender: **www.verbraucherzentrale.nrw/saisonkalender**

Energie 93 kcal Fett 3 g Kohlenhydrate 11 g
Eiweiß 4 g Ballaststoffe 4 g
Anrechenbare KE: keine

Ländlicher Linsentopf

100 g Tellerlinsen
600 ml Gemüsebrühe
150 g Möhre
75 g Knollensellerie
75 g Lauch
240 g Kartoffeln
1 TL Rapsöl
Salz, Pfeffer, Maggikraut

1. Linsen waschen, abtropfen lassen und mit 250 ml Gemüsebrühe 30 Minuten köcheln lassen.
2. Möhre, Sellerie und Lauch in kleine Würfel schneiden. Kartoffeln ebenfalls fein würfeln.
3. Nach 20 Minuten Garzeit die Gemüsewürfel, Kartoffeln und die restliche Gemüsebrühe zugeben und weitere 10 Minuten köcheln lassen. Mit dem Öl und den Gewürzen abschmecken.

→ **Tipp**

Suppengemüse und Kartoffeln in der oben beschriebenen Menge vorbereiten und für jeweils eine Portion Suppe einfrieren. Sie ist gefroren 6 bis 8 Monate haltbar. Wenn es mal schnell gehen soll, muss man nur noch die Linsen kochen und das gefrorene Gemüse zugeben – schon ist ein gesundes Essen fertig.

Energie 255 kcal Fett 3 g Kohlenhydrate 39 g
Eiweiß 16 g Ballaststoffe 14 g
Anrechenbare KE: 2

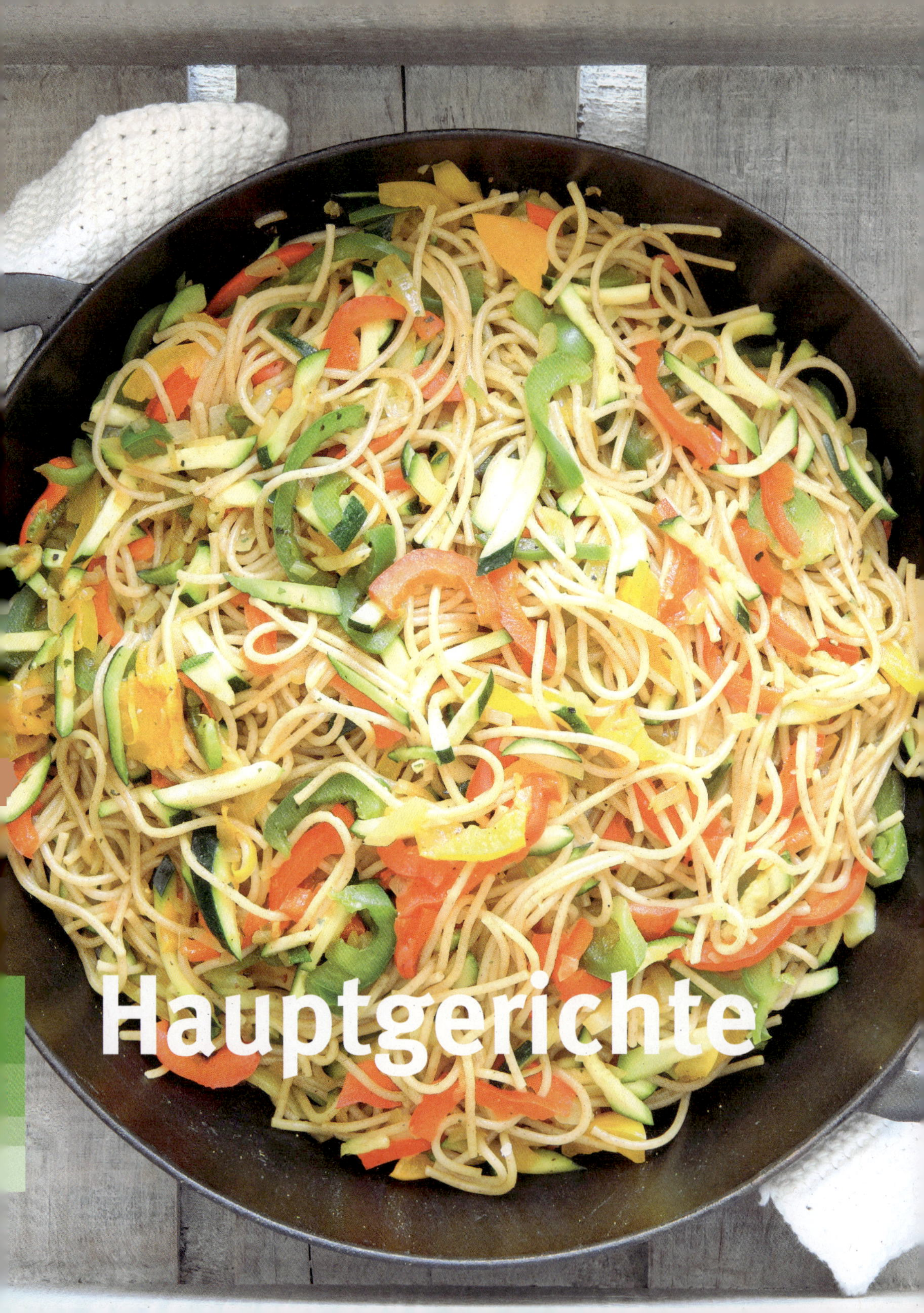

Hauptgerichte

Spaghetti-Paprika-Pfanne

100 g Zwiebel
300 g Paprikaschoten (grün, gelb und/oder rot)
150 g Zucchini
120 g Vollkorn-Dinkelspaghetti
10 g Rapsöl
Salz, Pfeffer
150 ml Gemüsebrühe
2 EL Sojasoße
Kurkuma, Curry

1. Die Zwiebel in Würfel, Paprikaschote und Zucchini in Streifen schneiden.
2. Die Spaghetti von der Länge her dritteln und in Salzwasser kochen.
3. Rapsöl in der Pfanne erhitzen. Zunächst die Zwiebelwürfel im Rapsöl andünsten, dann die in Streifen geschnittene Paprikaschote zugeben und kräftig würzen und leicht anbraten. Nach etwa 5 Minuten Garzeit die Zucchinistreifen zugeben.
4. Wenn das Gemüse bissfest ist, die Spaghetti unter das Gemüse geben: Die Gemüsebrühe mit der Sojasoße und den Gewürzen verrühren und unter die Nudel-Gemüsemischung rühren.

→ Tipp

Dazu passt ein Tomatensalat.

Energie 319 kcal Fett 8 g Kohlenhydrate 48 g
Eiweiß 13 g Ballaststoffe 5 g
Anrechenbare KE: 3

Quiche provençal

Für 4 Personen, ergibt 8 Stücke

Für den Teig:
120 g Mehl
20 g Parmesan, gerieben
½ TL Salz
30 g Rapsöl
2 EL kaltes Wasser
1 Ei
1 TL Kräuter der Provence

Für den Belag:
100 g Zucchini
150 g Auberginen
2 Eier
75 g saure Sahne
30 g Sonnenblumenkerne
15 g Parmesan, gerieben
150 g Schafskäse, 20 % Fett i. d. Tr.
frisch gemahlener Pfeffer
Paprikapulver
Kräuter der Provence

1. Für den Teig alle Zutaten von Mehl bis Kräuter der Provence miteinander verkneten, eine Kugel formen, in eine Schüssel geben und ca. 30 Minuten im Kühlschrank ruhen lassen.
2. In der Zwischenzeit das Gemüse längs vierteln und in dünne Scheiben schneiden.
3. Die Eier mit der sauren Sahne verrühren, Sonnenblumenkerne und Parmesan untermischen und kräftig würzen.
4. Den Schafskäse in kleine Würfel schneiden und ebenfalls untermischen.
5. Den Teig etwas größer als die Springform ausrollen und in die Springform legen, einen Rand formen, diesen gut am Springformrand andrücken. Ein Fetten der Form ist nicht notwendig. Das Gemüse auf dem Teig verteilen und die Eiermischung darüber gießen.
6. Bei 170 °C ca. 30 Minuten backen.

→ **Tipp**
Die Quiche schmeckt auch noch kalt am nächsten Tag.

Nährwerte pro Stück:
Energie 223 kcal Fett 14 g Kohlenhydrate 14 g
Eiweiß 10 g Ballaststoffe 1 g
Anrechenbare KE: 1

Backgemüse mit Feta-Dip

Für das Gemüse:
240 g Kartoffeln
200 g Möhren
200 g Zwiebeln
200 g Champignons
1 EL Rapsöl
Salz, Paprikapulver, Pfeffer

Für den Dip:
100 g Möhre
1–3 Knoblauchzehen
100 g Fetakäse
200 g Naturjoghurt
Salz, Pfeffer, Paprikapulver

1. Kartoffeln und Möhren schälen, waschen und in Stifte schneiden. Das Gemüse in eine Schüssel geben und mit dem Rapsöl, dem Salz, Paprikapulver und etwas Pfeffer kräftig durchmischen. Auf ein mit Backpapier ausgelegtes Blech geben und etwa 30 Minuten bei 200 °C backen.
2. Die Zwiebeln schälen und in grobe Stücke schneiden, Champignons putzen und halbieren. Nach etwa 10 bis 15 Minuten Backzeit zugeben.
3. Die Möhren fein raspeln, Knoblauch hacken oder durch eine Knoblauchpresse geben. Alle Zutaten für den Dip miteinander verrühren und mit Salz und Pfeffer abschmecken.

→ Varianten

Tauschen Sie je nach Jahreszeit die Gemüsesorten aus. Einen Saisonkalender können Sie sich unter **www.verbraucherzentrale.nrw/saisonkalender** *ansehen. Möglich sind zum Beispiel Kürbis und Kohlrabi oder Paprikaschote und Zucchini.*

Energie 426 kcal Fett 19 g Kohlenhydrate 40 g
Eiweiß 20 g Ballaststoffe 9 g
Anrechenbare KE: 2,5

Cannelloni mit Gemüse-Ricottafüllung

Für die Cannelloni:
1 Zwiebel
1 TL Rapsöl
150 g Möhre
150 g Zucchini
200 g Ricotta
1 Ei
Salz, Pfeffer
9 Cannelloninudeln

Für die Soße:
1 Zwiebel
1 TL Olivenöl
500 g Tomatenwürfel
Salz und Pfeffer, etwas Zucker
50 g geriebener Gouda

1. Eine Zwiebel in feine Würfel schneiden und in dem Rapsöl leicht andünsten. Die Möhren und Zucchini fein würfeln, leicht andünsten und in etwa 5 Minuten bissfest garen.
2. Ricotta und Ei verrühren und unter das Gemüse mischen. Mit Salz und Pfeffer abschmecken. Mit einem Löffel die Masse in die Cannelloni füllen und die Nudeln dann in eine Auflaufform legen.
3. Die (zweite) fein gewürfelte Zwiebel in dem Rapsöl leicht andünsten, die Tomatenwürfel aufgießen, mit Zucker, Salz und Pfeffer abschmecken. Die Tomatensoße über die Cannelloni gießen. Den Käse darüberstreuen.
4. Bei 180 °C ca. 35 Minuten backen.

→ Tipp

Für die Zubereitung kann auch frischer Nudelteig verwendet werden. Dadurch verändert sich unter Umständen die Menge der enthaltenen Kohlenhydrate und die anrechenbaren KE müssen entsprechend der Deklaration neu berechnet werden.

→ Tipp

Dazu einen Salat anbieten, zum Beispiel den Blumenkohl-Brokkoli-Salat *→ Seite 158.*

Energie 526 kcal Fett 22 g Kohlenhydrate 48 g
Eiweiß 32 g Ballaststoffe 7 g
Anrechenbare KE: 3

Gemüse-Muffins

Ergibt 4 Muffins

Für den Teig:
50 g Magerquark
50 ml Milch
1 Ei
30 g Vollkorn-Dinkelmehl
10 g Mandeln, gemahlen
25 g Käse, gerieben, 45 % Fett i.d.Tr.
frisch geriebener Pfeffer
Paprikapulver, Salz

Für die Füllung:
50 g Frühlingszwiebeln
50g Paprikaschote, rot
50 g Paprikaschote, gelb
50 g Zucchini

10 g Sonnenblumenöl zum Einfetten des Muffinblechs

1. Magerquark, Milch und Ei verrühren. Anschließend das Mehl, die gemahlenen Mandeln und den geriebenen Käse dazugeben und gut verrühren. Kräftig würzen.
2. Die Frühlingszwiebeln in dünne Scheiben, die Paprikaschoten und die Zucchini in Streifen schneiden und unter den Teig mischen.
3. Die Muffinform mit Öl fetten. Den Teig einfüllen und bei 180 °C etwa 25 bis 30 Minuten backen.

→ **Variante**
Lecker auch mit anderen Gemüsesorten, zum Beispiel Blumenkohl und Brokkoli oder Möhren, Kohlrabi und Kürbis.

→ **Tipp**
Die Muffins schmecken warm und kalt auch noch am Tag darauf.

Nährwerte pro Muffin:
Energie 129 kcal Fett 7 g Kohlenhydrate 8 g
Eiweiß 7 g Ballaststoffe 1 g
Anrechenbare KE: 0,5

Kichererbsen-Reistopf

1 Zwiebel
1 Knoblauchzehe
Etwas Ingwer (Stück etwa so groß wie eine Knoblauchzehe)
1 EL Rapsöl
300 g Blattspinat (TK)
2 Tomaten
100 ml Gemüsebrühe
200 ml Kokosmilch
60 g Basmatireis
Salz, Paprikapulver, Kurkuma, Chilipulver
150 g Kichererbsen, aus der Dose, abgetropft

1. Die Zwiebel würfeln, Knoblauch und Ingwer fein würfeln.
2. Das Rapsöl erhitzen, darin Zwiebel, Knoblauch und Ingwer glasig dünsten.
3. Blattspinat, gewürfelte Tomaten, Gemüsebrühe, Kokosmilch und Basmatireis zugeben.
4. Mit Salz, Paprikapulver, Kurkuma und Chilipulver würzen und 10 Minuten bei kleiner Hitze leicht köcheln lassen.
5. Zum Schluss die Kichererbsen dazugeben, untermischen und kurz ziehen lassen. Noch einmal abschmecken.

Energie 324 kcal Fett 9 g Kohlenhydrate 45 g
Eiweiß 15 g Ballaststoffe 9 g
Anrechenbare KE: 2,5

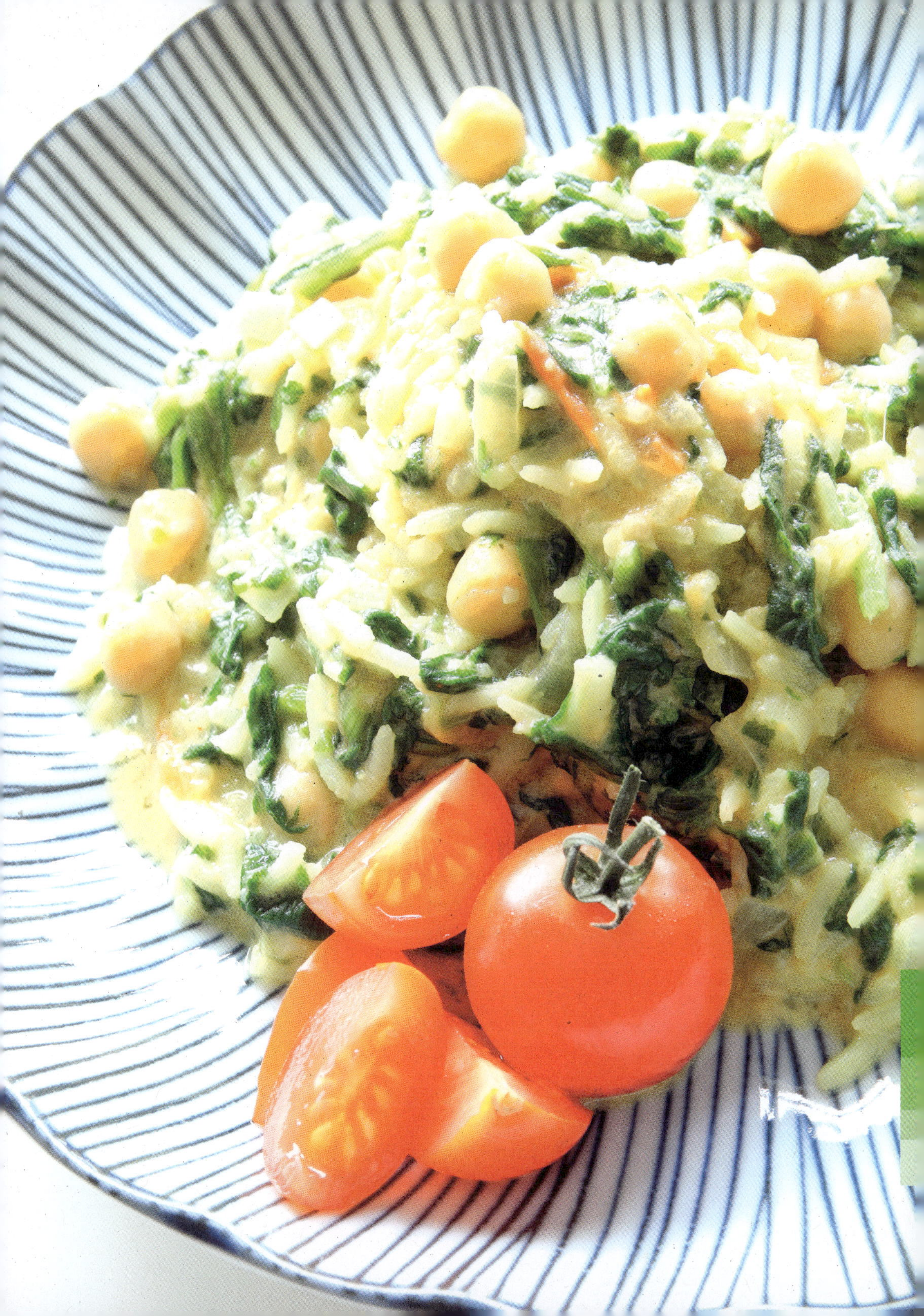

Kartoffel-Kohlrabi-Gratin

300 g Kartoffeln
400 g Kohlrabi
1 EL Rapsöl
15 g Vollkorn-Dinkelmehl
220 ml Milch, 1,5 % Fett
Muskatnuss, Salz, Pfeffer, frisch gemahlen
30 g geriebener Käse

1. Kartoffeln und Kohlrabi schälen und in dünne Scheiben schneiden.
2. Beides in die Form schichten.
3. In einem kleinen Topf das Rapsöl erhitzen, das Mehl mit einem Schneebesen einrühren, Milch zugeben und unter Rühren aufkochen lassen.
4. Kräftig abschmecken, über die Kartoffel- und Kohlrabischeiben gießen und mit dem Käse bestreuen.
5. Bei 180°C ca. 30 bis 40 Minuten backen.

→ **Tipp**

Wenn es schneller gehen soll: die Gemüsescheiben in wenig Wasser 5 Minuten andünsten und dann erst in die Auflaufform schichten. So verkürzt sich die Backzeit um ca. 15 Minuten.

→ **Tipp**

Dazu grünen Spargel, in Wasser gekocht, oder einen Blattsalat, zum Beispiel Feldsalat mit Tomate → *Seite 160* *anbieten.*

Energie 337 kcal Fett 12 g Kohlenhydrate 41 g
Eiweiß 15 g Ballaststoffe 6 g
Anrechenbare KE: 3

Kleine Kartoffeln in Pilzrahm

420 g kleine Kartoffeln

Für die Pilzsoße:
1 Zwiebel
1 TL Rapsöl
500 g Champignons
1 EL Vollkornmehl
150 ml Milch, 1,5 % Fett
50 g Schmand
Salz, Pfeffer
2 EL Schnittlauch

1. Die Pellkartoffeln kochen.
2. In der Zwischenzeit die Zwiebel würfeln und in dem Rapsöl glasig dünsten. Die Champignons vierteln und zugeben, leicht bräunen. Das Mehl überstreuen und mit der Milch übergießen. Unter Rühren einmal aufkochen und den Schmand unterrühren.
3. Mit den Gewürzen abschmecken. Schnittlauch in Röllchen schneiden und darüberstreuen.

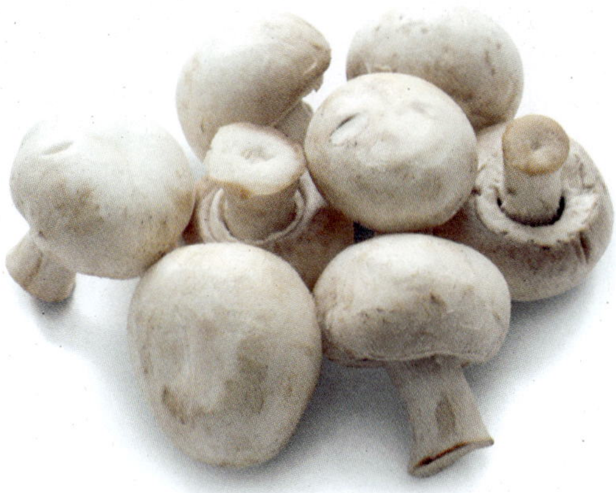

Energie 350 kcal Fett 11 g Kohlenhydrate 42 g
Eiweiß 19 g Ballaststoffe 9 g
Anrechenbare KE: 3

Kräuterrisotto

Für den Reis:
500 ml Gemüsebrühe
1 Zwiebel
1 EL Olivenöl
120 g Risottoreis

Für das Pesto:
50 g gehackte oder gemahlene Mandeln
40 g Parmesan
2 Knoblauchzehen
40 g frische Kräuter wie Petersilie, Basilikum, Rucola, Thymian
2 EL Rapsöl
1 EL Wasser

1. Die Brühe erhitzen. Zwiebel würfeln.
2. Das Öl in einem Topf erhitzen und die Zwiebelwürfel andünsten. Den Risottoreis einstreuen, kurz dünsten und 150 ml Brühe angießen. Unter Rühren garen, nach und nach immer wieder etwas Brühe zugeben und rühren, bis die Brühe aufgebraucht und der Reis gegart ist.
3. Die Mandeln in trockener Pfanne rösten, Mandeln in ein schmales, hohes Gefäß geben. Den Parmesan, die Knoblauchzehen, die geputzten Kräuter, das Rapsöl und Wasser zu den Mandeln geben und mit dem Passierstab ein Pesto zubereiten.
4. Wenn der Reis gar ist, das Pesto unterrühren.

→ Tipp

Mit einem Salat, zum Beispiel Blumenkohl-Brokkoli-Salat *→ Seite 158* *servieren, auch ein gebratenes Hähnchenschnitzel passt gut dazu.*

Energie 599 kcal Fett 36 g Kohlenhydrate 52 g
Eiweiß 19 g Ballaststoffe 5 g
Anrechenbare KE: 4

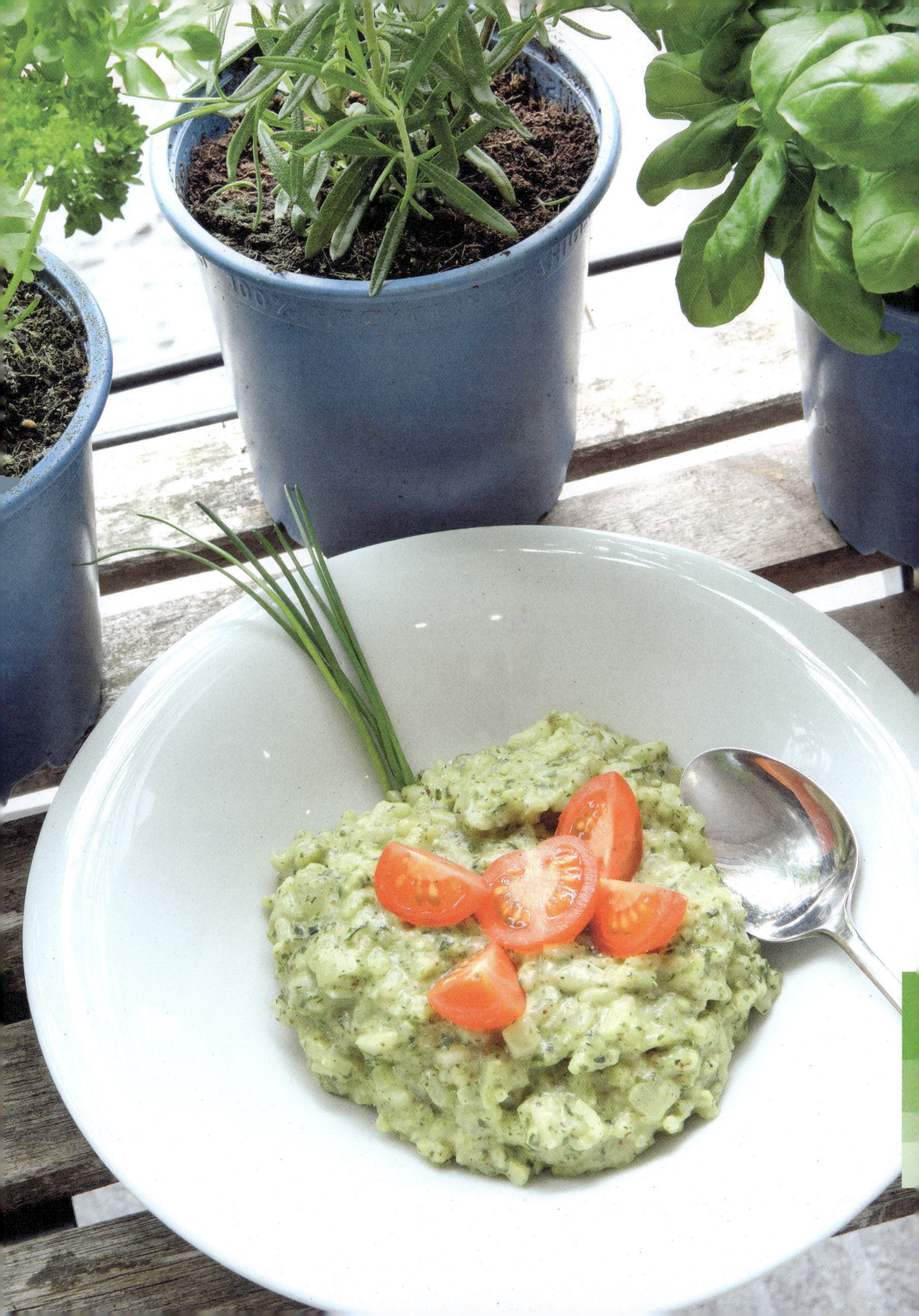

Paprika-Kartoffelgulasch

240 g Kartoffeln
50 g Zwiebel
300 g Paprikaschoten (grün, gelb und/oder rot)
200 g Tomaten
1 EL Rapsöl
150 ml Gemüsebrühe
Salz, Pfeffer, Paprikapulver
20 g Tomatenmark

1. Die Kartoffeln schälen und grob würfeln.
2. Zwiebel, Paprikaschoten und Tomaten in Würfel schneiden.
3. Rapsöl in einem Topf erhitzen und die gewürfelte Zwiebel leicht darin andünsten. Die Kartoffelwürfel zugeben und kurz mit anschwitzen.
4. Mit der Gemüsebrühe aufgießen und mit Salz und Pfeffer würzen und 10 Minuten köcheln lassen.
5. Nach etwa 5 Minuten die Paprikawürfel und nach weiteren 5 Minuten die Tomatenwürfel zugeben und noch einmal aufkochen.
6. Zum Schluss das Tomatenmark unterrühren und noch einmal abschmecken.

Energie 190 kcal Fett 6 g Kohlenhydrate 28 g
Eiweiß 6 g Ballaststoffe 6 g
Anrechenbare KE: 2

Linguine mit Spinat

120 g Vollkorn-Bandnudeln
400 g Blattspinat, tiefgefroren oder frisch
1 Zwiebel
1 TL Rapsöl

Für die Soße:
1 TL Rapsöl
2 Zwiebeln
100 g Schmand
50 ml Gemüsebrühe
Salz, Pfeffer, Muskatnuss

1. Die Bandnudeln nach Packungsanweisung in Salzwasser garen.
2. Den Blattspinat gegebenenfalls auftauen lassen und etwas Wasser ausdrücken , den frischen Spinat putzen und waschen.
3. Zwiebel in Würfel schneiden und im Rapsöl in einem kleinen Topf andünsten, dann den Blattspinat zugeben. 2 bis 3 Minuten garen lassen.
4. Für die Soße noch einmal Rapsöl in einem kleinen Topf erhitzen, die fein gehackten Zwiebeln leicht darin andünsten, Schmand und Gemüsebrühe zugeben und einrühren, dann die Soße bei leichter Hitze wärmen. Mit Salz, Pfeffer und Muskatnuss abschmecken.
5. Die Bandnudeln abgießen, anschließend zuerst mit der Soße mischen und dann den Spinat unterheben.

→ Tipp

Dazu einen Salat anbieten, zum Beispiel den Salat im Glas *→ Seite 157.*

Energie 433 kcal Fett 20 g Kohlenhydrate 48 g
Eiweiß 15 g Ballaststoffe 8 g
Anrechenbare KE: 3

Zucchinischiffchen

Für die Soße:
1 Zwiebel
1 EL Rapsöl
500 g Tomatenwürfel
Salz, Pfeffer, frische italienische Kräuter (z. B. Basilikum, Thymian)
1 Prise Zucker

Für die Zucchini:
2 Zucchini
1 EL Rapsöl
1 Zwiebel
2 Knoblauchzehen
100 g Thunfisch im eigenen Saft
2 EL Kapern
40 g Schmand
Pfeffer, Chilipulver, Salz
1 EL Petersilie, frisch, gehackt
50 g geriebener Gouda

1. Zwiebel würfeln und im Rapsöl leicht bräunen.
2. Die gewürfelten Tomaten zugeben, mit den Kräutern, Gewürzen und einer Prise Zucker abschmecken und 5 Minuten leicht köcheln lassen. Die Soße in eine Auflaufform geben.
3. Die Zucchini waschen, längs halbieren und mit einem Löffel aushöhlen, dabei einen dickeren Rand stehen lassen. Das ausgelöste Zucchinifleisch klein würfeln und bereitstellen.
4. Knoblauch schälen und pressen, die Zwiebel fein würfeln.
5. Das Rapsöl in eine Pfanne geben und erhitzen. Die Zwiebelwürfel darin leicht bräunen und den Knoblauch dazugeben. Das Zucchinifleisch zufügen und ca. 5 Minuten dünsten. Den Thunfisch zerkleinern und einrühren. Kapern zufügen und mit den Gewürzen abschmecken und den Schmand unterrühren.
6. Gehackte Petersilie zugeben und die Masse in den Zucchinihälften verteilen. Die Zucchinischiffchen auf die Tomatensoße legen und mit dem Käse bestreuen. Im Ofen bei 180 °C 30 Minuten backen.

→ **Tipp**
Dazu Vollkornreis oder Vollkornnudeln und einen Blattsalat servieren, die Kohlenhydrate sind anrechenbar.

Energie 500 kcal Fett 41 g Kohlenhydrate 13 g
Eiweiß 21 g Ballaststoffe 5 g
Anrechenbare KE: keine

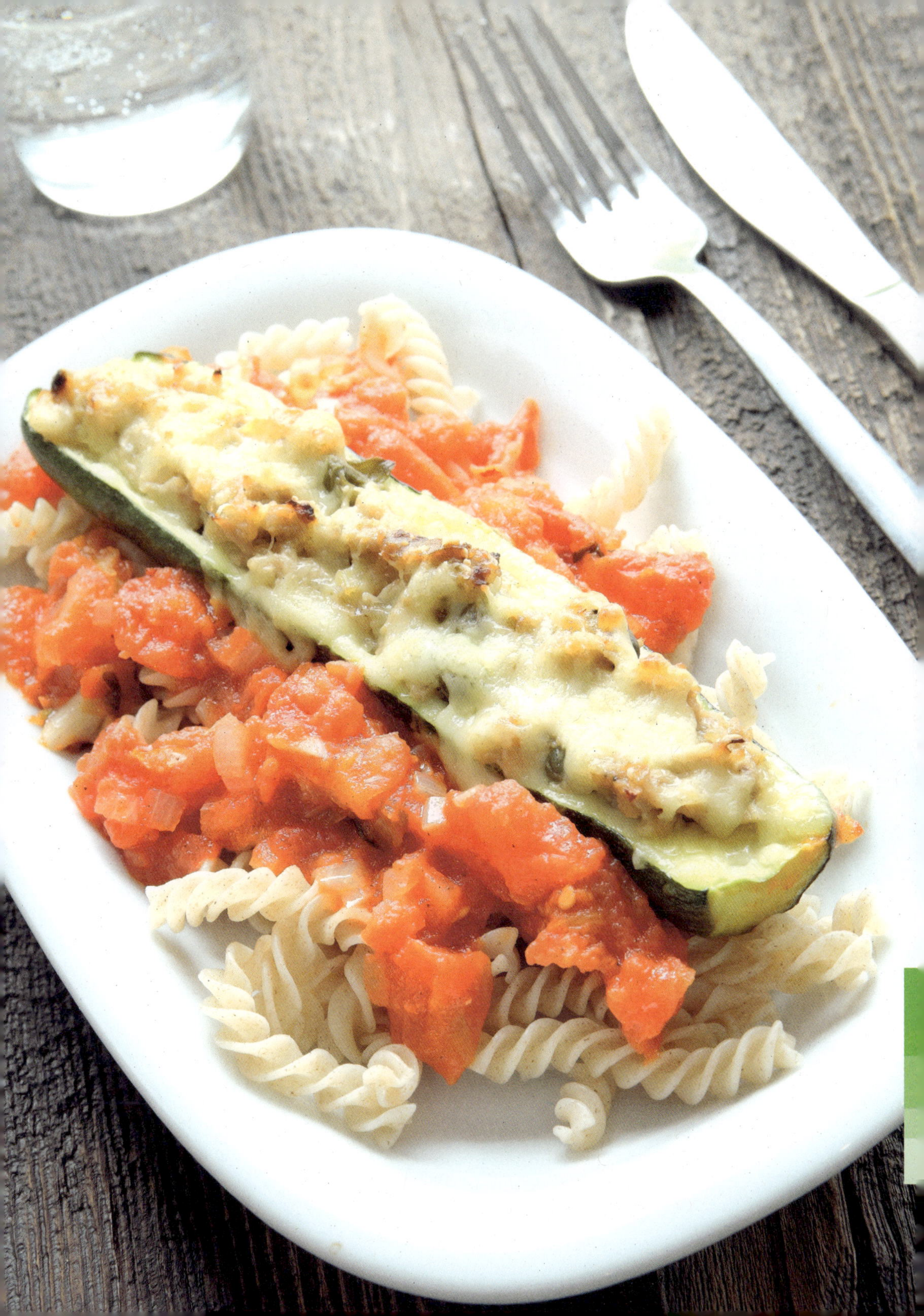

Roter Reis

- 1 Zwiebel
- 1 Knoblauchzehe
- 1 TL Rapsöl
- 90 g Reis
- 1 EL Tomatenmark
- 200 ml Gemüsebrühe
- 50 g TK-Erbsen
- 2 Tomaten
- 1 Paprikaschote, rot
- Paprikapulver, Salz und Pfeffer

1. Zwiebel und Knoblauch würfeln und in Rapsöl anbraten, den Reis dazu geben und glasig werden lassen.
2. Das Tomatenmark in die Gemüsebrühe einrühren, den Reis damit angießen und Erbsen zugeben.
3. Tomaten und Paprikaschote fein würfeln.
4. Nach 10 Minuten Garzeit zunächst die Paprikawürfel zum Reis geben, nach weiteren 5 Minuten die Tomatenwürfel. Dann garziehen lassen.
5. Mit Salz, Pfeffer und Paprikapulver abschmecken.

→ **Tipp**

Dazu passt zum Beispiel ein Gurkensalat.

Energie 232 kcal Fett 2 g Kohlenhydrate 44 g
Eiweiß 7 g Ballaststoffe 5 g
Anrechenbare KE: 3

Zucchininudeln mit Tomatensoße

Für die Nudeln:
100 g Dinkelvollkornspaghetti
150 g Zucchini

Für die Soße:
1 Zwiebel
1 EL Rapsöl
400 g Tomatenwürfel
Salz, Pfeffer, italienische Kräuter
1 Prise Zucker
20 ml Sahne oder Schmand

1. Die Vollkornnudeln nach Anleitung kochen.
2. Die Zucchini mit einem Spiralschneider in feine Bänder schneiden und eine Minute vor Ende der Nudel-Kochzeit untermischen und mitkochen.
3. Beides abgießen und abtropfen lassen.
4. Die Zwiebel würfeln.
5. Das Rapsöl in einem Topf erhitzen und die Zwiebelwürfel darin andünsten.
6. Die Tomatenwürfel zugießen, würzen (Salz, Pfeffer, italienische Kräuter, Zucker) und 5 Minuten leicht köcheln.
7. Etwas Sahne oder Schmand unterrühren.
8. Die Soße zu den Spaghetti servieren.

→ **Tipp**
In der Saison frische Tomatenwürfel verwenden, außerhalb der Saison auf stückige Tomaten aus der Verpackung zurückgreifen.

→ **Tipp**
Dazu einen Salat anbieten, zum Beispiel einen Blattsalat.

Energie 298 kcal Fett 10 g Kohlenhydrate 40 g
Eiweiß 11 g Ballaststoffe 3 g
Anrechenbare KE: 2,5

Spinat und Linsen orientalisch

400 g Spinat
1 Zwiebel
1 Knoblauchzehe
1 Stück Ingwer (etwa so groß wie eine Knoblauchzehe)
1 EL Rapsöl
1 EL Sesam
Kreuzkümmelsamen, Kurkuma, gemahlen
100 g rote Linsen
400 ml Kokosmilch
2 EL Zitronensaft
Salz, Chilipulver

1. Den Spinat putzen, waschen und in Streifen schneiden.
2. Zwiebeln, Knoblauch und Ingwer schälen, die Zwiebeln würfeln, Knoblauch und Ingwer hacken.
3. Das Öl erhitzen und Zwiebeln, Knoblauch und Ingwer darin glasig andünsten.
4. Sesam, Kreuzkümmel und Kurkuma dazugeben und kurz mitdünsten.
5. Linsen, Spinat und Kokosmilch dazugeben. Mit Salz, Chilipulver und Zitronensaft abschmecken und alles etwa 15 Minuten bei mittlerer Hitze leicht kochen.

→ **Variante**

Anstelle von Spinat Mangold verwenden.

Energie 297 kcal Fett 11 g Kohlenhydrate 27 g
Eiweiß 20 g Ballaststoffe 13 g
Anrechenbare KE: 0,5

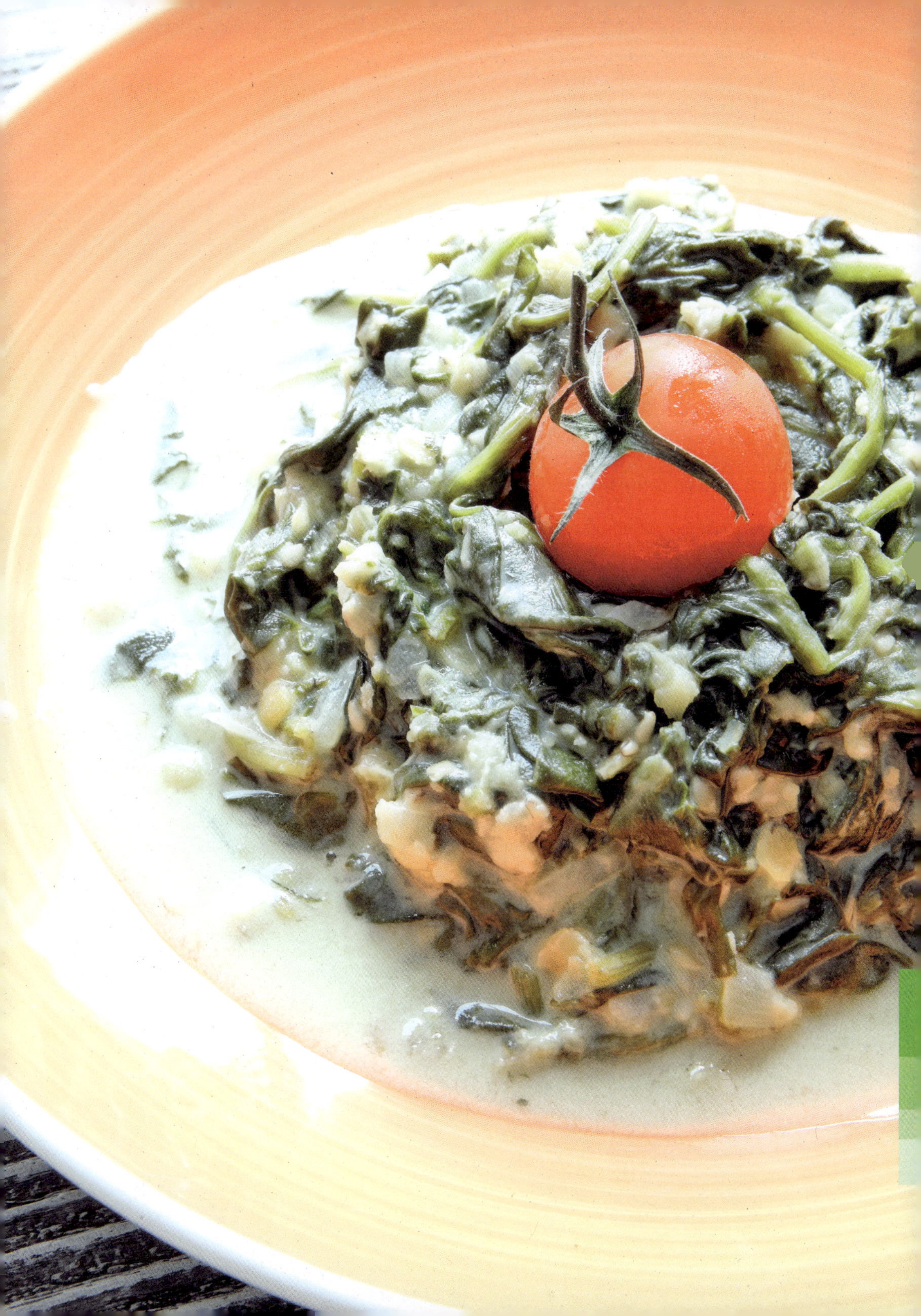

INFO

Fleisch sicher zubereiten

- Rohes Fleisch und Geflügel vor der Zubereitung nicht waschen! Beim Berühren des Fleisches und beim Abspülen unter dem Wasserhahn können die Bakterien über die Hände und mit Wasserspritzern in der Küche verteilt werden. Besser direkt, zum Beispiel mit einer Gabel, aus der Verpackung nehmen und auf den Grill oder in die Pfanne geben.
- Rohes Fleisch darf nicht mit anderen Lebensmitteln, die roh verzehrt werden, zum Beispiel Salat oder Desserts, in Berührung kommen.
- Wenn Ihre Hände, die Arbeitsflächen und -geräte mit rohem Fleisch in Kontakt waren, säubern Sie diese gut mit heißem Wasser und Spülmittel. Wechseln Sie Spül- und Wischlappen anschließend aus.
- Lassen Sie gefrorenes Fleisch im Kühlschrank auftauen, fangen Sie die Auftauflüssigkeit auf und schütten Sie diese weg.
- Garen Sie Fleisch immer gut durch, denn so werden Bakterien unschädlich gemacht! Dafür sollte das Fleisch im Inneren mindestens 70 °C für zwei Minuten erreichen. Fleisch ist durchgegart, wenn der austretende Fleischsaft klar ist und sich bei Geflügel das Fleisch leicht von den Knochen ablösen lässt.
- Verwenden Sie auch beim Grillen oder Fondue extra Besteck und Teller für rohes Fleisch.

Weitere Informationen zum Kauf und zur sicheren Zubereitung von Fleisch finden Sie unter: **www.verbraucherzentrale.nrw**, Suchbegriff: Fleisch sicher zubereiten.

Hähnchentopf

2 Zwiebeln
1 EL Rapsöl
200 g Hähnchenbrust
100 g Möhren
50 g Erbsen (tiefgefroren)
1 TL Vollkorn-Dinkelmehl
100 ml Milch
50 ml Sahne
100 g Zucchini
Salz, Pfeffer, Paprikapulver

1. Die Zwiebeln würfeln und in Rapsöl andünsten.
2. Die Hähnchenbrust auf ein separates Schneidebrett legen und in Streifen schneiden, zu den Zwiebeln geben und leicht anbraten. Mit Salz, Pfeffer, Paprikapulver würzen. Die Möhren in Stifte schneiden und leicht mit andünsten. Die Erbsen zugeben.
3. Mit dem Dinkelmehl bestäuben und mit Milch angießen. Vorsichtig durchrühren und aufkochen lassen. Die Sahne ergänzen und alles weitere 5 Minuten köcheln lassen. Ggf. noch etwas Wasser ergänzen.
4. Die Zucchini in Stifte schneiden und etwa 5 Minuten garziehen lassen.
5. Mit Salz, Pfeffer, Paprikapulver abschmecken.

→ **Tipp**

Dazu Vollkornreis oder Vollkornnudeln und einen gemischten Salat servieren, die Kohlenhydrate sind anrechenbar.

Energie 307 kcal Fett 15 g Kohlenhydrate 13 g
Eiweiß 30 g Ballaststoffe 4 g
Anrechenbare KE: keine

Herzhafter Möhreneintopf

1 Mettwürstchen
1 EL Rapsöl
1 Zwiebel
500 g Möhren
360 g Kartoffeln
Salz, Pfeffer
1 Prise Zucker

1. Das Mettwürstchen in dünne Scheiben schneiden.
2. In einem Topf das Rapsöl erhitzen.
3. Die Zwiebel würfeln und im Rapsöl leicht andünsten. Die Möhren waschen, schälen und würfeln und zu den Zwiebeln geben. Kurz dünsten. Mit Wasser bedecken und die Möhren köcheln lassen.
4. Die Kartoffeln ebenfalls schälen, waschen und würfeln und nach 5 Minuten die Kartoffelwürfel zugeben. Noch einmal 15 Minuten kochen.
5. Mit Salz, Pfeffer und Zucker abschmecken.
6. Zum Schluss die Mettwurstscheiben unterheben, damit diese kurz warm werden.

→ Tipp

Achten Sie darauf, dass gepökeltes Fleisch und Wurstwaren nicht zu heiß werden.

Energie 449 kcal Fett 23 g Kohlenhydrate 46 g
Eiweiß 13 g Ballaststoffe 10 g
Anrechenbare KE: 4

Hackfleischsoße Grundrezept

Ergibt 12 Portionen

500 g Zwiebeln
250 g Möhren
2 EL Rapsöl
500 g Rindergehacktes
500 g Tomatenwürfel
500 g passierte Tomaten
Salz, Pfeffer, Paprikapulver, frische italienische Kräuter (z.B. Basilikum, Thymian)

1. Zwiebeln und Möhren würfeln.
2. Rapsöl in einer großen Pfanne oder einem Topf erhitzen. Die gewürfelten Zwiebeln darin andünsten.
3. Das Hackfleisch zugeben und kräftig anbraten. Mit Salz, Pfeffer und Paprikapulver würzen.
4. Wenn das Fleisch gebräunt ist, die passierten Tomaten, die Tomatenstücke und die Möhrenwürfel zugeben und die Soße 10 Minuten köcheln lassen. Mit den Gewürzen und Kräutern abschmecken.

→ Tipp

Die Soße lässt sich einfrieren (Haltbarkeit: 4 bis 6 Monate). Eine Portion für eine Person entspricht etwa 200 g. Sie eignet sich als Basis für viele Gerichte:

- *Zu Vollkornnudeln oder Reis mit gewürfelter, gedünsteter Paprikaschote genauso wie in eine Lasagne.*
- *Mit TK-Erbsen, Nudeln und Käse wird ein Auflauf daraus.*
- *Kidneybohnen machen sie zu einem Chili con Carne.*
- *Mit Gemüse und Schmand komplettiert sie einen Wrap.*

Nährwerte pro Portion:
Energie 132 kcal Fett 8 g Kohlenhydrate 5 g
Eiweiß 10 g Ballaststoffe 2 g
Anrechenbare KE: keine

Putenstreifen mit Cashewkernen

100 g Putenfleisch, in Streifen geschnitten
2 EL Sojasoße
25 g Cashewkerne
1 EL Erdnussöl (Rapsöl)
2 Zwiebeln
1 Paprikaschote, rot
1 Paprikaschote, gelb
150 ml Gemüsebrühe
2 EL Sojasoße
1 TL Speisestärke
Salz, Pfeffer, Curry, Paprikapulver
50 g Sojabohnensprossen (frisch oder aus dem Glas, frische vor dem Verzehr mit kochendem Wasser überbrühen)

1. Putenfleisch in 1 Esslöffel Sojasoße etwa 30 Minuten einlegen.
2. Die Cashewkerne in der trockenen Pfanne kurz anrösten und wieder herausnehmen.
3. Das Öl in der Pfanne erhitzen.
4. Darin das Fleisch von allen Seiten anbraten und an die Seite schieben. Das Gemüse würfeln und nach und nach in die Pfanne geben, unter Rühren garen lassen.
5. Eventuell für 2 Minuten den Deckel schließen.
6. Am Ende der Garzeit mit der Gemüsebrühe aufgießen, den Rest der Sojasoße zugeben. Wird die Soße sämiger gewünscht, mit Speisestärke leicht binden.
7. Mit Salz, Pfeffer und Gewürzen abschmecken und mit den Sojabohnensprossen garnieren.

→ Tipp

Dazu Vollkornreis und einen Salat, zum Beispiel den Salat im Glas → *Seite 157 servieren. Die Kohlenhydrate sind anrechenbar.*

Energie 238 kcal Fett 14 g Kohlenhydrate 17 g
Eiweiß 11 g Ballaststoffe 8 g
Anrechenbare KE: keine

Schnitzelschmortopf mit Gewürzgurken

150 g Schweineschnitzel
2 Zwiebeln
250 g Champignons
1 TL Rapsöl
50 g Schinkenwürfel
25 g Tomatenmark
250 ml Gemüsebrühe
25 ml Gewürzgurkensud
50 g Gewürzgurken
1 EL Senf
Salz und Pfeffer

1. Das Fleisch in feine Streifen schneiden, die Zwiebeln hacken. Champignons in Scheiben schneiden.
2. Rapsöl in einem Topf erhitzen. Zunächst das Fleisch scharf anbraten, dann die Schinkenwürfel und Zwiebelwürfel mit andünsten. Tomatenmark hinzugegeben und alles zusammen etwas anbraten. Die Gemüsebrühe und etwas Gurkenwasser angießen. Hitze reduzieren und alles ca. 20 Minuten köcheln lassen.
3. Die Gewürzgurken würfeln und zugeben, eventuell noch etwas Brühe und Gurkenwasser auffüllen. Die Champignons in Scheiben schneiden und unterrühren. Kurz aufkochen und mit Senf, Salz und Pfeffer abschmecken.

→ **Tipp**

Dazu Kartoffeln oder Vollkornnudeln und einen Salat servieren, die Kohlenhydrate sind anrechenbar.

Energie 219 kcal Fett 9 g Kohlenhydrate 5 g
Eiweiß 29 g Ballaststoffe 4 g
Anrechenbare KE: keine

Schweinefilet mit Mango

240 g Schweinefilet
1 Mango
2 Schalotten
1 TL Rapsöl
1 EL Mehl
120 ml Gemüsebrühe
20 g Sahne
1 Prise Zucker
Salz, Paprikapulver, Pfeffer

1. Schweinefilet in 6 bis 8 dünne Scheiben schneiden.
2. Mango schälen und in Streifen vom Stein schneiden. Schalotten schälen und in Streifen schneiden.
3. Rapsöl in der Pfanne erhitzen und die Fleischscheiben von jeder Seite eine Minute braten. Salzen und pfeffern und auf einen Teller legen.
4. Im Bratensatz erst die Schalotten leicht andünsten, dann die Mangos zugeben, insgesamt etwa 5 Minuten. Mit Mehl bestäuben und mit der Gemüsebrühe ablöschen.
5. Mit Salz, Pfeffer, Paprikapulver und Zucker abschmecken und die Sahne unterrühren.

→ **Tipp**

Dazu Vollkornreis oder Vollkornnudeln und einen Salat servieren, die Kohlenhydrate sind anrechenbar.

Energie 272 kcal Fett 8 g Kohlenhydrate 21 g
Eiweiß 29 g Ballaststoffe 3 g
Anrechenbare KE: 1,5

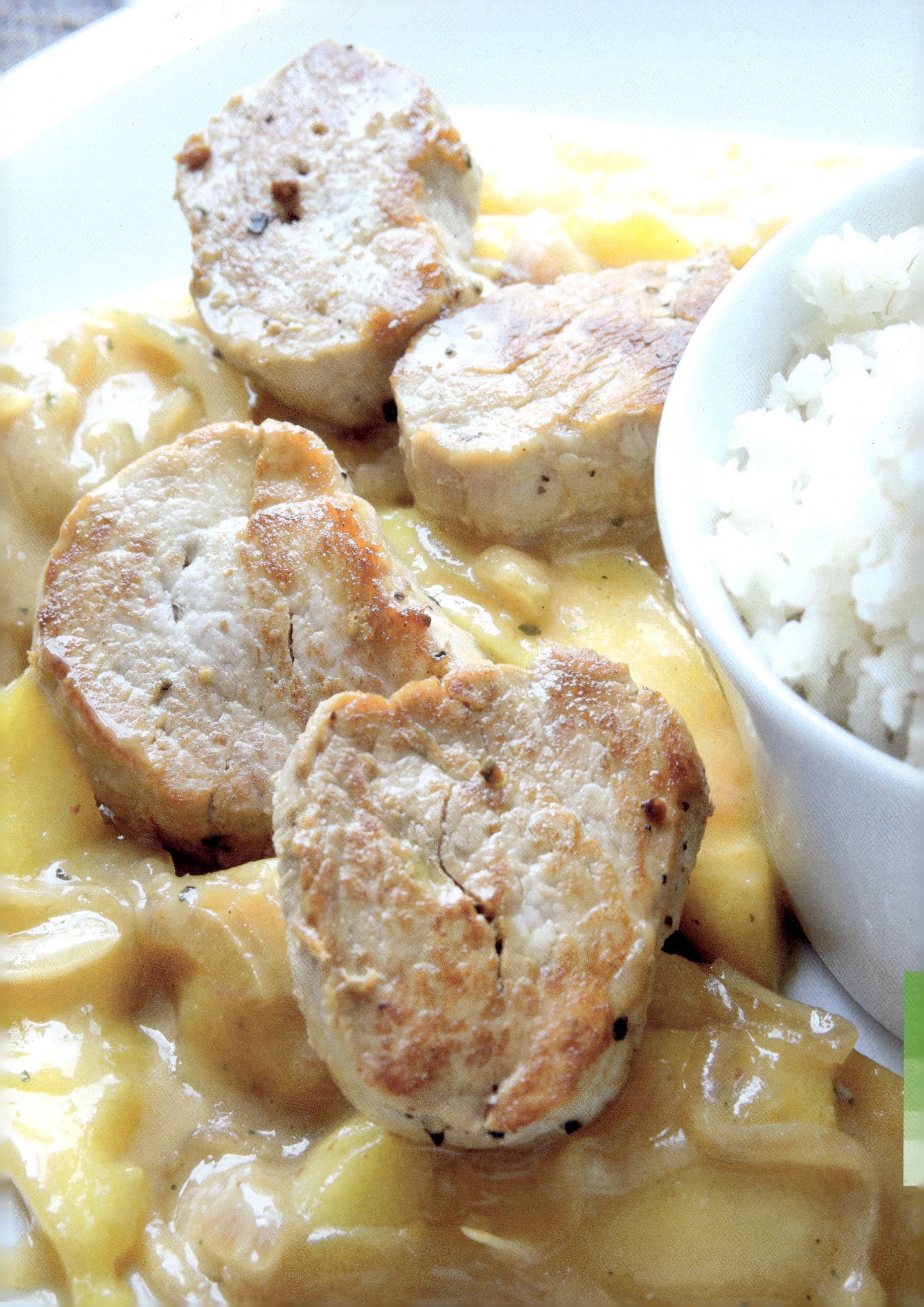

Scharfer Sauerkrauttopf

100 g Zwiebeln
100 g Rindergehacktes
200 g Sauerkraut
200 g Tomatenwürfel
400 ml Gemüsebrühe
20 g Tomatenmark
1 TL Sherry- oder Weißweinessig
Salz, Paprikapulver, Pfeffer, etwas Zucker
Chilipulver, Cayennepfeffer

1. Zwiebeln in Würfel schneiden.
2. Gehacktes ohne Fett anbraten, gewürfelte Zwiebeln zugeben und anbraten. Mit Pfeffer, Paprikapulver und etwas Salz würzen.
3. Sauerkraut klein schneiden, mit den Tomatenwürfeln zum Gehackten geben, mit heißer Brühe auffüllen und ca. 15 Minuten kochen lassen.
4. Tomatenmark und Essig zufügen und kräftig süß-sauer abschmecken.

→ **Tipp**

Dazu passt gut ein Vollkornbaguette, die Kohlenhydrate sind anrechenbar.

Energie 161 kcal Fett 8 g Kohlenhydrate 7 g
Eiweiß 14 g Ballaststoffe 4 g
Anrechenbare KE: keine

Überbackene Schweineschnitzel

2 Schweineschnitzel
1 Paprikaschote, rot
200 g Champignons
50 ml Sahne
50 g Frischkäse, 10 % Fett i. d. Tr
100 ml Milch, 1,5 % Fett
2 TL Speisestärke
2 TL Paprikapulver
Salz und Pfeffer
50 g geriebener Gouda

1. Die Schnitzel salzen und pfeffern und in einer Pfanne von beiden Seiten ca. 2 bis 3 Minuten kurz anbraten.
2. Die Paprikaschote putzen, waschen und in Streifen schneiden.
3. Die Champignons putzen und in Scheiben schneiden. Die Sahne mit der Brühe in einen Topf geben und langsam zum Kochen bringen. Den Frischkäse zugeben und unter Rühren schmelzen. Mit Paprikapulver, Salz und Pfeffer würzen, mit Speisestärke binden.
4. Die Schnitzel in eine gefettete Auflaufform geben und mit den Champignons und Paprikastreifen belegen. Die Soße über die Schnitzel gießen und mit dem geriebenen Käse bestreuen.
5. Im Backofen bei 190 °C ca. 20 Minuten backen.

→ **Tipp**

Dazu Kartoffeln oder Vollkornnudeln und einen Salat servieren, zum Beispiel Bulgursalat mit Minze → Seite 159. Die Kohlenhydrate sind anrechenbar.

Energie 438 kcal Fett 20 g Kohlenhydrate 13 g
Eiweiß 50 g Ballaststoffe 5 g
Anrechenbare KE: 0,5

Lachspäckchen vom Grill

4–6 Spitzkohlblätter
etwas Olivenöl
2 Streifen Lachsfilet (TK), je Filet 125 g, bereits aufgetaut
Salz, Pfeffer
½ Bio-Limette
2 Knoblauchzehen

1. Die großen Kohlblätter etwa 2 Minuten kochen, damit sie besser formbar sind.
2. Nach dem Abkühlen mit etwas Olivenöl einpinseln.
3. Den aufgetauten Lachs etwas trocken tupfen und mit Salz und Pfeffer bestreuen. Jeweils ein Stück Lachs auf 2 bis 3 Kohlblätter setzen. Die Limette und den Knoblauch (geschält) in dünne Scheiben schneiden und auf dem Lachs verteilen.
4. Die Kohlblätter zu einem Päckchen packen und mit einem Band verschließen.
5. Die Lachspäckchen etwa 15 Minuten grillen.

→ **Beilagen**

Dazu passen Vollkornbaguette und Salat, zum Beispiel Frühlingsfrischer Nudelsalat → *Seite 161, die Kohlenhydrate sind anrechenbar.*

→ **Tipp**

Auf dem Grill können gerade Kohlblätter schnell angebrannte Stellen bekommen. Diese bitte nicht mitessen! Informationen zum sicheren, gesunden Grillen finden Sie hier: **verbraucherzentrale.de/grillen**

Energie 152 kcal Fett 9 g Kohlenhydrate 2 g
Eiweiß 16 g Ballaststoffe 1 g
Anrechenbare KE: keine

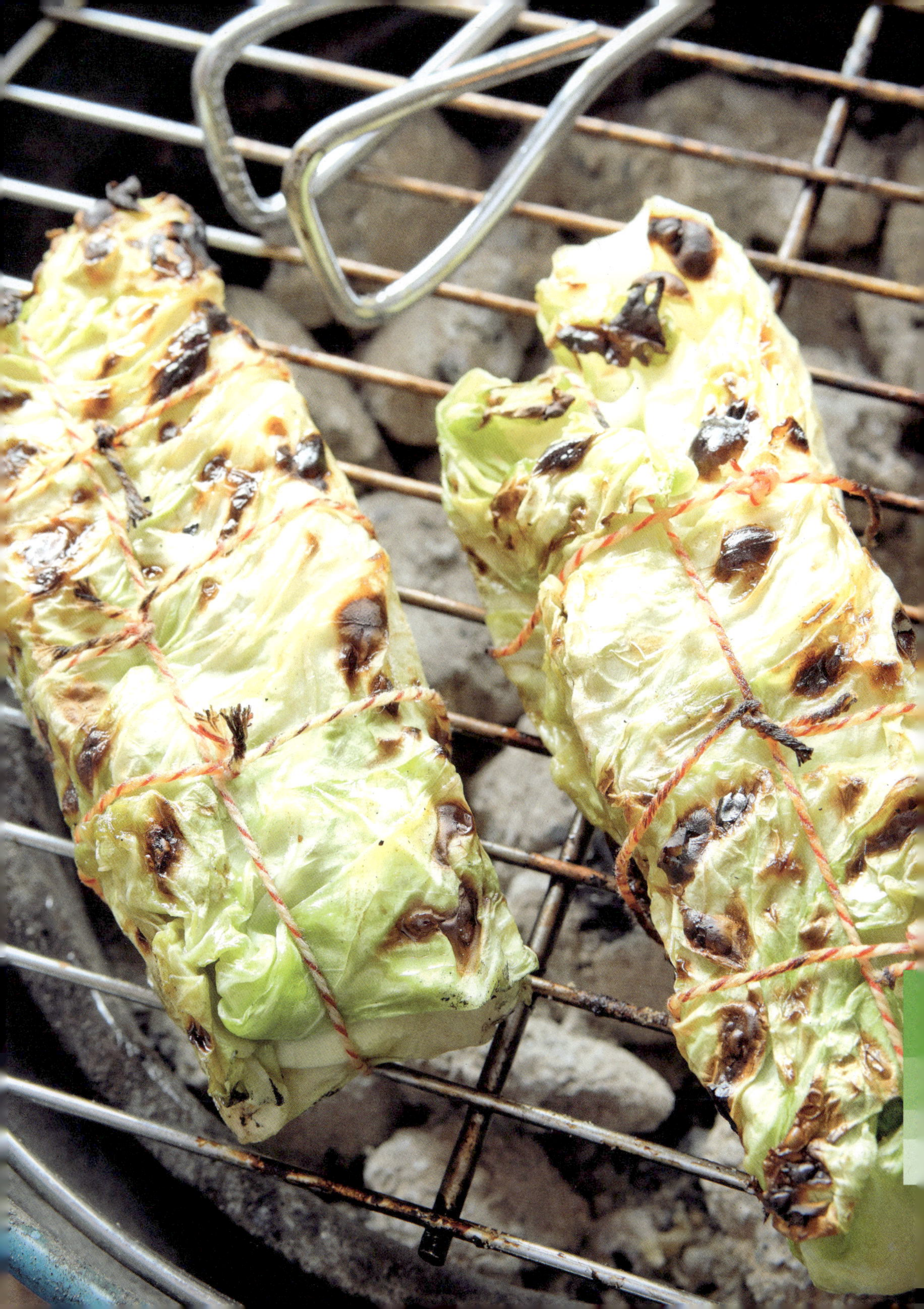

Brokkoli-Lachs-Auflauf

2 Streifen Lachsfilet (TK), je Filet 125 g
500 g Brokkoli
2 EL Rapsöl
15 g Vollkornmehl
200 ml Milch
Salz, Pfeffer, Zitronensaft

1. Das Lachsfilet in eine Auflaufform legen und antauen lassen.
2. Den Brokkoli in Röschen zerteilen (Stiele möglichst mitverwenden) und in wenig Salzwasser (100–150 ml) 5 Minuten kochen. Das Kochwasser auffangen. Dann den Brokkoli auf und um das Lachsfilet verteilen.
3. Das Rapsöl erhitzen, darin das Mehl anschwitzen und mit der Milch ablöschen. Noch etwas Brokkoliwasser unterrühren (75 bis 100 ml). Unter Rühren aufkochen lassen und die Soße kräftig mit Salz, Pfeffer und etwas Zitronensaft abschmecken.
4. Die Soße über den Fisch geben und im Backofen bei 170 °C 20 Minuten backen.

→ **Tipp**

Dazu Kartoffeln oder Vollkornnudeln und einen Tomatensalat servieren, die Kohlenhydrate sind anrechenbar.

Energie 544 kcal Fett 34 g Kohlenhydrate 16 g
Eiweiß 44 g Ballaststoffe 8 g
Anrechenbare KE: 1

Fischcurry

200 ml Kokosmilch
2 TL Curry
Salz, Pfeffer, Paprikapulver
240 g Kartoffeln in Scheiben
300 g Fischfilet (Seelachs, Zander, gefroren)
300 g Lauch, in Ringe geschnitten

1. Die Kokosmilch mit den Gewürzen in einen Topf geben und kräftig abschmecken.
2. Zunächst die Kartoffelscheiben in die Soße geben und 5 Minuten köcheln. Dann den Fisch darauflegen und mit Lauchringen bedecken.
3. Mit Deckel erneut zum Kochen bringen und etwa 15 Minuten garziehen lassen.

Energie 301 kcal Fett 5 g Kohlenhydrate 27 g
Eiweiß 35 g Ballaststoffe 5 g
Anrechenbare KE: 2

INFO

Infos zum Fischeinkauf

Empfehlenswert sind Fischprodukte mit den Siegeln von Bioland, Naturland, ASC oder MSC. Das MSC-Siegel ist derzeit noch die umfassendste Orientierungshilfe beim Kauf von Wildfisch. Trotzdem gibt es MSC-Zertifizierungen, die der WWF ablehnt.
Diese sind in der Onlineversion & App des WWF-Fischratgebers gekennzeichnet. Grundsätzlich gilt: Kaufen Sie besser zertifizierten Fisch als nicht zertifizierten. Das WWF hält online einen aktuellen Ratgeber zum Fischeinkauf bereit: **wwf.de/fischratgeber**

Schlemmerfilet mit Mandel-Parmesan-Kruste

Etwas Rapsöl für die Auflaufform

400 g Fischfilet (Seelachs, Hering, Zander, gefroren)

Für die Knusperschicht:
2 EL Senf
2 EL Schmand
1 EL Rapsöl
1 EL Wasser
1 EL Zitronensaft
30 g geriebener Parmesan
20 g Mandeln, gemahlen
30 g Paniermehl
10 g italienische Kräuter (TK)
Salz, Pfeffer, Paprikapulver

100 ml Gemüsebrühe

1. Eine Auflaufform mit Rapsöl bepinseln und den Fisch mittig hineinlegen.
2. In einer Schüssel alle Zutaten für die Knusperschicht vermengen und kräftig würzen.
3. Dann die Knuspermasse auf die Fischfilets geben und verstreichen. Die Gemüsebrühe vorsichtig angießen.
4. Die Filets für 20 Minuten bei 180 °C in den Ofen geben, die Knusperschicht soll knusprig und leicht gebräunt sein.

→ Tipp

Dazu passen Kartoffeln oder Vollkornreis und ein Blattsalat, die Kohlenhydrate sind anrechenbar.

Energie 471 kcal Fett 25 g Kohlenhydrate 13 g
Eiweiß 48 g Ballaststoffe 2 g
Anrechenbare KE: 1

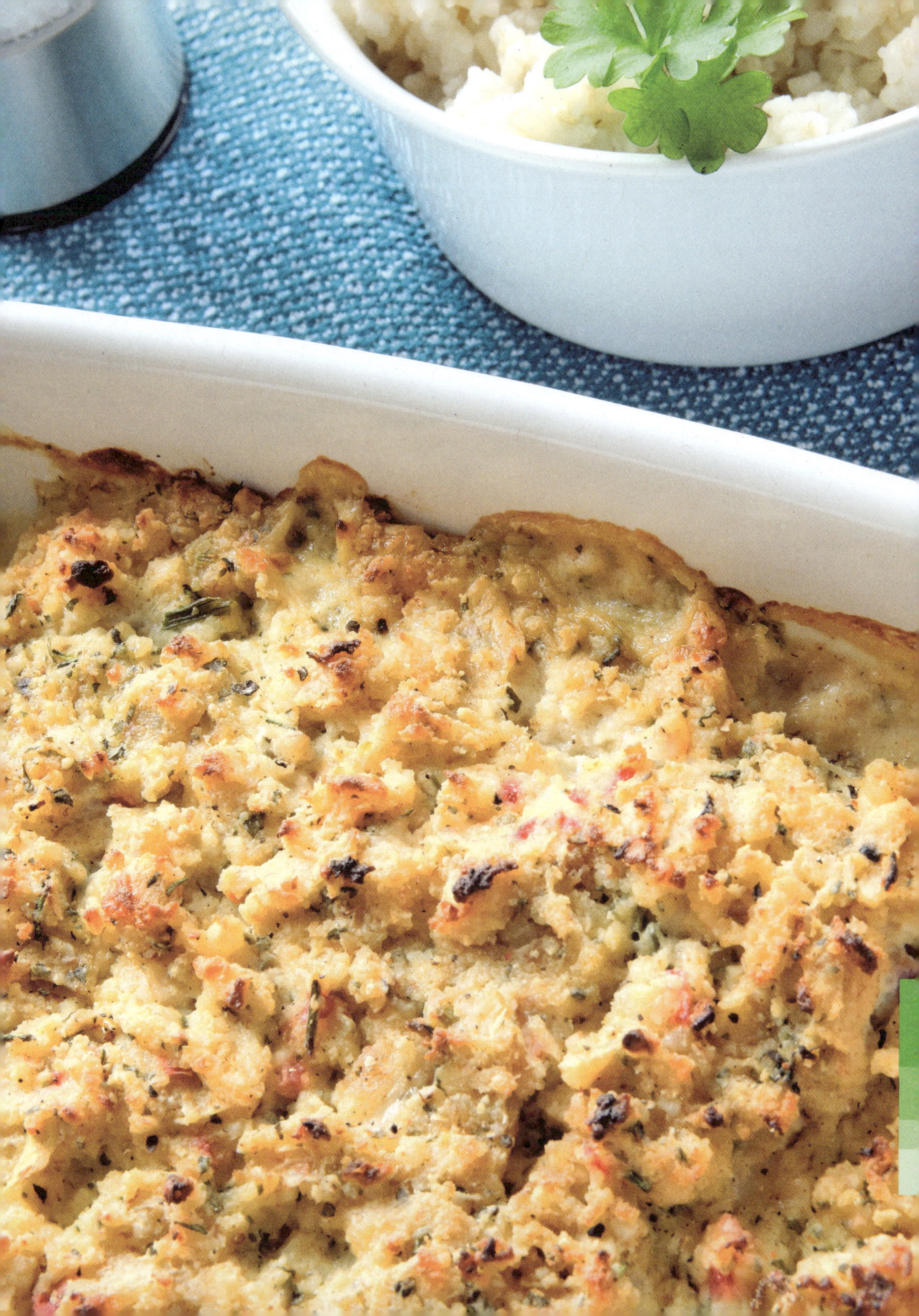

Klassisches Fondue mit Brühe

Für 5–6 Personen

Für die Brühe:
1 Bund Suppengrün
1/2 Suppenhuhn
5 Pfefferkörner, weiß
1 EL Salz
1 Lorbeerblatt

Für das Fondue:
300 g Schweinefilet
300 g Hähnchenbrust
300 g Blumenkohl
300 g Brokkoli
300 g Möhren
300 g Champignons
300 g Lauchringe

1. Das Huhn mit dem fein geschnittenen Suppengrün, Pfeffer, Salz und Lorbeerblatt in einen Topf geben, mit Wasser aufgießen und zum Kochen bringen. 1,5 Stunden bei schwacher Hitze köcheln lassen. Die Brühe durch ein Sieb in einen Fonduetopf gießen. Das Fleisch würfeln und separat verwenden.
2. Schweinefilet und Hähnchenbrust in dünne Scheiben schneiden.
3. Blumenkohl, Brokkoli und Möhren mundgerecht zerkleinern und jeweils ca. 5 Minuten vorkochen, Champignons halbieren, Lauch in grobe Ringe schneiden.
4. Vorbereitetes Gemüse und Fleisch separat anrichten.
5. Bei Tisch werden Fleisch und Gemüse in der Brühe gegart. Dazu gibt es Fonduesoßen, Vollkornbaguette oder kleine (Pell-)Kartoffeln, die enthaltenen Kohlenhydrate müssen angerechnet werden.

→ Tipp
Bitte beachten Sie besonders bei Fondue die sichere Zubereitung von rohem Fleisch *→ Info Seite 192*

→ Tipp
Die übrig gebliebene Brühe wird anschließend zur Suppe: Hierzu Suppengemüse in der Brühe kochen und das gewürfelte Hühnerfleisch zugeben.

Nährwerte pro Portion:
Energie 615 kcal Fett 36 g Kohlenhydrate 11 g
Eiweiß 62 g Ballaststoffe 9 g
Anrechenbare KE: keine

Fonduesoßen

Für 6 Personen

500 g Joghurt, mild, 1,5 % Fett
200 g Magerquark
300 g fettreduzierte Mayonnaise
Salz, Pfeffer

Basissoße

1. Alles miteinander verrühren und leicht würzen. Dies ist die Basis für die verschiedenen Soßen.
2. Die Grundmasse in maximal 6 Portionen aufteilen und wie folgt ergänzen.

Nährwerte pro Portion:
Energie 281 kcal Fett 24 g Kohlenhydrate 6 g
Eiweiß 1 g Ballaststoffe 0 g
Anrechenbare KE: 1 (→ bei allen Varianten müssen die Nährwerte zu den Nährwerten des Grundrezepts addiert werden)

1 kleine Zwiebel, feingehackt
1 Gewürzgurke, in feine Würfel geschnitten
1 EL Salatkräuter (TK)

Gewürzgurkenmayo

Zutaten untermischen und mit Salz und Pfeffer würzen. Wer mag, kann noch Meerrettich zugeben.

Nährwerte pro Portion:
Energie 4 kcal Fett 0 g Kohlenhydrate 1 g
Eiweiß 0 g Ballaststoffe 0 g

1–2 TL Curry
2 EL Orangensaft
½ zerdrückte Banane
Salz Pfeffer

Currysoße

Zutaten unterrühren (pürieren) und mit Salz und Pfeffer würzen.

Nährwerte pro Portion:
Energie 26 kcal Fett 0 g Kohlenhydrate 5 g
Eiweiß 1 g Ballaststoffe 1 g

Senfsoße

- 2 EL Senf
- 1 TL Weißweinessig
- 1 TL Zucker
- 1 TL Zitronensaft
- Salz, Pfeffer, Dillspitzen

Zutaten unterrühren. Mit Salz und Pfeffer abschmecken. Eventuell Dillspitzen zugeben.

Nährwerte pro Portion:
Energie 8 kcal Fett 0 g Kohlenhydrate 1 g
Eiweiß 0 g Ballaststoffe 0 g

Scharfe Tomate

- 1 EL Tomatenmark
- 1 EL Ketchup
- 1 TL Zitronensaft
- 1 TL Zucker
- Salz, Pfeffer, Paprikapulver, Cayennepfeffer

Zutaten unterrühren. Mit Salz, Pfeffer, Paprikapulver und Cayennepfeffer würzen.

Nährwerte pro Portion:
Energie 7 kcal Fett 0 g Kohlenhydrate 2 g
Eiweiß 0 g Ballaststoffe 0 g

Kräuter-Tsatsiki

- 2 gehackte Knoblauchzehen
- ¼ feingeriebene Gurke
- 1 EL gehackte Petersilie
- 1 EL gehackten Schnittlauch
- Zucker, Salz, Pfeffer

Zutaten untermischen. Mit etwas Zucker, Salz und Pfeffer würzen.

Nährwerte pro Portion:
Energie 4 kcal Fett 0 g Kohlenhydrate 1 g
Eiweiß 0 g Ballaststoffe 0 g

Raclette

Für 4 Personen

500 g kleine Pellkartoffeln (je 60 g = 1 KE)
300 g Brokkoli
400 g Raclettekäse oder Gouda
200 g Mais (Konserve)
300 g Ananasstücke (Konserve) (je 60 g = 1 KE)
2 Zwiebeln
2 Paprikaschoten
4 Tomaten
200 g Champignons
200 g Zucchini

1. Die Kartoffeln in Wasser mit etwas Salz gar kochen.
2. Den Brokkoli putzen und die Röschen 2 Minuten in Salzwasser blanchieren.
3. Den Käse grob reiben.
4. Den Mais und die Ananasstücke jeweils in einem Sieb abtropfen lassen.
5. Die Zwiebeln in feine Ringe schneiden
6. Die Paprikaschoten waschen und in Streifen schneiden.
7. Tomaten und Zucchini waschen und in Scheiben schneiden.
8. Die Champignons vorsichtig säubern und vierteln oder ebenfalls in Scheiben schneiden.
9. Alle Zutaten in kleinen Schälchen bereitstellen.
10. Dann nach Belieben die Raclettepfännchen füllen und backen.

Nährwerte pro Portion:
Energie 608 kcal Fett 32 g Kohlenhydrate 45 g
Eiweiß 32 g Ballaststoffe 9 g
Anrechenbare KE: siehe Kartoffeln und Ananas

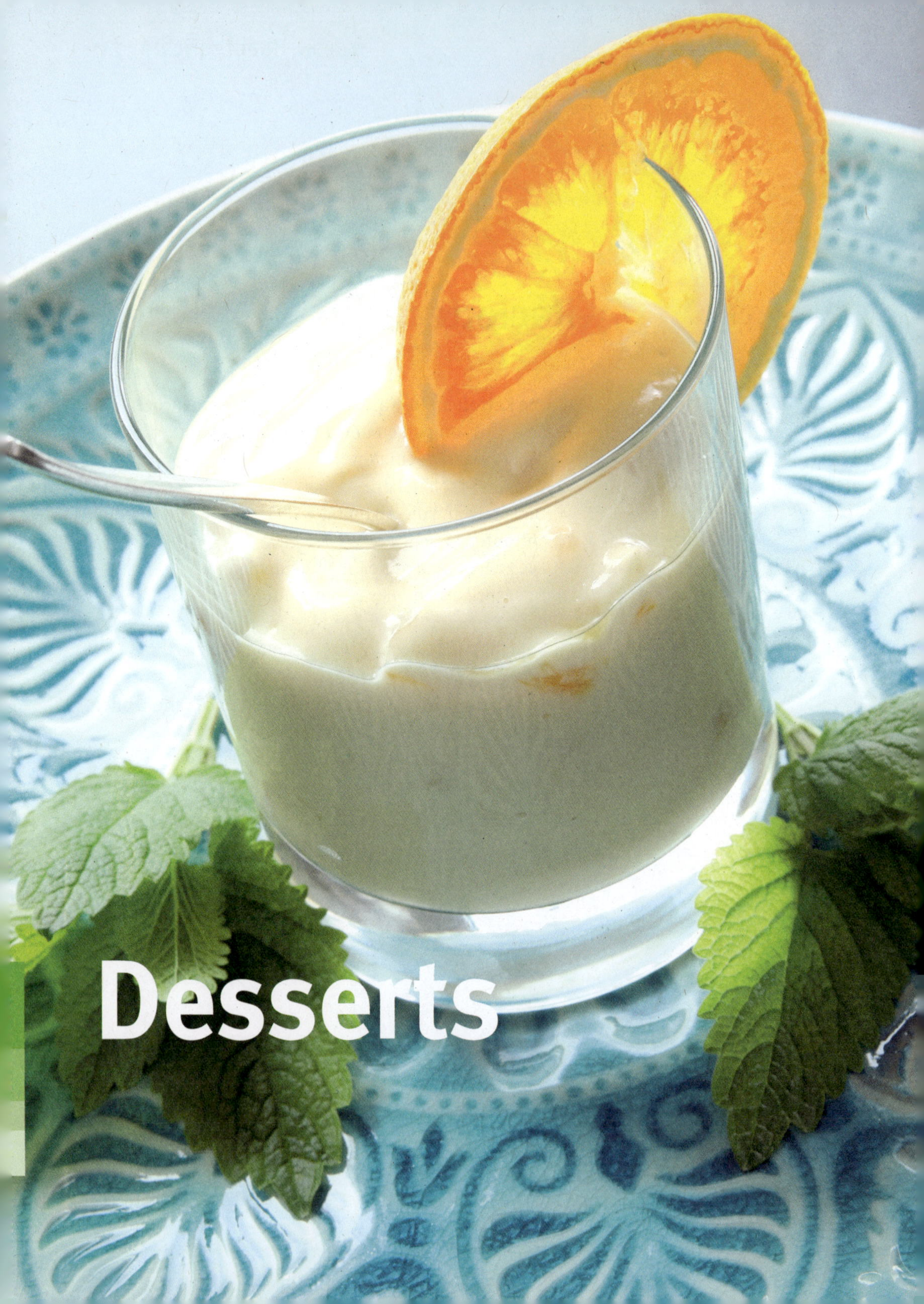

Desserts

Orangenpudding

Für 6 Personen

500 ml Orangensaft
20 g Zucker
2 Msp. Vanille, gemahlen
1 Pck. Puddingpulver Vanille, zum Kochen
250 g Magerquark
1 Orange

1. Aus Orangensaft, Zucker, Vanille und Puddingpulver entsprechend der Anweisung einen Pudding kochen. Abkühlen lassen.
2. Mit einem Handrührgerät den Quark untermixen.
3. Die Orange schälen und das Fruchtfleisch würfeln.
4. Die Orangenwürfel unterziehen.

Nährwerte pro Portion:
Energie 120 kcal Fett 1 g Kohlenhydrate 20 g
Eiweiß 6 g Ballaststoffe 1 g
Anrechenbare KE: 1,5

Winterliche Apfelcreme

Für 6 Personen

450 g Äpfel (säuerlich: Braeburn, Elstar oder Jonagold)
50 ml Wasser
1 TL Zimt
200 g Sahne
400 g Frischkäse, 10 % Fett i. d. Tr.
200 g Joghurt, 1,5 % Fett, mild
1 Msp. Vanille, gemahlen
90 g Zucker
50 g Spekulatius (Gewürzspekulatius)

1. Die Äpfel schälen und entkernen, mit Wasser in einen Topf geben und daraus Apfelkompott kochen.
2. Etwas Zimt untermischen.
3. Für die Creme die Sahne schlagen. Frischkäse mit Joghurt, Vanille und Zucker verrühren. Die Sahne unterheben.
4. In Gläser oder einer Schüssel das Dessert schichten: Zuerst die Apfelmasse und darauf die Creme.
5. Bis zum Servieren für mindestens zwei Stunden in den Kühlschrank stellen.
6. Die Spekulatius in eine Plastiktüte geben und mit dem Nudelholz zu feinen Bröseln drücken.
7. Kurz vor dem Servieren die Spekulatiusbrösel darüberstreuen.

Nährwerte pro Portion:
Energie 326 kcal Fett 15 g Kohlenhydrate 36 g
Eiweiß 12 g Ballaststoffe 2 g
Anrechenbare KE: 3

Vanillequark mit Erdbeeren

Für 6 Personen

500 ml Milch, 1,5 % Fett
1 Vanilleschote
1 Pck. Puddingpulver Vanille, zum Kochen
45 g Zucker
250 g Magerquark
320 g Erdbeeren

1. Die Milch in einen Topf geben. Das Mark aus der Vanilleschote kratzen und in die Milch geben. Aus der Milch mit dem Puddingpulver nach Anweisung einen Pudding kochen und mit dem Zucker süßen.
2. Den Quark unter den noch warmen Pudding schlagen.
3. Die Erdbeeren waschen, putzen und, je nach Größe halbieren oder vierteln. Dann vorsichtig unter den Quark heben.

→ **Tipp**

Die Erdbeeren können gegen 2 KE einer beliebigen anderen Obstsorte eingetauscht werden.

→ **Tipp**

Bei der Verwendung einer Vanilleschote löst man das Mark und die Samen heraus und kann die eigentliche Schote dann weiter nutzen. Sie kann zum Beispiel in ein Schraubglas mit Zucker eingelegt werden, um den Zucker zu aromatisieren. Mit Milch aufgekocht kann auch ein schönes Vanillearoma für einen Pudding erzeugt werden. Da in der Schote der Anteil an Aromen am höchsten ist, kann sie, frisch oder getrocknet, auch zerkleinert und für Süßspeisen verwendet werden.

Nährwerte pro Portion:
Energie 143 kcal Fett 2 g Kohlenhydrate 22 g
Eiweiß 9 g Ballaststoffe 1 g
Anrechenbare KE: 2

Party-Tiramisu

Für 10 Personen

Mark einer Vanilleschote
400 ml Milch, 1,5 % Fett
1 Pck. Puddingpulver Vanille, zum Kochen
40 g Zucker
200 g Joghurt, 1,5 % Fett
250 g Magerquark
200 g Frischkäse, 10 % Fett i. d. Tr.
100 g Löffelbiskuits
250 ml Espresso oder starker Kaffee
Kakaopulver

1. Das Mark aus der Vanilleschote kratzen und in die Milch geben. Aus dem Puddingpulver entsprechend der Anweisung einen Vanillepudding kochen.
2. Joghurt, Quark und Frischkäse unterrühren.
3. Eine passende Form mit Löffelbiskuits auslegen und diese mit dem Espresso beträufeln.
4. Die Creme darauf verteilen. Die Speise am besten über Nacht durchziehen lassen und vor dem Servieren mit Kakaopulver bestäuben.

Nährwerte pro Portion:
Energie 131 kcal Fett 2 g Kohlenhydrate 19 g
Eiweiß 8 g Ballaststoffe 0 g
Anrechenbare KE: 1,5

Schneewittchenspeise

Für 6 Personen

1 Glas Himbeeren, 370 ml
1 TL Speisestärke
etwas abgeriebene Orangenschale
200 g Sahne
2 Msp. Vanille, gemahlen
40 g Zucker
250 g Magerquark
20 g Schokoladenraspel

1. Die Himbeeren in einem Sieb abtropfen lassen, den Saft auffangen. Die Speisestärke in 3 EL Himbeersaft anrühren. Den übrigen Himbeersaft in einen Topf geben. Die angerührte Speisestärke in den heißen Saft rühren und unter Rühren aufkochen lassen.
2. Die Himbeeren unterheben und abkühlen lassen. Die Sahne mit Vanille und Zucker steif schlagen, den Quark unterziehen.
3. Die Creme und die Himbeeren nebeneinander in ein Schälchen geben und die Quarkcreme mit Schokoraspeln bestreuen.

Nährwerte pro Portion:
Energie 225 kcal Fett 12 g Kohlenhydrate 21 g
Eiweiß 7 g Ballaststoffe 2 g
Anrechenbare KE: 2

Sauerkirschauflauf

Für 6 Personen

1 Glas Sauerkirschen (720 ml)
3 Eier
500 g Magerquark
60 g Grieß
1 TL Zimtpulver
60 g Zucker
1 TL Backpulver
1 EL Speisestärke
abgeriebene Orangenschale

1. Die Kirschen in einem Sieb gut abtropfen lassen, den Saft auffangen. Eier trennen.
2. Quark, Eigelb, Grieß, Zimt, Zucker und Backpulver sorgfältig miteinander verrühren.
3. Eiweiß steif schlagen und unterheben. Eine Auflaufform buttern.
4. Die Hälfte der Quarkmasse in die Form geben. Die Kirschen auf dem Quark verteilen, mit dem restlichen Quark bedecken. Auf der untersten Schiene im Backofen bei 160 °C etwa 45 Minuten backen.
5. Den Kirschsaft mit der Stärke verrühren und aufkochen lassen. Mit der abgeriebenen Orangenschale würzen.
6. Kirschsoße zum Auflauf servieren.

→ **Tipp**

Der Auflauf ist auch als süßes Hauptgericht für 2 Personen geeignet.

Nährwerte pro Portion:
Energie 281 kcal Fett 3 g Kohlenhydrate 46 g
Eiweiß 16 g Ballaststoffe 2 g
Anrechenbare KE: 3,5

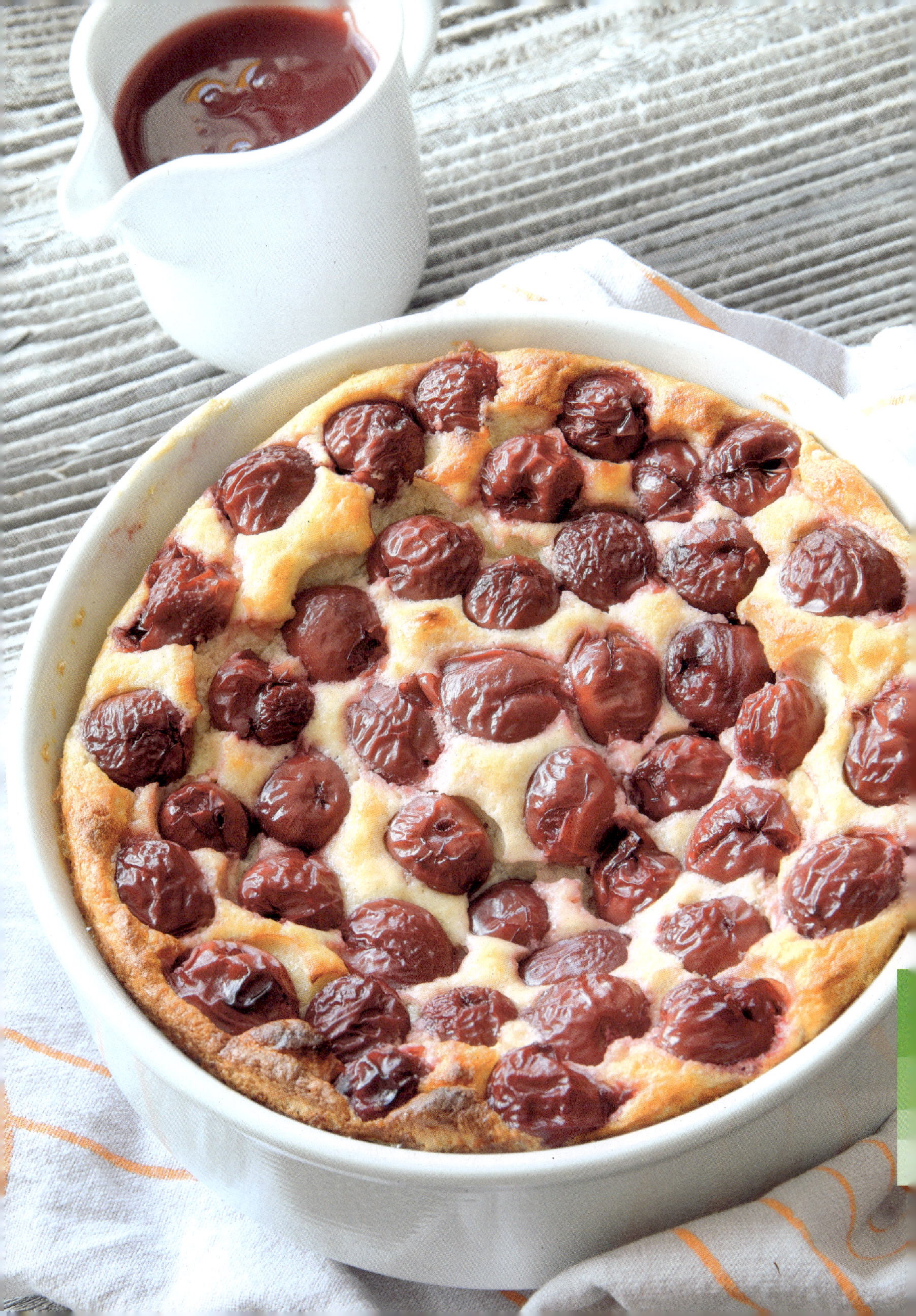

Apfelcrumble

Für 6 Personen

100 g Rapsöl
60 g Zucker
1 Msp. Vanille, gemahlen
150 g Vollkorndinkelmehl
450 g Apfel (Cox Orange)

1. Aus dem Öl mit Zucker, Vanille und Mehl eine krümelige Streuselmasse zubereiten.
2. Die ungeschälten Äpfel in Würfel schneiden und in eine Auflaufform geben, die Streusel darüber verteilen.
3. Bei 180 °C ca. 30 Minuten backen, bis die Streusel goldbraun sind.

→ **Tipp**

Schmeckt auch mit Birnen oder roten Beeren gut und kann lauwarm mit Vanillesoße serviert werden.

Nährwerte pro Portion:
Energie 319 kcal Fett 18 g Kohlenhydrate 37 g
Eiweiß 3 g Ballaststoffe 4 g
Anrechenbare KE: 3,5

Andalusische Mandeltorte

Ergibt 12 Stücke

Für den Teig:
240 g Vollkorn-Dinkelmehl
80 g Zucker
125 g Butter
1 Ei

Für die Füllung:
2 Eier
60 g Zucker
200 g Mandeln, gemahlen
Etwas (Bio)Orangenschale
Fett für die Form

1. Aus dem Mehl, Zucker, Butter und einem Ei einen Mürbteig herstellen, zu einer Kugel formen und in Folie 30 Minuten in den Kühlschrank legen.
2. Die beiden Eier trennen und das Eigelb mit dem Zucker schaumig rühren. Mandeln und die Orangenschale zugeben. Das Eiweiß steif schlagen und unterheben.
3. Eine Springform (28 cm Durchmesser) einfetten und mit dem Teig auslegen, einen 3 Zentimeter breiten Rand hochdrücken. Die Mandelmasse einfüllen und die Oberfläche glattstreichen. Kuchen im Backofen (mittlere Schiene) bei 180 °C 30 Minuten backen.

Nährwerte pro Stück:
Energie 312 kcal Fett 20 g Kohlenhydrate 26 g
Eiweiß 8 g Ballaststoffe 3 g
Anrechenbare KE: 2,5

Käsekuchen

Ergibt 12 Stücke

Für den Teig:
240 g Vollkorn-Dinkelmehl
80 g Zucker
125 g Butter
½ Pck. Backpulver
1 Ei

Für die Füllung:
400 ml Milch, 1,5 % Fett
1 Pkt. Puddingpulver Vanille, zum Kochen
100 g Zucker
2 Eier
1000 g Magerquark

1. Aus den Zutaten von Mehl bis Ei einen Teig bereiten.
2. Den Teig in die Springform geben und auf dem Boden und am Rand (3 bis 4 cm hoch) verteilen.
3. Die Milch kochen, das Puddingpulver mit dem Zucker vermischen und Pudding nach Anleitung kochen und etwas abkühlen lassen.
4. Die Eier trennen. Die Eiweiße zu Eischnee schlagen, die Eigelbe zusammen mit dem Quark unterrühren. Den Eischnee gleichmäßig unterheben.
5. Die Käsemasse auf den Teig geben und bei 170° C 1 Stunde backen.

Nährwerte pro Stück:
Energie 317 kcal Fett 12 g Kohlenhydrate 36 g
Eiweiß 14 g Ballaststoffe 2 g
Anrechenbare KE: 3

Kokoskuchen vom Blech

Ergibt 16 Stücke

Für den Teig:
400 ml Buttermilch
100 g Zucker
180 g Vollkorn-Dinkelmehl
2 Eier
1,5 Pck. Backpulver
50 g Kokosraspel

Für den Belag:
150 g Kokosraspel
40 g Zucker
2 Msp. Vanille, gemahlen
300 ml Orangensaft

1. Buttermilch, Zucker, Mehl, Eier und Backpulver zu einem flüssigen Teig mixen, 50 g Kokosraspel unterheben und auf ein mit Backpapier ausgelegtes Backblech gießen.
2. Kokosraspel, 40 g Zucker und Vanille mischen und auf den Teig geben.
3. 15 bis 20 Minuten bei 175° C backen.
4. Danach den heißen (!) Kuchen mit dem Orangensaft übergießen.

→ **Tipp**
Mögliche Reste lassen sich prima einfrieren.

Nährwerte pro Stück:
Energie 183 kcal Fett 9 g Kohlenhydrate 20 g
Eiweiß 4 g Ballaststoffe 3 g
Anrechenbare KE: 2

Bratapfelkuchen

Ergibt 12 Stücke

Für den Teig:
240 g Vollkorn-Dinkelmehl
75 g Zucker
1 Ei
100 g Rapsöl
½ Pkt. Backpulver

Für den Belag:
8 kleine Äpfel (Boskop)
600 ml Milch, 1,5 % Fett
60 g Zucker
1 Msp. Vanille, gemahlen
1 Pkt. Puddingpulver Vanille, zum Kochen
Zimt

1. Mehl, Zucker, Ei, Öl und das Backpulver verkneten, den Teig 30 Minuten kaltstellen.
2. Danach den Teig in eine gefettete Springform geben, den Boden dünn auskleiden und einen Rand 3–4 cm hochziehen.
3. Die Äpfel schälen, das Kerngehäuse ausstechen und auf dem Teig verteilen.
4. Das Puddingpulver in 100 ml Milch anrühren.
5. 500 ml Milch mit Zucker und Vanille unter Rühren zum Kochen bringen, das angerührte Puddingpulver einrühren und den Pudding aufkochen lassen.
6. Den fertigen Pudding sofort über die Äpfel gießen.
7. Bei 175 °C ca. 70 Minuten backen und mit Zimt überstreuen. Am besten schmeckt der Kuchen, wenn er 24 Stunden kalt gestanden hat.

→ **Tipp**

Zusätzlich können Sie die Äpfel füllen: 50 g Quark mit 1 Msp. gemahlener Vanille, 10 g Zucker, 1 TL Zimt und 25 g gemahlenen Mandeln verrühren und dies in die Äpfel geben.

Nährwerte pro Stück:
Energie 272 kcal Fett 10 g Kohlenhydrate 39 g
Eiweiß 5 g Ballaststoffe 4 g
Anrechenbare KE: 3,5

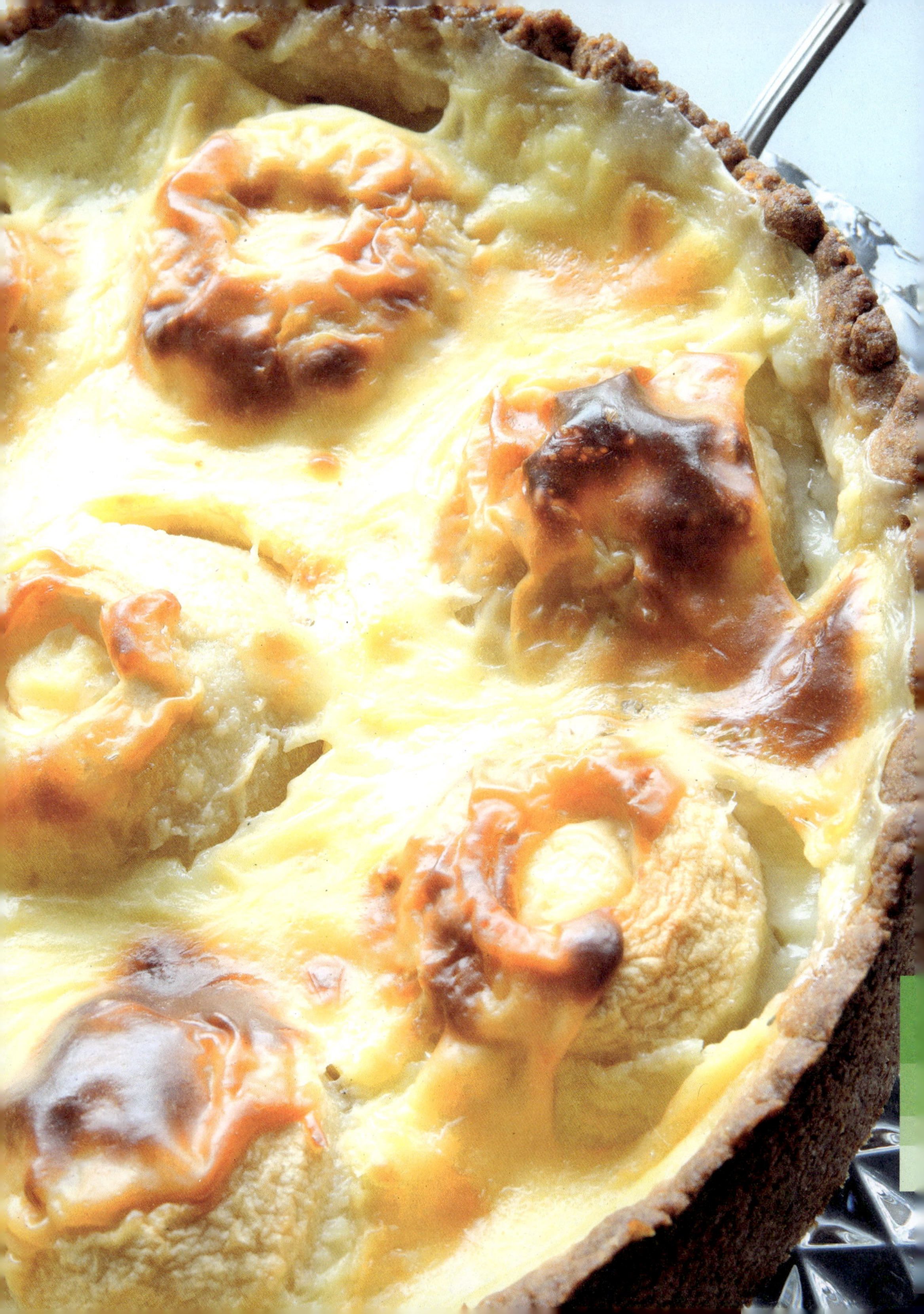

Waffeln

Ergibt 15 Waffeln

200 g Butter
150 g Zucker
1 TL Vanille, gemahlen
abgeriebene Zitronenschale
5 Eier
300 g Vollkorn-Dinkelmehl
1 TL Backpulver
400 ml Milch, 1,5 % Fett

1. Alle Zutaten miteinander verrühren, gegebenenfalls noch ein wenig Mineralwasser zugeben, der Teig muss zähflüssig sein.
2. Aus dem Teig mit einem Waffeleisen 15 Waffeln backen.

→ **Tipp**

Waffelteig lässt sich ungebacken gut einfrieren (Haltbarkeit 4 bis 6 Monate). Für eine Waffel benötigt man etwa 90 g Teig, für drei Waffeln dementsprechend etwa 270 g. Waffelteig in gewünschter Portionsgröße einfrieren und bei Bedarf auftauen lassen.

→ **Tipp für unterwegs**

Die Waffeln lassen sich gut einpacken und mitnehmen.

Nährwerte pro Waffel:
Energie 245 kcal Fett 14 g Kohlenhydrate 25 g
Eiweiß 5 g Ballaststoffe 2 g
Anrechenbare KE: 2

Zupfkuchen

Ergibt 12 Stücke

Für den Teig:
150 g Butter
1 Ei
80 g Zucker
240 g Vollkorn-Dinkelmehl
1 Pck. Backpulver
25 g Kakaopulver

Für den Belag:
80 g Rapsöl
70 g Zucker
500 g Magerquark
2 Eier
1 Pkt. Puddingpulver Vanille, zum Kochen
etwas abgeriebene Zitronenschale

1. Butter, Ei und Zucker mit einander verrühren. Mehl, Backpulver und Kakaopulver unterkneten.
2. 2/3 des Teiges nehmen und damit den Boden und den Rand einer Springform auskleiden.
3. Das Rapsöl mit dem Zucker schaumig rühren. Den Quark und die übrigen Zutaten unterrühren und auf den Teig geben.
4. Den übrigen Teig zu kleinen Teigflecken formen (zupfen) und dies auf den Quark geben.
5. Bei 170 °C etwa 50 bis 60 Minuten backen.

Nährwerte pro Stück:
Energie 344 kcal Fett 20 g Kohlenhydrate 31 g
Eiweiß 10 g Ballaststoffe 2 g
Anrechenbare KE: 2,5

Haferflockenknusperkekse

Ergibt 36 Kekse

100 g Butter
80 g Zucker
3 EL Milch
1 Msp. Vanillemark
1 Ei
100 g Mandelblätter
150 g (Vollkorn-)Haferflocken, blütenzart
½ Pck. Backpulver
1 TL Zimt

1. Butter, Zucker und Milch schaumig rühren. Erst Vanille und Ei, dann Mandelblätter und Haferflocken sowie Backpulver und Zimt unterziehen.
2. Mit einem Teelöffel kleine Teighäufchen auf ein mit Backpapier ausgelegtes Backblech geben und bei 180 °C 12 bis 15 Minuten backen. Auf dem Blech etwas abkühlen lassen, damit sie nicht brechen.

→ **Tipp**

Wer es knuspriger mag, kann auch grobe Haferflocken verwenden.

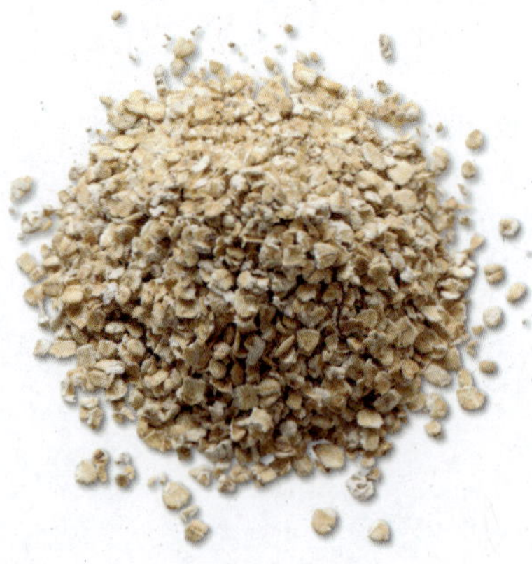

Nährwerte pro Keks:
Energie 64 kcal Fett 4 g Kohlenhydrate 5 g
Eiweiß 1 g Ballaststoffe 1 g
Anrechenbare KE: 0,5

Zimtschnecken

Ergibt 12 Schnecken

Für den Teig:
150 ml Milch
½ Würfel frische Hefe
50 g Rapsöl
30 g Zucker
270 g Vollkorn-Dinkelmehl

Für den Belag:
25 g Rapsöl
30 g Zucker
1 TL Zimt
1 EL Milch

1. Die Milch erwärmen, bis sie lauwarm ist. Dann die Hefe in der Milch auflösen.
2. Das Öl zugeben und in eine große Schüssel umfüllen. Danach Zucker und etwa 250 g Mehl hineinrühren. Den Teig kneten, bis er geschmeidig wird. Anschließend für rund 30 Minuten aufgehen lassen. Noch einmal durchkneten und auf einer Lage leicht bemehlter Frischhaltefolie ausrollen.
3. Das Rapsöl mit Zucker und Zimt verrühren. Gegebenenfalls noch 1 EL Wasser ergänzen und auf den Teig streichen. Mit Hilfe der Frischhaltefolie zu einer Rolle wickeln und mit einem scharfen Messer in ungefähr 4 cm dicke Scheiben schneiden.
4. Den Teig so noch einmal aufgehen lassen, mit Milch bestreichen und dann bei 180 °C etwa 12 bis 15 Minuten backen.

Nährwerte pro Schnecke:
Energie 161 kcal Fett 7 g Kohlenhydrate 20 g
Eiweiß 3 g Ballaststoffe 2 g
Anrechenbare KE: 2

Zucchinichips

1 Zucchini
1 TL Rapsöl
Paprikapulver, Salz, Pfeffer

1. Zucchini mit einem Gemüsehobel in gleichmäßige dünne Scheiben hobeln.
2. Zwei Backbleche mit Backpapier belegen. Das Rapsöl auf dem Backpapier verstreichen.
3. Zucchinischeiben auf das Backpapier legen, mit wenig Paprikapulver, Salz und Pfeffer bestreuen und im Backofen bei 100 bis 120 °C ca. 25 Minuten trocknen lassen.
4. Die Chips umdrehen und noch einmal 15 bis 20 Minuten trocknen lassen. Eventuell leicht nachsalzen.

Nährwerte pro Portion:
Energie 43 kcal Fett 3 g Kohlenhydrate 2 g
Eiweiß 2 g Ballaststoffe 1 g
Anrechenbare KE: keine

Parmesanchips

100 g Parmesan (am Stück)
italienische Kräuter, getrocknet
gemahlener Pfeffer aus der Mühle

1. Parmesan in dünne (!!) Scheiben hobeln und diese auf Backpapier legen. Mit Kräutern und frisch gemahlenem Pfeffer überstreuen.
2. Bei 175 °C etwa 5 Minuten backen.
3. Auf einem Gitterrost auskühlen lassen und frisch zubereitet genießen.

Nährwerte pro Portion:
Energie 202 kcal Fett 15 g Kohlenhydrate 0 g
Eiweiß 16 g Ballaststoffe 0 g
Anrechenbare KE: keine

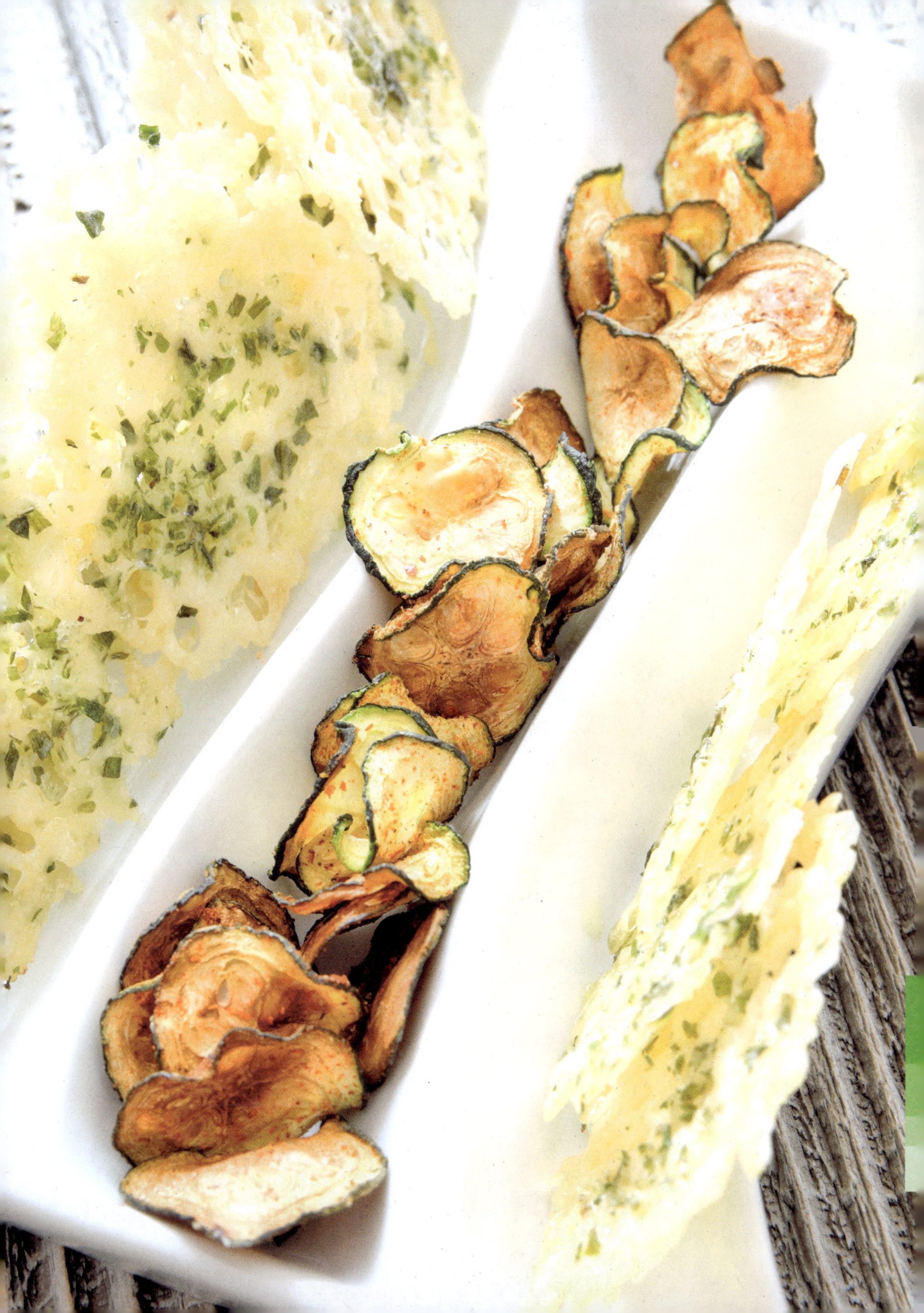

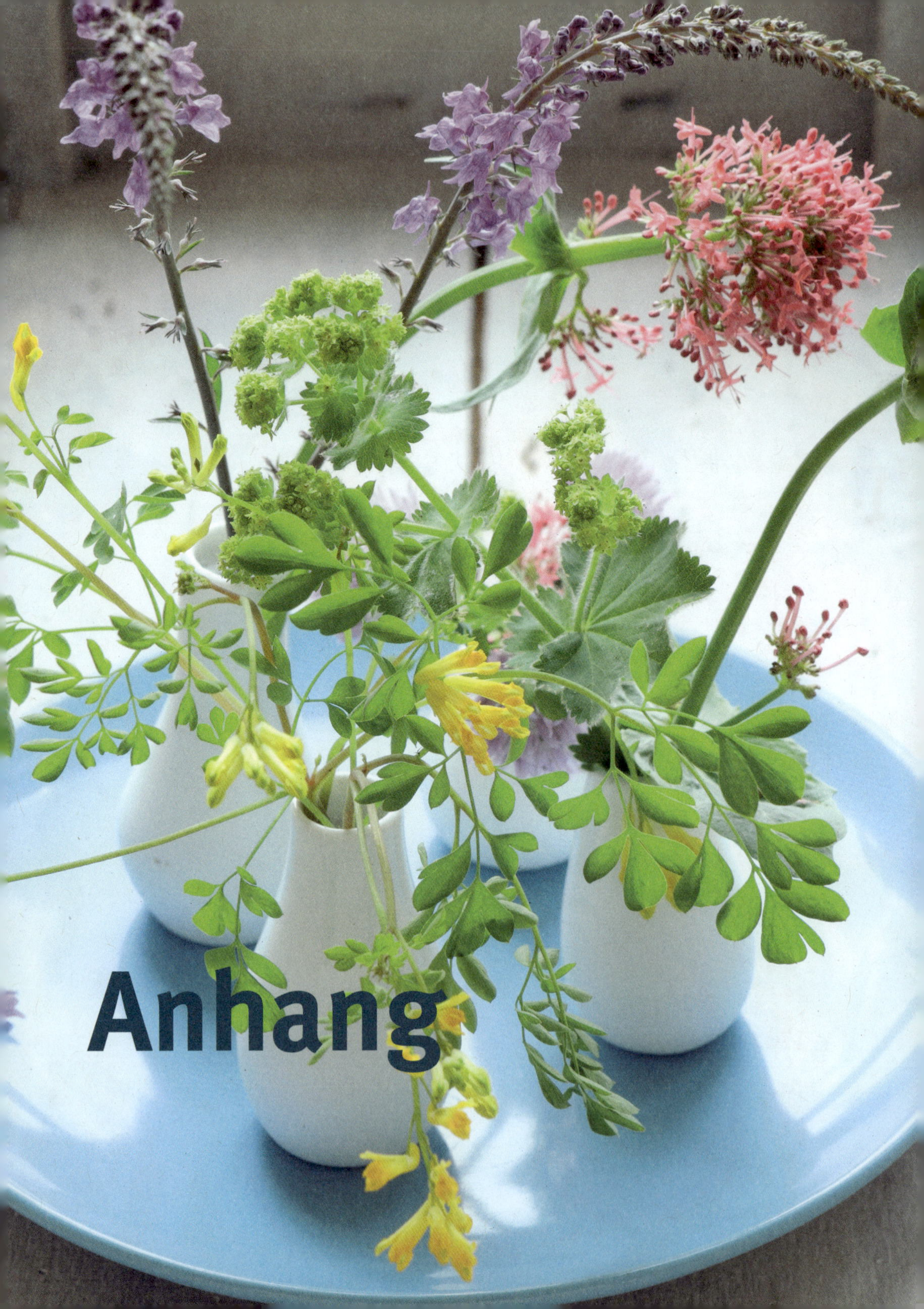

Anhang

Adressen

Verbraucherzentrale Baden-Württemberg e.V.
Telefon: 07 11/ 66 91-10
www.verbraucherzentrale-bawue.de

Verbraucherzentrale Bayern e.V.
Telefon: 0 89/5 39 87-0
www.verbraucherzentrale-bayern.de

Verbraucherzentrale Berlin e.V.
Telefon: 0 30/2 14 85-0
www.verbraucherzentrale-berlin.de

Verbraucherzentrale Brandenburg e.V.
Telefon: 03 31/2 98 71-0
www.verbraucherzentrale-brandenburg.de

Verbraucherzentrale Bremen e.V.
Telefon: 04 21/1 60 77-7
www.verbraucherzentrale-bremen.de

Verbraucherzentrale Hamburg e.V.
Telefon: 0 40/2 48 32-0
www.vzhh.de

Verbraucherzentrale Hessen e.V.
Telefon: 0 69/97 20 10-900
www.verbraucherzentrale-hessen.de

Verbraucherzentrale Mecklenburg-Vorpommern e.V.
Telefon: 03 81/2 08 70-50
www.verbraucherzentrale-mv.eu

Verbraucherzentrale Niedersachsen e.V.
Telefon: 05 11/9 11 96-0
www.verbraucherzentrale-niedersachsen.de

Verbraucherzentrale Nordrhein-Westfalen e.V.
Telefon: 02 11/38 09-0
www.verbraucherzentrale.nrw

Verbraucherzentrale Rheinland-Pfalz e.V.
Telefon: 0 61 31/28 48-0
www.verbraucherzentrale-rlp.de

Verbraucherzentrale des Saarlandes e.V.
Telefon: 06 81/5 00 89-0
www.verbraucherzentrale-saarland.de

Verbraucherzentrale Sachsen e.V.
Telefon: 03 41/69 62 90
www.verbraucherzentrale-sachsen.de

Verbraucherzentrale Sachsen-Anhalt e.V.
Telefon: 03 45/2 98 03-29
www.verbraucherzentrale-sachsen-anhalt.de

Verbraucherzentrale Schleswig-Holstein e.V.
Telefon: 04 31/5 90 99-0
www.verbraucherzentrale-sh.de

Verbraucherzentrale Thüringen e.V.
Telefon: 03 61/5 55 14-0
www.vzth.de

Verbraucherzentrale Bundesverband e.V.
Telefon: 0 30/2 58 00-0
www.vzbv.de

Rezeptregister

Stichwortverzeichnis

A/B

C/D

E/F

G/H

I/K

L/M

N/O/P

R/S

T/U

V/W/Z

Bildnachweis

Christian Hacker
alle Rezeptfotos

123RF
Seite 12: ptnphoto
Seite 64: Angel Luis Simon Martin
Seite 71: Mark Bowden
Seite 90: Nikita Lysenko
Seite 94: pixelrobot
Seite 101: Andriy Popov
Seite 110: Oleksandr Moroz
Seite 116: racorn
Seite 118: kerdkanno
Seite 121: rawpixel
Seite 124: Chattapat Kunlapatpisit
Seite 127: Mark Bowden
Seite 128: Valentyn Volkov
Seite 135: magiceyes
Seite 144: Sergey Shibut

Abbott
Seite 25

Adobe Stock
Seite 36: Richard Griffin
Seite 115: imageBROKER

BZgA
Seite 48
Mit freundlicher Genehmigung der Bundeszentrale für gesundheitliche Aufklärung. Sämtliche Rechte vorbehalten.

Dexcom
Seite 23

Expertenfotos
Seite 70: Sandra Eckhardt
Seite 30, Seite 106: privat

Quellennachweis

Seite 70:

Davies M.J., D'Alessio D.A., Fradkin J., et al, Management of Hyperglycemia in Type 2 Diabetes, 2018. A Consensus Report by the American Diabetes Association (ADA) and the European Association for the Study of Diabetes (EASD), Diabetes Care, Oktober 2018, https://doi.org/10.2337/dci18-0033

Seite 106 ff:

1. Khaw KT et al. PLoS Medicine 2008; 5(1): 12; 2. Yusuf S et al. Lancet 2004, 364: 937-952; 3. World Health Organization (WHO). Global Health Observatory (GHO) data 2010; 4. Esefeld K et al. Diabetologie und Stoffwechsel 2018, 13 (Suppl 2): S199–S204; 5. Pfeifer K et al. In A. Rütten et al. (Hrsg.), Nationale Empfehlungen für Bewegung und Bewegungsförderung 2016 (S. 17-64); 6. American Diabetes Association (ADA). Diabetes Care Online, 41(1), 38-50; 7. Caspersen CJ et al. Public Health Rep. 1985; 100(2): 126-31; 8. Ainsworth BA et al. Medicine & Science in Sports & Exercise 2000, 32(9), 498-504; 9. Bundesärztekammer (BÄK) et al. Nationale VersorgungsLeitlinie Therapie des Typ-2-Diabetes. Version 4. 2013; 10. Thurm U et al. Diabetes- und Sportfibel. 4. Auflage 2018; 11. Rohling M et al. Experimental and Clinical Endocrinology & Diabetes Online 2016; 124(8): 487-494; 12. Umpierre D et al. JAMA Online 2011; 305: 1790-1799; 13. Standl E et al. In: H. Mehnert et al. (Hrsg.), Diabetologie in Klinik und Praxis 2003 (S. 358-370); 14. Rejeski WJ et al. The Journal of Gerontology Online 2015, 70(3): 343-351; 15. Landgraf R et al. Diabetologie 2018; 13(2): 144-165; 16. Williamson DA et al. JAMA Online 2009, 169(2): 163-171; 17. Redmon JB et al. Diabetes Care Online 2010. 33(6), 1153-1158; 18. Pedersen BK et al. Scandinavian Journal of Medicine & Science in Sports 2015, 25(3), 1–72;

Impressum

Herausgeber
Verbraucherzentrale
Nordrhein-Westfalen e. V.
Mintropstraße 27, 40215 Düsseldorf
Telefon: 02 11/38 09-555
Telefax: 02 11/38 09-235
ratgeber@verbraucherzentrale.nrw
www.verbraucherzentrale.nrw

Autorin
Claudia Krüger

Ernärungswissenschaftliche Betreuung
Nicole Schlaeger, Dr. Sigrid Röchter

Lektorat
Christina Seitz, Düsseldorf
www.christina-seitz.de

Koordination
Wibke Westerfeld

Nährwertberechnung
Yvonne Knips

Fotos Rezeptteil
Christian Hacker

Foodstyling
Wibke Westerfeld

Gestaltungskonzept
Lichten Kommunikation und
Gestaltung, Hamburg
www.lichten.com

Layout und Satz
Elke Günzel, two-up, Düsseldorf
www.two-up.de

Umschlaggestaltung
Ute Lübbeke, Köln
www.LNT-design.de

Druck
AZ Druck und Datentechnik, Kempten

Gedruckt auf 100 % Recyclingpapier
Redaktionsschluss: Juli 2019

1. Auflage, 2019

ISBN 978-3-86336-121-1
Printed in Germany